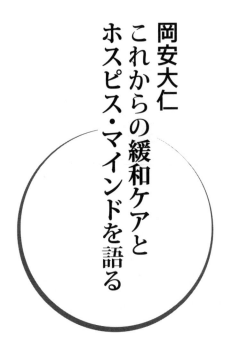

これからの緩和ケアとホスピス・マインドを語る

岡安大仁

人間と歴史社

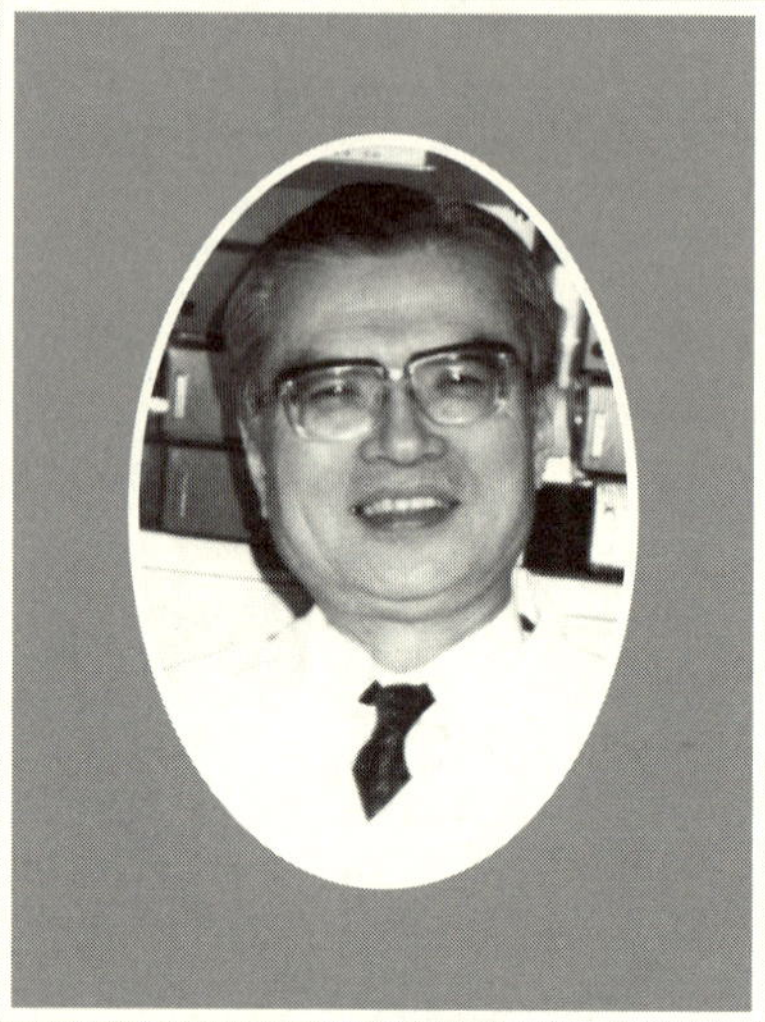

著者・岡安大仁
（写真提供：岡安潔仁氏）

序にかえて――〝とほく〟にいかれてしまった岡安大仁先生

西成田 進

本書は、「人間と歴史社」代表・佐々木久夫氏による故・岡安大仁教授の全思想史とでも呼ぶべき、対談、著作等の集大成の書である。岡安先生は平成二九年一月一二日、その「生」の「時」を止められた（先生は奥様のご逝去に際しこのような表現をなされました）。

呼吸器内科医としての岡安教授はつねに平静かつ温和で、決して激することのない方であった。しかし、ここにはそのような「平静で温和」な先生の心の奥で、その人生を通して感じ、思索し、葛藤しつづけた激しい精神の軌跡が記されている。それは全体としてみると、キリスト教という信仰からけっして逸脱することはなかったのであるが、単に敬虔なクリスチャンというにはあまりに大きな心の振幅と激しさを示しているように思われるのである。

クリスチャンであった母と兄。その兄を介して知った宮沢賢治……。この信仰と宮沢賢治という二つのキーワードは終生岡安先生の思想の中心に存在していたものである。先生は、「こころは感覚的、感情的なもので感性で理解する。魂はその感覚的、感性的な表層を突き抜けてもっと奥にあるもの」と述べている。賢治が残した「時」と「空間」を突き抜けた透明な言葉、それが創り出すイメージの数々が岡安先生の中で「信仰」とどのように結びついていたのであろうか。

本書の前半、多くのスペースを割いて岡安先生の思想（その誕生・変遷）が佐々木氏との対談として語られているのであるが、ここでの佐々木氏はすでに「聞き手」ではない。岡安先生の全思想を引き出すための周到な準備がなされている。というよりも、佐々木氏の思想の中に岡安先生の思想と〝共鳴〟する多くのものがすでに内在していたもののように感じられる。岡安先生もまた「答え手」ではなく、発せられた言葉に対してより深化した言葉をもって返している。この両者の膨大な言葉の交換のなかに、お互いの表現に対する「否定」の言葉はみられない。

岡安先生の「臨床」は呼吸器内科学とともに、本書の主題である「緩和ケアの実践」をとおして「死の臨床」へ向かう。ここにはそれまでの臨床医学にとって「秘すべき」ものであった「死」に対して、医療者自身がこれを直視し、そして「死にゆく」患者になにほどかでも寄り添っていこうとする意識の芽生えと実践があった。日本大学医学部における「ターミナルケアミーティング」を経て、「死の臨床研究会」の立上げはその嚆矢《こうし》であった。その背景には、欧米で拡がりつつあった「ホスピスケア」や「生命倫理」を介した「死」に対する実践や倫理、末期がん患者の疼痛緩和に関するモルヒネ製剤への考え方の変化、その使用法の進歩などがあったことは間違いない。

さらに、一人の肺がん患者として自覚的に生き抜いた師・萩原忠文先生（専門もまた呼吸器内科学であった）の死を介して、さらにクリスチャンとしても詩人としても、つねに岡安先生へ影響を与え続けたと思われる兄の死など、先生はこれらの経験のなかで「死の臨床」、「ターミナルケア（終末期医療）」をより実践的な形へ、そしてご自身の生き方のなかに着々と取り込んでいかれ、本書に記されたような「ホスピス・マインド」に到達される。

岡安先生は「患者の身体的・心理的・社会的・スピリチュアルな苦痛、この『全人的な痛み』（シシリー・ソンダース）に対するケア、患者の最後の『自己実現』を支援する道の基底には医療者の愛が、慈悲が、祈りが不可欠であると思っている」と語っている。ここには岡安先生のクリスチャンとして「死にゆく人間」への「まなざし」がよく表現されている。先生はその視点をさらにスライドさせ、これら「死にゆく人たち」がどこへ向かったのかに思いを馳せる。

けふのうちに
とほくへいってしまういもうとよ
みぞれがふっておもてはへんにあかるいのだ

岡安先生が最初にしてもっとも衝撃を受けた賢治の詩「永訣の朝」の冒頭である。

この〝とほく〟はいったいどこであろうか？

「仏教のあの世はどこか暗く、どこか地中をイメージさせるが、仏教のなかでも西方浄土の世界だけはどこかキリスト教の天上に通じる広く、明るいイメージがあるね」……。ある時、なにかを発見したかのように電話の向こうで語る先生。宮沢賢治の語る「銀河」も、そして「とほく」も、どこか先生の意識の中では「へんにあかるい」同じ次元のどこかであったようである。先生は「死にゆく人間」が「死者」となった後の行き先を賢治的なイメージでみていたようである。

ヒトが生まれて何者かになっていこうとするとき、時代や家族がすでにその人を色濃く捉えていたとするならば、人はいかにして自分を取り巻く影響をのがれて何者かになっていくことができるだろうか……。

岡安先生の場合、強く捉えられたキリスト教や賢治の世界からのがれるというよりは、むしろそれを起点にご自身の「ホスピス・マインド」を深化させていったと思われる。クリスチャンとしての信仰心と宮沢賢治から与えられた感性の世界の融合。あるいは、「死にゆくもの」へのクリスチャンとしての「まなざし」と死者の向かう先として賢治により触発されたインスピレーションの世界との結合は岡安先生の思想の「全容」であるとおもう。

「死の臨床研究会」以来の長い岡安先生とのおつきあいのなかで、編集者としての枠を突き抜けた、いわば岡安思想の〝共鳴者〟としての佐々木氏の手による本書は、岡安先生の「死生観」の詩的なもの、美的なもの、スピリチュアルなもの、そして信仰に至る融合をみごとに浮かび上がらせている。

「君ぃ、最近なんか変わったことはないかね?」……。

お亡くなりになる三週間ほど前の、休日の午前中にいただいた電話での第一声。いつも休日の午前中、この声で始まり、そして長電話になった。〝とほく〟へいってしまわれた先生のこの声が再び聞かれることはない。

（日本大学医学部元第一内科助教授・公立阿伎留医療センター前院長）

【目次】

岡安大仁　これからの緩和ケアとホスピス・マインドを語る

聞き手●佐々木久夫（人間と歴史社・代表）

〈対談〉
ホスピス緩和ケアの位相

一九二四年

——岡安先生は一九二四年のお生まれですね。

岡安●そう、大正一三年。

——調べてみると、この年は人材が豊作なんです。著名人がすごく多い。敬称略します（◎は存命。二〇一六年現在）。まず学者では、霊長類学者の河合雅雄（◎）、遺伝学者の木村資生（一九九四年没）、政治学者の永井陽之助（二〇〇八年没）、フランス文学者の多田道太郎（二〇〇七年没）。

岡安●ほう、河合雅雄さんがそう。河合隼雄さんのお兄さんだね。

——そうです。それから作家では、陳舜臣（二〇一五年没）、黒岩重吾（二〇〇三年没）、安部公房（一九九三年没）、川上宗薫（一九八五年没）、吉行淳之介（一九九四年没）、草柳大蔵

（二〇〇二年没）、山崎豊子（二〇一三年没）、吉本隆明（二〇一二年没）。

岡安●錚々たるメンバーだね。

――それに現役影絵作家の藤城青治（◎）、また詩人で書家の相田みつを（一九九一年没）、文芸評論家の小田切進（一九九二年没）、ジャズ評論家の三木鮎郎（一九九七年没）もそうです。

岡安●吉本隆明さんもそうなの？

――ええ。著書に、死についての考察を扱った『死の位相学』（潮出版社、一九八五）があります。聞き手は友人の高橋康雄さんで、対談のかたちでつくられました。それこそ二〇年ほど前になりますが、岡安先生と高橋さんと私の三人で宮沢賢治のことを話しながら飲んだことがありました。

岡安●あったね。それで高橋さんはその後お元気なの？

――あのあと札幌大学に行かれて、文化学部学部長として活躍されておられましたが、残念ながら二〇〇〇年、五九歳の若さで亡くなられました。肝臓がんでした。彼は宮沢賢治を終生のテーマにしていました。旧満州で生まれ、山形で育ちましたから、同じ東北人としての賢治と、賢治の宗教的世界に惹かれていたようにおもいます。その『死の位相学』のなかで、吉本さんは西欧の死生観を象徴する代表的人物として、ハイデガー[*]（一八八九～一九七六）、サルトル[*]（一九〇五～一九八〇）、キューブラー・ロス[*]（一九二六～二〇〇四）の三人を挙げ、ハイデガーは死を一種の「覚悟性」の問題としてとらえ、死を「覚悟」しているかしていないかの問題だとし、サルトルは、死というのはない、人間が体験するのは「他人

＊ハイデガー　ヤスパースとならぶドイツ実存哲学の代表者。マールブルク大学教授、フライブルク大学教授。第二次大戦中ナチスに協力したという理由で戦後追放される。のち大学に復帰。実存にかかわる諸様態を組織的・包括的に論じた『存在と時間』（一九二七年）で脚光を浴びる。その現存在分析の手法は精神分析から文芸論、神学まで影響を与えた。

の死」であって、自分の死は自分で体験できないと、それぞれの死生観を対比させて論じています。

岡安●「覚悟」（ハイデガー）と「不意打ち」（サルトル）ね……。

――そうですね。そして、キューブラー・ロスの『死ぬ瞬間』を「死について従来の考え方を一歩前進させた」と高く評価しています。そして、彼らはとても若いときに、おそらく三〇代ぐらいの働きざかりのときに、徹底的に、とことん「死」について考え、突きつめているといっています。

岡安●しかも、合理的にね。その点、日本人だったらどこかでエモーショナル、情緒的にしてしまうところがある。

――そうですね。感傷的というか、死を詩的にしてしまうところがある。それはそれで〝はかなく〟美しいのですけれど……。また吉本さんは『死の位相学』のなかで、宮沢賢治は「貧しいもの、愚かと思われるものに対して自分が無限に恐縮していないといけないという独特な精神の視線をもっている」といっています。なかなか柔らかい視点ですね。

岡安●そうね。「世界ぜんたいが幸福にならないうちは個人の幸福はあり得ない」なんかもそうだし、「みんなむかしからきゃうだいなのだから　けつしてひとりをいのつてはいけない」というのもそうだろうね。賢治の独特な精神の表象だよ。

――以前、「感動」のシリーズ（「毎日ライフ」、毎日新聞社、一九九二年）で、評論家の吉沢久子さんと対談することがありました。そのとき、吉沢さんはこの宮沢賢治の言葉を引いて、

＊サルトル　フランスの作家、思想家。高等師範学校で生涯の伴侶となるボーボアール（一九〇八～一九八六）らを知る。ベルリンに留学、フッサール、ハイデガーに学ぶ。第二次大戦中、抵抗運動に参加。捕虜となるも脱走。占領下のパリで「実存は本質に先立つ」という命題から神なき世界における人間の自由を追求した、いわゆる無神論的実存主義の記念碑的な大作・『存在と無』（一九四三年）を執筆。戦後、実存主義を唱道、雑誌『現代』を主宰。晩年は連帯の倫理を説く。

＊キューブラー・ロス　スイス・チューリッヒに生まれる。『死ぬ瞬間』（一九六九年、邦訳一九七一年）の著者。精神科医。終末期研究の先駆者。「死の受容」プロセス（五段階モデル）を提唱。

「わたしはこの言葉にいたく感動して、自分だけの小さな幸福に浸っていてはならないと考えて生きてきました。そして自分の幸福の前にみんなの幸福を考える人間になろうと志しました。心底そう思ったのですが、さて具体的にどうすればいいのかとなるとよくわからなかった。たぶんに若いときの抽象的な生き方の中では、ひとのしあわせとは何なのかを理解することができなかったのだと思います」。そして「若さの心おごりとは、何と美しく、何とかわいく、しかし幼すぎるもろさがあるものか」とおっしゃっていました。ここには宮沢賢治を慕い、その理想を共有しようとした人々の苦悩がみえます。

岡安●「若さの心おごりとは、何と美しく、何とかわいく、しかし幼すぎるもろさがある」というのがいいね。青春の甘さ、苦さ、輝きがひとつになっている。

――それから作曲家では團伊玖磨（二〇〇一年没）、作詞家では石本美由起（二〇〇九年没）、歌手では菊池章子（二〇〇二年没）、越路吹雪（一九八〇年没）、春日八郎（一九九一年没）、シャンソンの芦野宏（二〇一二年没）がいます。

岡安●越路吹雪さんも同い年なの？

――ええ。越路吹雪さんは亡くなる直前、「いっぱい恋をしたし、おいしいものを食べたし、歌も歌ったし、もういいわ」と語っていたそうです。格好いい人生の終（しま）い方ですね。五六歳でした。その越路吹雪さんのことを書いた高野正雄（一九三一～二〇〇一）さんという方の終い方がまた格好いいのです。元・毎日新聞の学芸部長だった人で、よく飲みに誘っていただいて、カラオケで「愛の讃歌」や「サン・トワ・マミー」などを歌いました。亡くなったあと、訃報の葉書が届きました。そこには「この葉書が着くころには、私は三途の川を渡っている頃でしょう。生前のご厚誼に感謝します」と記されていました。

岡安●粋だね。

――なかなかです。わたしも「告別」のあいさつはぜひそのようにしたいと思っています。それから俳優では、久米明（◎）、鶴田浩二（一九八七年没）。女優では、淡島千景（二〇一二年没）、赤木春恵（◎）、京マチ子（◎）、乙羽信子（一九九四年没）、丹阿弥谷津子（◎）、高峰秀子（二〇一〇年没）。映画監督では岡本喜八（二〇〇五年没）がいます。政治家では、第七四代内閣総理大臣を務めた竹下登（二〇〇〇年没）、日本社会党委員長で「自社さ」連立政権下で第八一代内閣総理大臣を務めた村山富市（◎）、同じく社会党委員長だった石橋正嗣（◎）、それに安倍晋三総理大臣の父で外務大臣だった安倍晋太郎（一九九一年没）がいます。実業家では、東映会長の岡田茂（二〇一一年没）、実業家で作家でもあった邱永漢（二〇一二年没）、ヤマト運輸創業者の小倉昌男（二〇〇五年没）。異色のところでは薬師寺管主の高田好胤（一九九八年没）も同じ年です。そのほか、医師で医事評論家のドクトルチエコ（二〇一〇年没）、プロレスラーの力道山（一九六三年没）、がいます。昭和を知る人間にとっては、みな懐かしい名前です。この年、宮沢賢治が『春と修羅』（四月）と『注文の多い料理店』（一二月）を出しています。

岡安●賢治、二八歳のときだね。

――前年には関東大震災（一九二三年〈大正一二年〉九月一日）がありました。これは未曾有の大地震で、今回の東日本大震災、いわゆる三・一一（二〇一一年〈平成二三年〉三月一一日）以前の日本災害史上最大級の被害でした。この大震災で「江戸」の〝名残〟はほぼ消滅し、その焼け跡に登場したのがコンクリートのビル群でした。これは帝都復興を象徴する「近代」の姿でした。

岡安●地下鉄（浅草〜上野）の登場はそのあとだったね。

――ええ、一九二七年（昭和二）のことです。地下鉄の登場はまさに近代都市の構造と機能の象徴でした。それから天皇（摂政宮裕仁親王）を狙った「虎ノ門事件*」（一九二三年一二月二七日）がありました。その後、五・一五事件*（一九三二年五月一五日）、二・二六事件*（一九三六年二月二六日）などの青年将校によるクーデターによって政党政治は崩壊し、軍部の政治支配は強化されていきます。そして一九三七年の盧溝橋事件をきっかけに中国との全面戦争、いわゆる「一五年戦争」に突入し、そのあげくに一九四一年に太平洋戦争へとまっしぐらに突き進んでいきます。そして敗戦……。先生は敗戦をどこで迎えられました？

岡安●そのころは東京にいた。でも、終戦の日には栃木にいた。そのころはもう授業がなかったし、田舎に行かなければ食べるものがなかったからね。

一九二四年・栃木

――さて、先生の来歴からうかがいます。先生は一九二四年、大正一三年に栃木町で歯科医院を営む岡安恒輔さんをお父上に、タケさんをお母上に、次男としてお生まれですね。

＊虎ノ門事件　一九二三年（大正一二）一二月二七日、摂政宮裕仁（昭和天皇）が第四八議会開院式に出席のため虎ノ門通過の際、無政府主義者・難波大助が狙撃、山本権兵衛内閣は総辞職。

＊五・一五事件　一九三二年五月一五日に起こった海軍急進派青年将校を中心とするクーデター事件。首相官邸、内大臣官邸、政友会本部、日本銀行、警視庁などを襲撃、犬養毅首相を射殺。

＊二・二六事件　一九三六年二月二六日、陸軍の皇道派青年将校らが国家改造・統制派打倒を目指し決起したクーデター事件。斎藤実内大臣、高橋是清蔵相、渡辺錠太郎教育総監を射殺、鈴木貫太郎侍従長に重傷を負わせた。戒厳令が布告され戒厳司令部が設置。当初は蹶起（けっき）部隊と呼ばれたが、天皇が激怒、反乱軍と規定して鎮圧した。首謀一七名とともに北一輝・西田税も処刑。これを機に統制派に

岡安●そう、上に兄がいる。

――恒武（つねたけ）さんですね。このお兄さんがのちのち先生に大きな影響を与える。

岡安●そうね。兄はぼくの青春期以来、精神的にも、教養のうえでも、もっとも近い指導者だった。兄はもう亡くなってしまったけれど、死後のいまもその想いは続いている。ぼくが医学部に入る前にクロード・ベルナール（フランスの生理学者。一八一三〜一八七八）の『実験医学序説』を読むことを奨めてくれたのも兄だったし、宮沢賢治（詩人・童話作家。一八九六〜一九三三）に没頭するようになったのも兄貴の影響だった。それに、敗戦直後に栃木で「地人塾」を展開したのも兄の提唱で、ぼくがそれに従うというお互いだった。

――幼少期はどんなでした？

岡安●ぼくはからだが弱くてね、生まれたときに、おばあちゃんが「一〇日もつまい」といったそうだ。「一〇日もつまい」といわれたからだでずーっと生きてきて、いまもこうして生きている（笑）。

――そういえば先の河合雅雄さんも小さいときからからだが弱かったそうで、「だからこんなに長生きしたのは神様か運命か、何か大きな力のおかげだ」と何かに書いていましたが、概して小さいときにからだが弱かった人は長生きするんでしょうか。

岡安●河合さんは何の病気？

――小学三年生のときに結核をやったそうです。

岡安●ぼくは中学五年の三月に結核をやった。当時、肺結核は「肺浸潤」と呼んでいた。

よる粛軍が行なわれ、皇道派を一掃。結果、岡田啓介内閣が倒れ、広田弘毅内閣が成立。軍部は政治的発言力を強化した。

＊盧溝橋事件　日中戦争の発端となった事件。一九三七年七月七日夜、盧溝橋付近で演習中の日本軍が銃撃を受け、これを不法として翌八日早暁中国軍を攻撃し、両軍の交戦に発展。中国では「七七事件」と呼ばれる。

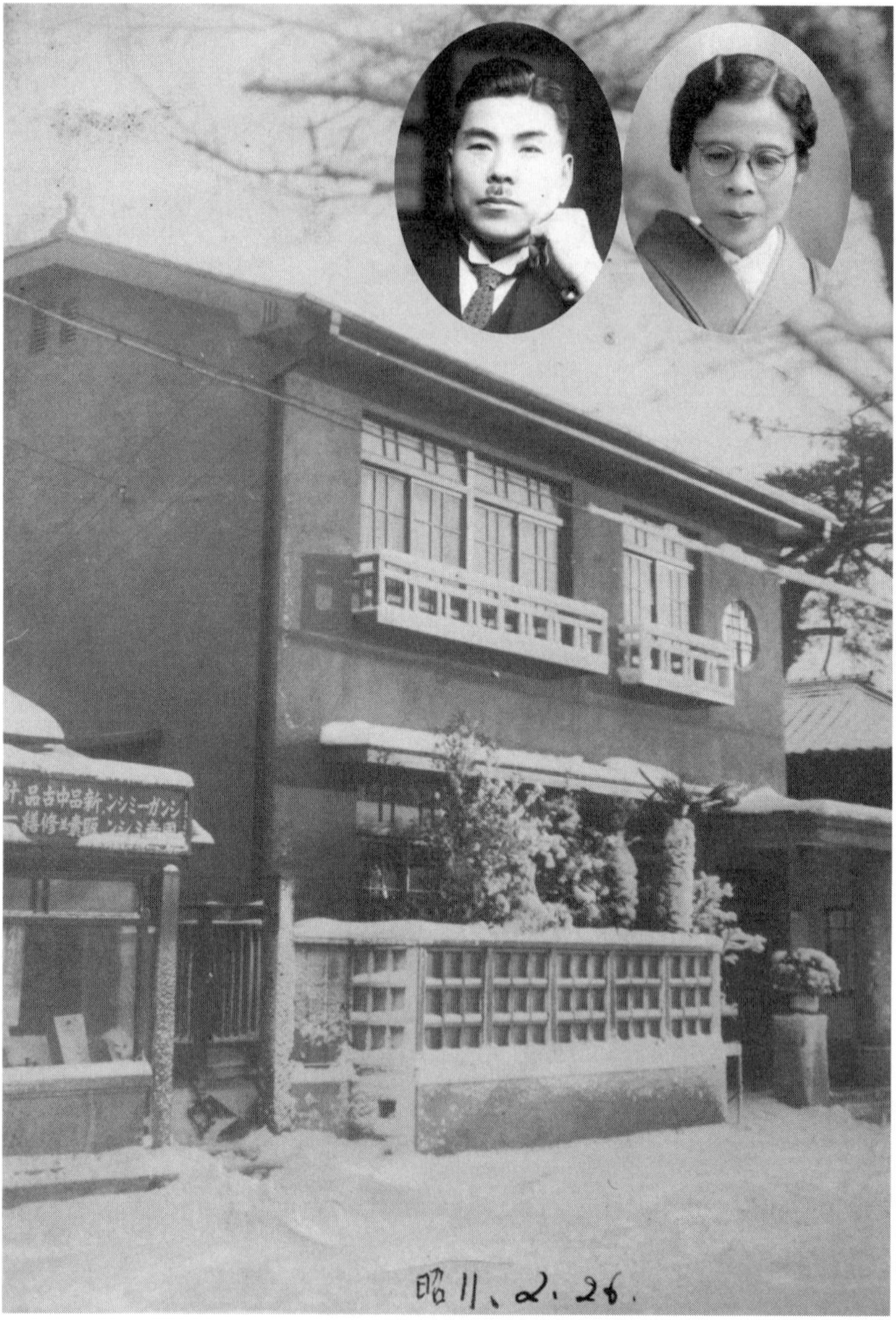

生家および父・恒輔、母・タケ

1936年（昭和11）2月26日、帝都・東京では陸軍の皇道派青年将校22名が国家改造・統制派打倒を目指して、下士官・兵1400名余を率いて首相官邸などを襲撃するクーデター事件が起きていた。いわゆる「2・26事件」である。このとき兄・恒武は医学生として在京中で、靖国神社で歩哨として立つ幼なじみの瀧澤武（のちの「滝沢ハム」会長）と遭遇する。（写真提供：岡安潔仁氏）

――なんでわざわざ肺浸潤と？

岡安●そりゃ当時、「結核＝死」だったからね。結核は死につながることは誰でも知っていた。そこで肺浸潤というと、なんとなく「浸潤だから治る」と思ってしまう。医者なら肺浸潤と結核が同じ病気であることはすぐわかる。

――医学に無知だった庶民は短絡的に「肺浸潤なら治る」、「結核は治らない」と思い込んでいたわけですね。それはどこか〝がん〟の「告知」にも似ていますね。それこそ三〇～四〇年前までは「がん＝死」でしたから、いかにも軽そうな、治りそうな病名を付けて伝えていた。肺がんを「肋膜炎」、胃がんを「胃潰瘍」といい、大腸がんを「腸炎」といい、「苦悩教」とあだ名された作家の高橋和巳*は、実際は結腸がんでしたが「炎症性腸狭窄」と告げられていたそうです。

岡安●そんな時代だった。

――中学五年というと？

岡安●一七歳だね。旧制高校入試の二次試験のときだった。当時、軍事教官が大きな権限をもっていてね、胸部X線の異常者に対してはとくに厳しかった。それで三年つづけて落とされた。それだもんだから、卒業の年の公立の高等学校は初めから落とされた。だいたい軍事教官が判定するのだから、胸に影のある者はそれで終わりということになってしまった。

――それで旧制高校三年受からずですか。

岡安●いや、正確にいうと三年公立高校を受けている。それで二年目に日大に入ってしまっ

＊高橋和巳　小説家・中国文学者。大阪生まれ。京大助教授。知識人の存在論的な苦悩をテーマにした『悲の器』で文藝賞（一九六二年）。誠実に自己を問いつめた。病名を知らず、不可能な時間を夢見たまま息絶えた。『邪宗門』など。一九三一～一九七一

たわけだ。親父の関係で、成績が良ければ入れてやるということで……。

――そのころからだの調子はどうだったんですか?

岡安●〝浪人〟という安静が役に立ったのかどうかわからないけど、特別な治療も入院もしないで、日大予科に入学した。

洗礼

――先生はクリスチャンでいらっしゃいますが、いつ洗礼を受けられたのですか。

岡安●昭和一四年(一九三九)。中学三年、一五歳のときだった。兄は昭和八年(一九三三)に、おなじ日本基督栃木教会で森好春牧師から洗礼を受けている。

――どうしてクリスチャンだったんですか。

岡安●母親ゆずり。母は熱心なキリスト者だった。それと兄貴の影響だね。

――話は明治に飛びますが、明治に入るとキリスト教に転向する若者が一気に増えます。『武士道』を書いた新渡戸稲造《にとべいなぞう》(一八六二~一九三三)もそうですし、植物学者の宮部金吾《みやべきんご》(一八六〇~一九五一)もそうですし、キリスト教思想家の内村鑑三《うちむらかんぞう》(一八六一~一九三〇)もそうです。かれらはみな「札幌農学校」(一八七六年開校、クラークが教頭として指導にあたる)の二期生ですが、第一期生はほとんどがクリスチャンになっています。かれらはみな「農学」を志して入学するわけですが、それは同時に世界的な〝道徳〟に目覚めることでもありました。武士道あるいは儒教というのは徳川幕府を支える原理であり、大義であり、道徳であり、官学でもあった。それが「朱子学」です。しかし明治になると、中国・朝鮮といった東洋社会では儒学でも武士道でも通じるだろうが、「世界全体はそういう原理ではないだろう」と思った瞬間、キリスト教に転向していく。官学のメッカ「湯島聖堂」の官学の大家で、儒教の代表的人物として知られる安井息軒《やすいそっけん》（一七九九〜一八七九）もその一人でした。かれは明治になるとクリスチャンになります。戊辰戦争で敗れた会津藩士も、多くがクリスチャンになっていきました。そのように儒学のもとにいた人たちがキリスト教に転向するパターンがいちばん多かった。そして「愛」……。儒教にも仏教にも慈悲や仁愛はあるけれども、「愛はない」――。そう思ったときに新渡戸は自覚的にクリスチャンになっていくわけです。

岡安●兄貴も書いているけど、内村鑑三（高崎藩士）をはじめ、同志社英学校を創設した新島襄《にいじまじょう》（上州安中藩士、一八四三〜一八九〇）、東京・麹町に富士見町教会を起こした植村正久《うえむらまさひさ》（一八五八〜一九二五）、東京・霊南坂教会を創立した小崎弘通《こざきひろみち》（熊本藩士、一八五六〜一九三八）、のちに明治学院の総理となった井深梶之助《いぶかかじのすけ》（会津藩士、一八五四〜一九四〇）なんかもそうだけど、初期のプロテスタントの指導者の多くは、明治維新による没落士族だった。しかし、没落したとはいっても、かれらは高い教養と学識、それに高い倫理観を身につけた指導者的儒学の色合いの濃い精神環境のなかで育った。だから内村の文章が思想家として、伝導者として、信仰者として卓越しているのはそのせいだというんだね。内村鑑三は『余はいかにしてキリスト信徒となりしか』のなかでこういっている。

「中国人も日本人も、自分たちに与えられた孔子の戒めを守りさえすれば、欧米のどんなキリスト教国よりも立派なキリスト教国になれるのだ。キリスト教に回心したなかで一番すぐれた人たちは、仏教や儒教の真髄を決して捨てなかった」……と。

——新渡戸稲造は南部藩士、植村正久なんかは旗本（徳川将軍直属）の出です。それに女性では東京女子大学をつくった安井てつ（一八七〇〜一九四五）がいます。彼女は古河藩士の長女です。かれら明治初期のキリスト教青年団、いわゆる「バンド」(band) ですが、そこから多くの指導者が輩出しました。内村鑑三らの「札幌バンド」、植村正久らの「横浜バンド」、それに海老名弾正《えびなだんじょう》（同志社大学総長。一八五六〜一九三七）ら熊本洋学校*の「熊本バンド」が知られています。

*熊本洋学校　一八七一年（明治四）熊本城内に設けられた熊本藩立の学校。横井小楠（思想家。一八〇九〜一八六九）の流れをくむ肥後実学派によって興され、米軍人ジェーンズを迎えて自然科学・地理・歴史などを教えた。徳富蘇峰（一八六三〜一九五七）らが学ぶ。一八七六年廃校。

兄唱弟随

——先生とお兄さんとはいくつ違いですか。

岡安●九つ違いだね。だからはじめは子ども扱いだった。ぼくは兄貴ほどには文学とか聖書に夢中じゃなかった。だから聖書のこととかは兄貴のほうがよほど知っていた。「そんなことも知らないのか」といつもいわれていた。教会でも家でも頭が上がらなかった。せいぜい学問のほうで頭を上げようと思ったら、〝死〟のほうで頭を上げてしまった。それでもいいじゃないかと思っていた。

——お兄さんという方はどういう方でしたか。

岡安●わからない。わからないけどぼくと似てるとおもう。

――お兄さんが草野心平さんにお会いしたのはいつごろなんですか。

岡安●うーん、三五歳くらいじゃないのかなあ。

――いちばんいいときにお会いしているんですね。

岡安●人がいちばん〝何か〟するような時期なのよ。

――お兄さんは医師でもあり、詩人としても知られていました。

岡安●そうね。でも彼の詩は一風変わっているよ、日本人としては……。

――どう変わっているんですか。

岡安●それはやっぱり宗教的な意味じゃないのかな。日本の伝統的な物の考え方からスーッと変わっていっちゃう。兄の詩は独特のトーンで、土俗の幽鬼性と人間の罪性へのしつこいまでの切り込みをもち、それでいて人のやさしさから離れえない懊悩を背負った暗いものがほとんどであるとおもう。だからだろう、兄は、足尾銅山の田中正造*を非常に尊敬していた。兄には足尾銅山の詩があって、ＮＨＫで放送されたことがある。

――そうでしたか。お兄さんの影響が大きかったんですね。

岡安●影響というよりほかに何もない時代だったからね。二人ともキリスト教だったけれども、アメリカ軍にさんざんやられて、「キリスト教は何だ」といわれた時代でしょ。そのあとは無風地帯ではないけれど、そういう何もないときに、ぼくのなかで起こったのが宮沢賢治だった。法華経を信じているわけでもないけれど、頼りになるものとしては宮沢賢治しかなかった。キリスト教はだめ、仏教はだめ、というか仏教全部も頼りになるわけではな

*田中正造　政治家。下野小中村（栃木県佐野市）生まれ。「栃木新聞」を発行、自由民権運動に参加。県令三島通庸と衝突、下獄。足尾銅山の鉱毒問題解決に奔走、一九〇一年天皇に直訴。終生鉱毒問題に意を用いた。一八四一～一九一三

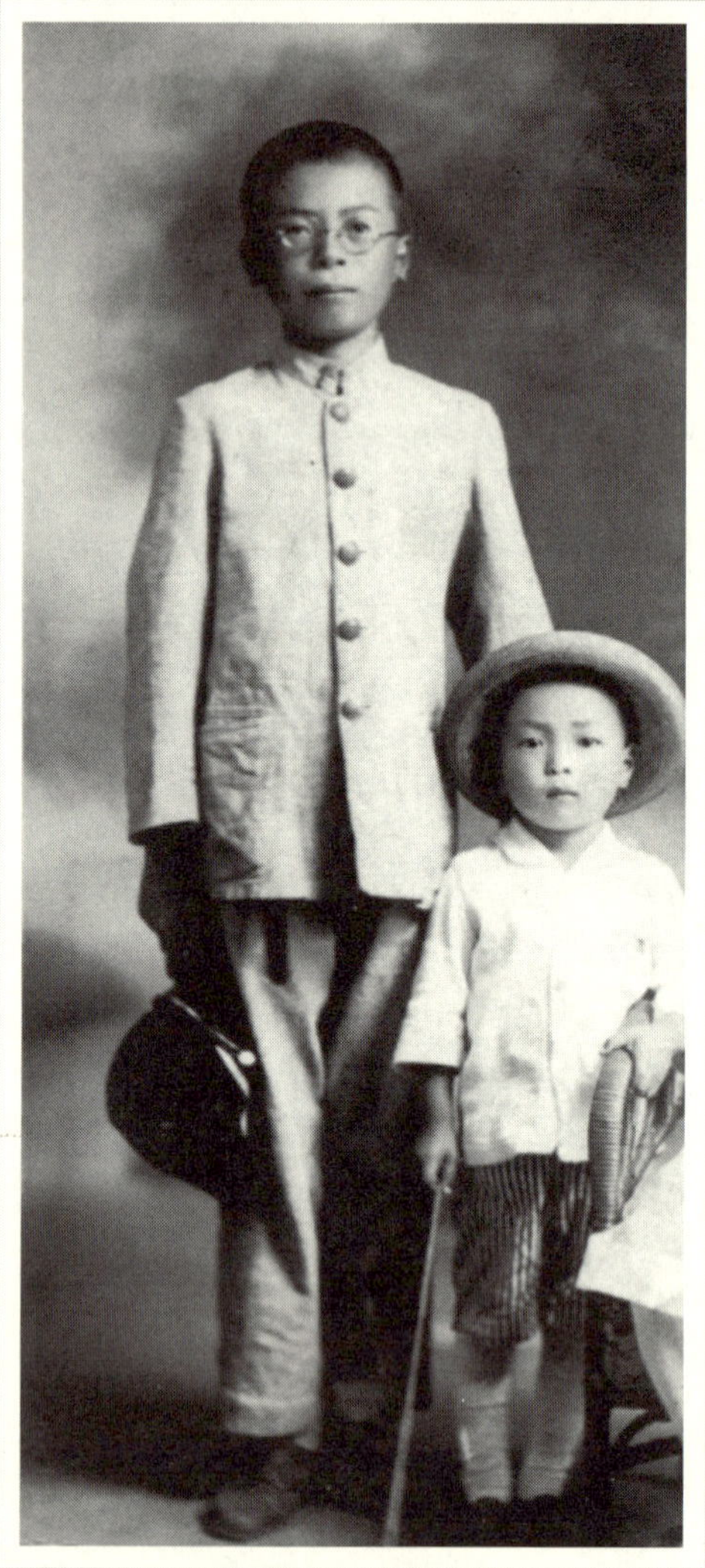

兄・恒武と（写真提供：岡安潔仁氏）

かった。まして日本軍なんか頼りになるわけがない。天皇制も頼りにならない。頼りになるのは宮沢賢治そのものだった。

――なぜ宮沢賢治だったんです?

岡安●そういう時期に入っていたのだとおもう。それでその時代には教会にも行かないし、どちらかというと右翼的になっていた。だから宮沢賢治を知ってからは、宮沢賢治は恩人になった。

――宮沢賢治との出会いというのは。

岡安●ぼくがいちばん初めに宮沢賢治のことを知ったのは「永訣の朝」だった。それは、ぼくの姉が結婚したあと、腎臓病で田舎に帰っていたときのこと、兄が宮沢賢治の全集を買って持ってきて、病床で朗読してあげたんだ。そのときはじめて宮沢賢治の詩を聞いた。それが「永訣の朝」だったというわけ。それ以来、宮沢賢治を語るとき、この「永訣の朝」の詩が中心となっている。

――あれはすごい詩ですね。

岡安●すごい詩ですよ。

詩人

――そのお兄さんですが、戦前に足利市大町に住む岡崎清一郎氏を訪ねています。この「岡崎清一郎」という方がお兄さんに大いに影響を与えたようですね。

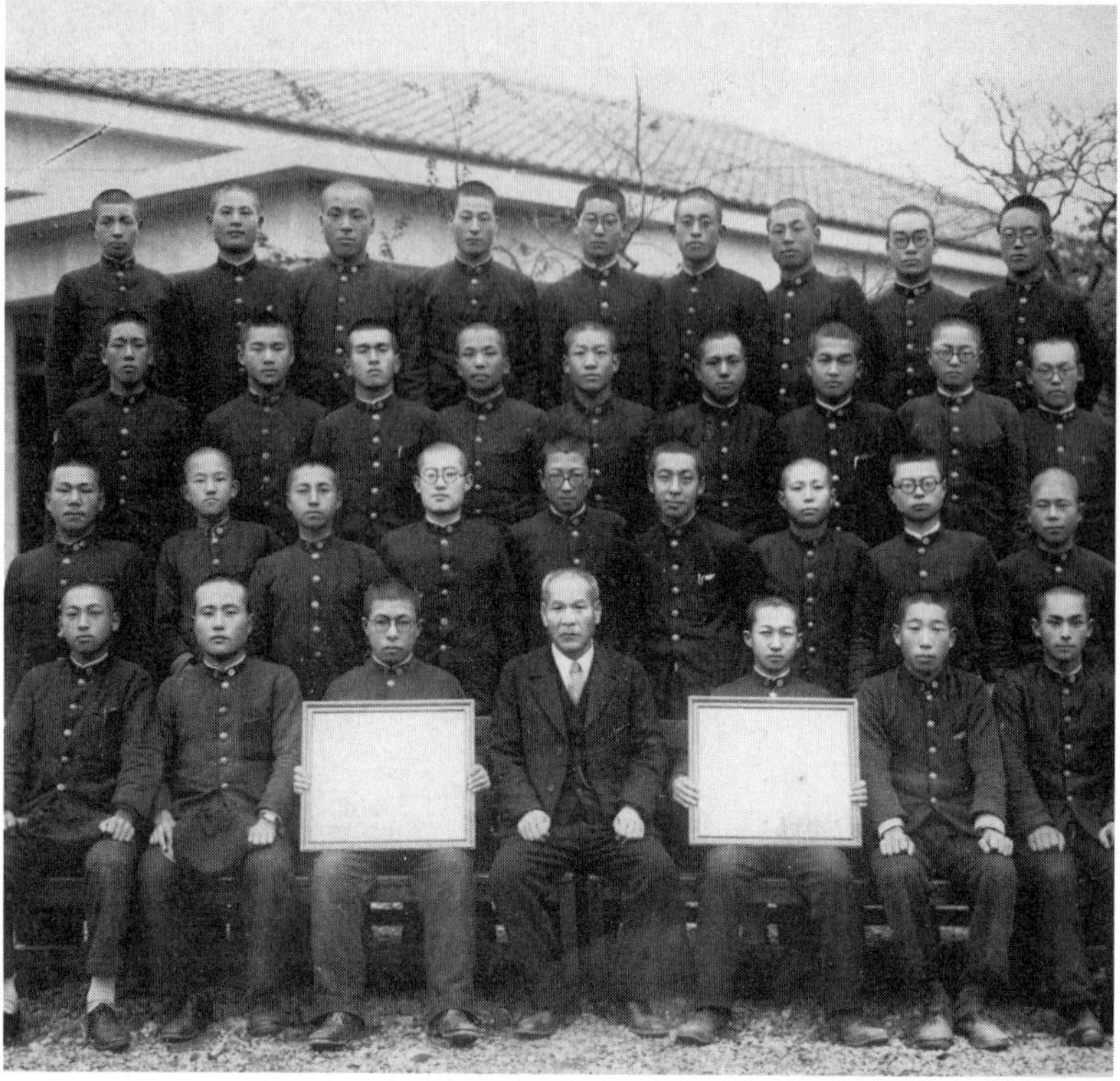

昭和16年3月、栃木県立栃木中学校第41回卒業記念写真
2列目右から2番目が著者　（表紙には皇紀2601とある）

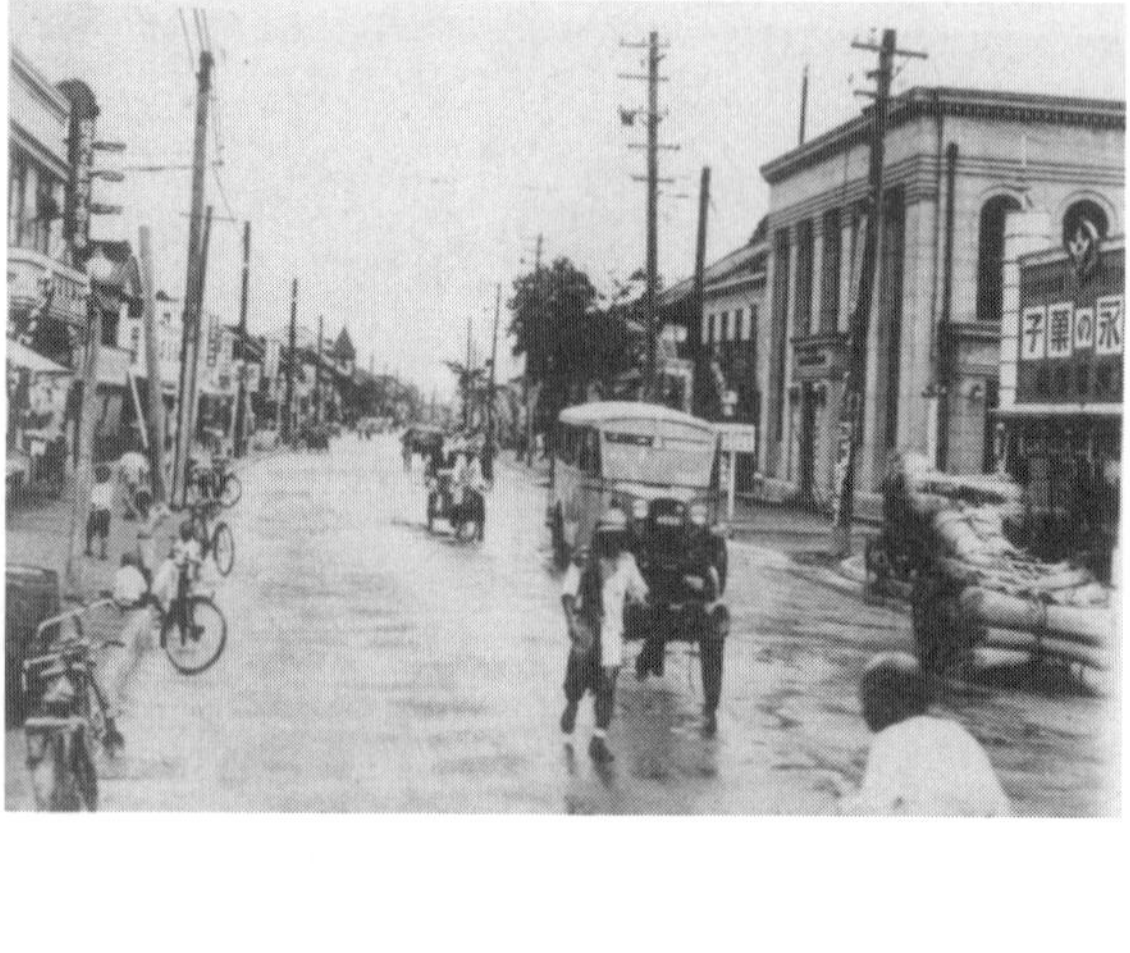

昭和一六年当時の栃木市街

岡安●そうね。岡崎清一郎（一九〇〇～一九八六）は兄の先生みたいな人でね、兄は岡崎さんの詩にあこがれて岡崎さんに会いに行って、草野心平（一九〇三～一九八八）のところで「歴程」に入った。この「詩の朗読と文学講演の会」というのはすごい集まりなのね。兄貴が司会をしてね。高内壮介（のち栃木県文藝協会会長。一九二〇～一九九七）という人も栃木県では有名な詩人だし、土門拳（一九〇九～一九九〇）は有名な写真家だし、それにいまいった岡崎清一郎もそう。それに山之口貘（一九〇三～一九六三）、この人は沖縄の詩人だね。だからこうした名前を見ると驚いちゃう。

――錚々たるメンバーですね。

岡安●そうなのよ。ぼくは東京にいたのでこの会には出られなかったけれど……。

――岡崎清一郎という人は、足利市の出身の詩人ですね。北原白秋（一八八五～一九四二）らの「旗魚」に参加したのち、「歴程」にお入りになっています。一九歳のとき画家を目指したが認められず、画家になるのをあきらめて詩人になったといわれます。二三歳の時でした。一九二五年（大正一四）に、小田原に北原白秋に会いに行き、「君はよい資質をもっている。とくに短いものはよいものがある」とほめられ、認められます。やがて北原白秋の推薦で「日光」「アルス」「近代風景」などに詩が載るようになります。その後、東京・京都に住みますが、一九三五年（昭和一〇年）に、三五歳の時にふるさとに戻って、それからはずっと足利で暮らします。そのころでしょうか、お兄さんが訪ねて行くのは。

岡安●いや、もっとあとだろう。太平洋戦争（一九四一～一九四五）が始まるときだから……。

——詩人というのは一種の宿命みたいなもので、それこそ宮沢賢治が、「わたしたちは、氷砂糖をほしいくらいもたないでも、きれいにすきとおった風をたべ、桃いろのうつくしい朝の日光をのむことができます」と書いていますが、世間の人々が欲しがるのは圧倒的に「氷砂糖」です。だれも、桃いろのうつくしい朝の日光をのんだり、きれいにすきとおった風をたべることを欲しない。そんな人間を世間は「詩人」と呼んでバカにしました。石川啄木*（一八八六〜一九一二）を「石もて追い」、萩原朔太郎*（一八八六〜一九四二）を「白痴」といってツバを吐くのが世間というものです。

岡安● そうなんだよ。兄からよく、詩人というのは「故郷に入れられない」ということを聞かされていた。兄はとうてい故郷に入れられないで終わるのではないかと、日ごろから心に銘じておった。兄は長男ということで、父のあとを継ぐとか、多くの苦労を担わなければならなかった。しかも、今日あるような「詩」の道を努力してやらなければならない宿命を負っていたと思う。そのために、まわりの人にいろいろな誤解を受けたかもしれない。あるいは嫌な思いをさせたことがあったかもしれない。でもそれは、兄の負った十字架だったといえるだろうね。

これも兄がいっていたことだと思うが、詩人が、なぜ一回ふつうに使われている言葉を破壊するかというと、言葉がもっている表面的な意味ではなしに、言葉が引きずってくる〝影〟みたいなものに注目するからだと。世界の隠れた部分、いわゆるわれわれがふつう見聞きしているのと違っているけれども、われわれにひそかに働きかけてくる非日常的なもの、

＊石川啄木　歌人。岩手の僧家に生まれ、渋民村（現・玉山村）で成長。与謝野鉄幹の知遇を得て詩集『あこがれ』（一九〇五年）を出し、一九一〇年歌集『一握の砂』を刊行。和歌の革新を志し、口語を交えた三行書きで生活感情をゆたかに表現した。肺結核と窮乏のうちに没。若山牧水はそのときのことを「蒸暑い日和で、街路には桜の花が汗ばんで咲き垂れていた」と記している。

＊萩原朔太郎　詩人。群馬県前橋生まれ。北原白秋に師事。詩集『月に吠える』『青猫』などで近代人の病的な憂鬱・寂寥感を表現。音楽性に富む口語自由詩を確立。朔太郎は自分の一生を「敗亡の歴史」と思っていた。

それを表現するのだと。詩人は、あえていえば社会の呪われた部分で生きてきた。それが詩人の宿命だとね。

――萩原朔太郎はこういっています。

「郷土！　いま遠く郷土を望景すれば、万感胸に迫ってくる。かなしき郷土よ。人々は私に情（つれ）なくして、いつも白い眼でにらんでいた。単に私が無職であり、もしくは変人であるという理由をもって、あはれな詩人を嘲辱（ちょうじょく）し、私の背後（うしろ）から唾（つばき）をかけた。

『あすこに白痴（ばか）が歩いて行く。』そう言って人々が舌を出した」……。

そういって朔太郎は故郷を逃れていくわけですが、何ともさびしい、うら悲しい風景ですね。

岡安●朔太郎は四〇歳になるまで、前橋で開業医をしていた父親の家に居候《いそうろう》していたからね。しかも妻子をかかえて……。それをみた郷土の人びとはこの不出来な〝ぼっちゃん〟を陰でわらっていた。〝変人〟といってね。それが世間というものだよ。

――朔太郎は自分のことを「無用の人」とさえ呼んでいました。詩人の荒川洋治さんの詩にこんな一文があります。

「美代子、あれは詩人だ。石を投げなさい。」……。

東条英機暗殺企図事件

――戦争末期のころはどうしてましたか。

岡安●戦争末期のころは、ぼくは教会を離れ、むしろ国家神道に偏したり、さっきいったように、宮沢賢治に心酔していた。

――先生はナショナリスト、愛国者だったんですか。

岡安●ワッハッハ。愛国心があったどころじゃなくて、ぼくはそのとき相当天皇に心酔していたと思うよ。キリスト教徒がその真剣さを天皇に変えたというところがあるとおもう。それがまた戦争に負けたとたんに〝クルッ〟と変わった。何に変わったかというと、そのときはもう宮沢賢治しかなかった。それで宮沢賢治一本やりになった。

――そういえば以前、友人に誘われて東条英機*（一八八四～一九四八）の「暗殺計画」に参加しようとした話をお聞きしたことがありました。

岡安●ぼくが東条英機の暗殺に行こうとしたことはどこかに書いていた？

――いや、先生が話してくれたことです。わたしが知りたいのは、「一〇日もつまい」といわれたそのからだで、どこにその気概があったのか。その任侠はどこから出てきたのかです。テロル（テロ）ですからね。

岡安●そのころぼくは純粋に天皇に心酔していたからね。ある友人がいてね、この男は右翼で、短歌をやっていた。かれはぼくよりも短歌が好きで、国粋的だった。かれは「大東塾*」に入っていて、その親分の影山正治*（一九一〇～一九七九）の直弟子みたいに、まじめで、右翼的だった。それでぼくに、「東条英機というのは天皇の勅諭《ちょくゆ》があるのに『戦陣訓《せんじんくん》』などをつくって、こんな不敬なやからが上になっているから日本はこんなになってしまった」と

＊東条英機　陸軍士官学校卒。スイス・ドイツに駐在、関東軍憲兵隊司令官を務めた。一九三七年関東軍参謀長。一九四一年一〇月首相に就任、組閣。陸相・内相を兼ねる。一二月八日真珠湾攻撃をもって太平洋戦争に突入。外相・文相・参謀総長などを兼任、独裁政治を行なう。サイパン島陥落の責任を問われ、一九四四年七月辞職。大戦後の一九四五年九月にピストル自殺を図るも未遂。A級戦犯として極東国際軍事裁判で絞首刑となった。

＊大東塾　一九三九年、影山正治が中心となって結成された右翼団体。一般には全国組織の不二歌道会を含め「大東塾・不二歌道会」として知られる。歌道の修業を人間形成の基本におき、人格陶冶徳性の練磨を重視した。

＊影山正治　愛知県豊橋市生まれ。国家主義の影山庄平を父（終戦後、自決）にもつ。国学院大学卒業。保田與重郎に親

いって、ぼくに「暗殺をいっしょにやろう」といった。ぼくとかれは仲がよかったので、いつの間にかぼくもこの人（影山正治）の影響を受けたことがあった。それで、二人で日本刀を持って栃木の駅で落ち合って「東条暗殺計画」に加わろうとしたのだけれど、いっこうに現れない。いつになっても彼が現れない。それで仕方なく家に帰った。その後しばらくかれに会えなかったのだけれど、家人が会わせなかったらしい。あとでかれがいうには、「岡安君、あのときは悪かった。出かけようとしたら家人に見つかってしまい、止められて出られなかった」ということだった。

――敗戦の色が濃くなってきた一九四四年（昭和一九）に、複数の「東条暗殺計画」があったようです。サイパンが危機におちいると、東条英機への批判がたかまります。それでも戦況を糊塗《こと》し、戦線拡大をはかる東条にたいし、「このままでは日本は蹂躙《じゅうりん》される」「政治を壟断《りゅうだん》する軍を正し、戦争を終結させる態勢をつくること、そのためには東条暗殺も止むなし」との意を決した陸軍将校が宮家を巻き込んで東条暗殺計画が立案されます。

岡安●三笠宮がその背後にいたらしいね。

――ええ、そのようです。「中国への侵略、これが問題だ。これから間違いが始まった」といったのは北一輝（一八八三～一九三七）でした。その言葉を引き取って「その泥沼のような日中戦争のそもそもの発端はここにある」と「*対支二十一カ条の要求」の間違いを今に指摘したのが北一輝研究の第一人者、松本健一さんでした。ところが松本さんによれば、皇族にもそれをいった人がいたというのです。それが*三笠宮崇仁殿下（一九一五～二〇一六）です。

炙、日本浪漫派の影響のもと民族派として活動。一九三三年（昭和八年）斎藤実首相らの暗殺を計画し神兵隊事件に参加、下獄。一九四〇年（昭和一五年）米内光政首相らの暗殺を計画、皇民有志決起事件（七・五事件）を首謀、禁固五年の実刑判決を受けるが「再生不良性貧血」のため刑の執行が免除。一九七九年割腹の後、散弾銃で自決。

*対支二十一カ条の要求　「対華二十一カ条の要求」とも。一九一五年一月十八日、加藤高明外相が袁世凱大総統に五号二十一カ条から成る要求事項を提出。第一号は山東省の権益に関する事項、第二号は旅順・大連の租借期限ならびに南満州・安奉鉄道の租借をさらに九九年延長することなど、第五号は中央政府に日本人の政治・財政・軍事顧問を置くことなどであった。その際、第五号事項を秘密にするよう要求。日本政府はイギリス・フランス・ロシア・アメリカ各国に第五号を

三笠宮殿下は陸大を出られたあと、一九四三年一月から一九四四年一月まで、コードネームをお印の若杉から「若杉参謀」と変えられて、南京の支那派遣軍総司令部におられた。もうそのころには日中戦争がどうにもならない状態になっていた。「若杉参謀」は報告書に、この戦争は『無名の師だ』とはっきりと書かれた。つまり、大義名分のない軍隊派遣だというわけです。

離任に際し、三笠宮殿下、「若杉参謀」ですが、司令部全将校を前にこういったといいます。「支那派遣軍の戦争目的が分明でない。すなわち、その名分が明確にされていない」……。そして、「軍・政・経各般にわたる現地政策は、総じて事変処理に関する国家目的に合せず、また中国側民衆社会に苛酷で、非情な圧迫と収奪となって、全中国民衆の離反と抵抗を一層深刻にし、徹底的なものに追いやっている」「日本人は中国の歴史も知らず、社会を理解せず、異民族に対する寛容と融和の道を知らない」「日本軍は皇軍の真義と武士道精神を忘れ去って、覇道主義に陥っている」と軍部の対中国政策や戦争拡大方針に歯止めをかける訓示をされたといいます。その後、殿下は大本営に転出。帰国後、戦争終結を模索し、*津野田知重（一九一七〜一九八七）少佐らと東条内閣打倒のクーデター計画を企図するのですが、その内容の過激さ、すなわち東条暗殺、主戦派大量粛清という過激さに躊躇し、みずから憲兵隊に通報し、未遂に終わったということです。

岡安● 三笠宮の状況認識は的確だね。

——ええ。その点、当時の日本人の中国に対する認識は低いものでした。歴史と日本人の実

除く要求事項を通告、中国政府は内容の漏洩工作と内外世論を背景に対処しようとした。結果、中国各地で日貨排斥運動が発生、列国の非難も高まり、日本政府は第五号を削除して最後通牒を通告、交換公文書が調印された。以後、中国全土で激しい抗日・条約廃棄運動が展開される。

＊三笠宮崇仁　みかさのみや　たかひと。幼名・澄宮。大正天皇の第四皇子。お印は杉。学習院初等科・中等科をへて陸軍士官学校（辻政信が教育を担当）、陸軍大学校を卒業。戦後、東京大学文学部の研究生となり歴史学（オリエント史）を学んだ。日本オリエント学会会長を務めた。

＊津野田知重　熊本県出身。乃木希典の参謀を務めた津野田是重（これしげ）の三男。東条英機暗殺計画（津野田事件）で軍法会議により、陸軍から免官のうえ禁固五年、執行猶予二年で釈放。戦後、実業界に転身。「東

体を探究した文芸評論家の亀井勝一郎（一九〇七～一九六六）は、「……満州事変以来すでに数年がたっているにも拘らず、『中国』に対しては殆ど無知無関心ですごしてきたことである……中国に対してはたかをくくっていた」と書いていました（『近代の超克』）。当時の有識者といっても中国に対する認識はこの程度でした。

岡安●たしかに〝たか〟をくくっていた。そして無知無関心だった。それが当時の空気だった。

――その無知無関心と、みくびる態度が傲慢さと横暴さを生んだともいえます。

岡安●そういえば、当時は「日中戦争」とはいわず、「支那事変」とか「日支事変」と呼んでいたな。

――ええ。戦争は天皇の命令がなければできませんから、「戦争」とはいわずに「事変」と呼んでいました。中国に「変事」が起こったので「軍を派遣しただけ」という意味です。

岡安●それにしても松本健一さんという人はすぐれた漢（おとこ）だよね。あなたのところの出版記念会でお会いしたけれど、ちょっと近寄りがたい威厳さを感じている。

一九四五年・終戦

――さて、一九四五年、昭和二〇年八月一五日、ようやく戦争が終わります。

岡安●それこそ「国破れて山河あり」（杜甫）だった。食べるものもなかった。

――その年の一一月、お兄さんの恒武さんが栃木市入舟町に「岡安耳鼻咽喉科」を開業。そ

京12チャンネル」設立に尽力。

してその年の一二月には、はやくも詩誌『地人』を発行しています。発行人は「岡安大仁」とあります。これ（写真、38頁）がそうですか。よく紙が手に入りましたね。

岡安●やっと見つけてきてつくったんだろうね。長澤音三郎君（栃木市在住）というのが主でやってくれていて、いまは樹木希林さんの妹の琵琶奏者・荒井姿水に師事して琵琶を主にやっている。

――『地人』発行は、敗戦後一年からなんですね。

岡安●これを宮沢賢治の記念館に行って見せたら、「こんなことをやっていた人もいるのですか」といっておどろいていたよ。記念館ができていろいろな資料が集まってきたのは三年後くらいからだった。これは終戦直後だからね。高村光太郎には『地人』を三号まで送っていた。そしたらお礼のハガキがきた。それがこれ。

「地人」毎號《まいごう》忝《かたじけな》く、御禮《れい》申上げます。
宮沢賢治精神に基《もとづ》く地人塾の存在は心強く、
どこまでもやり通していただく事を切願いたします。
ここでも佐藤勝治さんが「ポラーノの廣場*」を
つよい信念を以てはじめられました。
小生此地に来て親しく宮沢賢治さんの委細を見聞きするに従ひ、
ますますその人の大と深とが身にしみて感じられます。

＊『ポラーノの広場』宮澤賢治の短編小説。植物局で働くキュースト と農夫のファゼーロ少年たちが伝説のポラーノの広場を追い求め、ついに自ら理想の広場を実現するまでを描いた作品。この作品はキューストが執筆したという体裁がとられており、タイトルの後に「前十七等官　レオーノ・キュースト誌　宮沢賢治」と記されている。

――音楽会もやっていたんですね。

岡安● 素人がほとんどだけどね。学校の講堂が人であふれたこともあったのよ。

――それでこそ「地人塾」でしょう。みな敗戦の混沌のなかで、文化のぬくもり、人とのつながりをもとめていたんですね。『地人』には岡安先生もいくつか詩も発表しておられますね（「わが青春譜」、189頁参照）。

岡安● そうね。

――そのころの詩を一つ読んでみましょうか。

【あの人】

もうさがすな
ここらにいるはずがないではないか
あのほほえみ
めをつぶってしまえ
みようとするから淋しいのだ
祈っているのだ
そんなにさびしがる私の心よ
なのはなのむこうに
あの人がいると

五月號　地人　3

勞働を嫌忌するこの人たちが
またその人たちの系統が
精神病としてさげすまれ
ライ病のやうに恐れられるその時代が、
崩れる光の塵といつしよに
たうたう來たのだ。

宮澤賢治

EARTH MAN

ばいゝのだらうか。あの小さい女の子が寝てゐるところへ眞直ぐに乘つてゆけばそれでいゝのだらうか。高い熱と咳嗽とで苦しんでゐる幼子を只管に求めて行く。そして數日の後には又あの子は林檎のやうな頰の光が出てきて、祖母さんの心盡しの枕元の梨が一つづつ減つてゆくことだらう。

その數日の間、わたしは働かなければならない。熱が出てから一週間を無事に經過して、忘れたやうに熱も下り、樂になれるやうにわたしはこんなにも懸命にハンドルを握つてゐる。

丁度あの子の生命をしつかりと抱きしめてゐるやうに。

一つの生命を追つて、わたしの小さい力は精一杯なのだ。

君
見
の
は

あまりにも寂しい。

こゝまで來てしまつた一本道は最早引返すことは出來ないかもしれぬ。やつぱりあの子のところへ行き着かなければならない綱に引きづられてゆく。

もう駄目だ。

わたしは、わたし共の家を後にして出てきた今となつては、歸してはくれないだらうし、又黙つてそのまゝ歸つてゆく勇氣も出ない。

「許して。今、わたしはこれで精一杯。何時わたしはあのわたし共の家へ歸れるかわからない。けれども是非々々もう一度わたしは逃げも隠れもせずに、わたし共の家に歸りたい。歸らなければならない、と思つてゐます。一人で背負つて朝夕あなたは、どんなに冷い手をしていらつしやることでせう。」

女の子の爲には、たつた七日間の努力でいゝのだ。こんな小さな足場を見つけて、息をついてゐるわたしは、渦の眞中に來てあなたの瞳に射すくめられてゐる。

高村光太郎先生ヨリ

「地人」毎號忝く、御禮申上げます。宮澤賢治精神に基く地人塾の存在は心強く、どこまでもやり通していただく事を切願いたします。ここでも佐藤勝治さんが「ポラーノの廣場」をつよい信念を以てはじめられました。小生此地に來て親しく宮澤賢治さんの委細を見聞きするに從ひ、ますますその人の大と深とが身にしみて感じられます。

山

一片の雲もなく、朝の陽光と静寂とを鎮めて、天地の間に安堵する雪嶺。

今日こそは、この力の及ぶかぎり、一日を充分に、そして大きく廣く伸々と生きたい。

素直に、眞直ぐ視凝めなければならない。一寸も宮しまない永劫の山のいのちを想ふ。

五

農民藝術概論隨想（Ⅰ）

岡安大仁

春である。花は咲き鳥は唄ふ。いかに敗戰のそれであるとはいへ、描かれた春はのびる外はないのである。肥料の不足が致命的な減收を豫想させようとも、それはあくまで人間の側に於てゞある。見よ、春は自らの命を最後の段階に於ても伸生さんとするであらう。これこそ生物の意志であり、春の本能である。我等又自然の子、いかでか春の本能を忘れ、生物の意志に違ふ得んや。

蓋し我等は意志するものである故に、常に正しく意志することを希願せずにはゐられない。

私はこれから本號掲載の『農民藝術の本質』に顧慮を保ちつゝ地人祭の性格の一端を述べたいのである。併し私はこの論述がその意義を正しく表現し得てゐるか否かについては、今後とも反省と批判とを留みたい。

蓋し農民とは、風土といふいとなみを通して、自らの風土的性格を、最も強く帯びるものである。農民がその本質的條件として素朴と云ひ、生眞面目であると云ふことは正しくこのことであつて、農民藝術が『宇宙感情の地、人、個性と通ずる具体的なる表現である』と云ふ時、その可能性は實にこのいとなみにかゝつてゐるのである。我等はこのいとなみなしには人生と自然との交流を得ない故に、曾ていかなる風土的性格をも持ち得なかつたことを先づ考へて置かればならない。

然らば、我等モンスーン的風土の特殊型態としての日本に、その風土的性格を見出してゐたものが、世界史的な轉換、敗戰と云ふ曾つてない契機に於ていかなる自覺にせまられたか、そして、我等はこゝにいかなるいとなみをもたざるを得ないかを考へよう。そして、このいとなみは、皮相的には農民の業としての生産とは、多少異つてはゐ

地人3　昭和21年５月号

そんなことをほんきで想う

岡安● そんなこともあったな。

――もう一篇。

【あの心】

あの心を苦しめてしまった私が
あの心を愛していたんだと
そんな口がどうしてきけよう
あの心よ
私から逃げよ
私が追いつくまで
逃げよ
逃げよ
あの心よ
きよらかなお前の国へ
逃げていよ

とても素直な、秘めやかーな、ストイックな詩ですね。恋しているのかな。

岡安●そういうところもあったのよ。それは医者になって一、二年だよ。

――もうひとつ読んでみます。

【岩】

ここが一年前に
グスコーブドリの伝記をよんだところ
ブドリは飢饉にあって
父をなくし　母をなくし
妹はどこかにつれさられた
ブドリはテグスをつくり
百姓にやとわれ
あげくのはてに
ペンネン博士のところにいった
そこまでだったかな
そうしたら風がふいてきて
つづきをよめなくなったんだ
〈今日は風もない

少女たちは去年の服をきていない〉
私はそのつづきをいつよんであげようかとおもいながら
少女たちのあとについて町にかへった
それからの夜ごと
私はこの岩の上から少女たちといっしょに
月や星々のかがやく世界にのぼってゆく夢をみた
けれどもたうたう少女たちとわかれねば
ならない日が来たとき
私は一人一人の私らを知らねばならなかった
私が東京に帰った次の日
一人はもうはなれた町の雷雲を見ていなければ
ならなかったのだから
一人はさびしいといってきた
私はもっとさびしいといってやった
それから一人と私とは
べつな私と一人になってしまった
そして一年はたしかに一年のうつろいをもった
〈ぼくはここにしゃがんでよんだね〉

〈わたしたちはこちらだったわ〉
南アルプスも今日はあたたかくかすんでいるし
風もまったくふいてこないけれども
こうしていると
私らはやっぱりちがった私らになってしまう
〈ここは　かわらないわ〉
私だってほんとうにふしぎなのだ
〈このあたりは　そんなに変るところではないし
原子爆弾でもこの岩だけはのこるよ〉
たあいのない冗談のなかにさえ
みんなをかんじているのだな
ブドリはあれから
サンムトリ火山をばくはつさせて
飢饉からみんなを救うために
いのちをささげてしまったのだが
〈あの童話のつづきはね
十年後だから今から九年後によむことにしようね〉
なぜ十年後なのか私にもわからない

〈だからそれまで　一人一人幸福であってもらいたいな〉
どうしてもそういわねばいられないのだな
〈さあかえろうか
この坂はすべるから
ぼくがやるようにして
順々にハンカチを出して
つかまって来るんだよ〉
ああほんとうに
みんなのさいわいのためになら
私はどうなってもいいのだと
もう一度いってみたい

岡安●この「岩」なんて詩ね、完全にぼくが落ち込むところへ落ち込んだ詩だよ。
――しかし先生はそういうところを見せてこなかった。
岡安●だれにも見せない。

農民芸術概論

――ところで、先生は【農民芸術概論随想】（194頁）を書いておられますが、どうして「農民芸術概論」に行かれたのでしょう。

岡安● 宮沢賢治の「農民芸術概論綱要」のなかにかれの青春が全部つまっている。具体的にもそれで生きているからね。

――この「随想」には、岡安先生の若き日の燃えるような情熱と、清冽なみずみずしさ、そして、つよい意思と、高い理想、精神を感じます。それに*陽明学的香りが立っています。賢治は「農業」を国の大本と考えていました。そして農業にたずさわることを人間の正しい道と信じていました。だからこそ、国民高等学校を卒業して農村にもどっていく青年たちに大きな期待をしていた。

岡安● そう。そのころの東北の農村の青年たちの、せいぜいあと取りをしていかなければならないような、熱意の少ない学生たちを教え、励ますことにあった。

――それで「農民芸術概論」を構想し、みずから講義した。賢治が農学校を辞めた理由もそこにありました。生徒に労働（就農）を説きながら、自分は「充実した日々」を送る現実の教師生活を省りみて、実践を共にしようと考え、それを実践したといえます。

岡安● それが賢治の信仰にもとづく使命感だった。

――賢治は花巻農学校で四年あまり教鞭をとっていますが、生徒を指導しているあいだ疲れを知らなかったと書き、充実した日々を送っていたようです。「生徒諸君に寄せる」の詩にこうあります。

＊陽明学　明の王陽明（一四七二～一五二八）が唱えた儒学。陽明は二八歳で科挙に合格。「心即理」（事物の理は他でもない自分の心の中にある）、「知行合一」（知っていて行なわないのは知らないに等しい）を唱え、その後「致良知」（自分の中にある良知、判断力によって天理に基づく行ないができる）に至り、実践を重んじる陽明学の創始者となる。日本へは江戸初期に伝わり、中江藤樹、熊沢蕃山、大塩平八郎、佐久間象山、吉田松陰らに影響を与え、実践活動としての政治活動が行なわれた。

【生徒諸君に寄せる】
この四ケ年が
わたくしにどんなに楽しかったか
わたくしは毎日を
鳥のやうに教室でうたってくらした
誓って云ふが、疲れを感じたことはない　…（後略）…

しかし、彼はその「充実した日々」を捨てます。その理由は東北（花巻）という苛酷な農村の疲弊にありました。失業にありました。農村の疲弊と農家の貧しさにありました。その現実が、賢治を「農民芸術概論」に向かわせた。

岡安●そう。当時の農村は不況のどん底で、農民には労働しかなかった。そこには宗教も芸術も科学もない、暗い生活があるだけだった。そこで賢治は、もっと明るい、そして強く生きがいのある生活を与えなければならないと考えた。そうするには自らも一人の〝地人〟となって生涯を郷土の農民と共に生き、実践しようとした。

宮沢賢治の死生

――宮沢賢治の「追悼の夕べ」もやっているんですね。

岡安●賢治は一本気の透きとおった男だからね。われわれが宗教的なものもあてにできなかったし、日本の天皇もあてにならなくなった。仏教もあてにならない、キリスト教もあてにならない。何もあてにならなかったときに、賢治は「法華経」一本やりで一生を終わらせたい、しかも宗教家としてではなく「農民のための人生を終わりにしたい」と考えていた。

――賢治にとってそれは「農民＝人間」を救うことでしたからね。「すべてがわたくしの中のみんなであるようにみんなのおのおののなかのすべてですから」とあるように、それが賢治の信仰（法華経）の根本でもあった。それは死ぬ前の賢治の行動からも推察されます。先生も書いているように、死の前夜、一人の農民が「肥料設計」のことで相談にきます。すると賢治は、いやな顔もせず、衣服を改め、病床の二階からおりてきて、しかも正座したまま、こころよく会って、長々とした質問に答えて、最後の〝親切〟をこの世に残しています。

岡安●もちろん覚悟していたんですよ。もう通り越していたんだとおもう。無謀といえば無謀ですが、覚悟のうえだったんでしょうね。

――覚悟の業だった。

岡安●そう、覚悟の業だった。それこそが賢治の「菩薩道」であり、十字架ということなんだろう。そしてその翌日、午前一一時半に喀血し、父・政治郎に「國譯妙法蓮華経全品を一千部出版し、これを知己にさしあげていただきたい」と遺言したのち、母親から土びんに入った水をもらい、「ああ、いいきもちだ」とうまそうに飲み、やがて消毒綿をオキシフルにひたして全身を拭いて「ああ、いいきもちだ」とくり返しいって、眠るように目を閉じた。そのとき、ポロリと手からオキシフル綿が落ちた……。

──それが賢治の終焉だった。午後一時三〇分のことでした。

岡安●　ぼくは、このオキシフル（過酸化水素水）で全身を拭き、「ああ、いいきもちだ」といって息を引き取ったそのことが、貧しい農民をみずから担い、国民病といわれた結核をも担った賢治の志向の必然とおもえてならない。それにオキシフルは消毒薬だから、ほかの人が自分に触るのに〝まずい〟とおもって拭いたのが賢治らしい。それは真似できないよ。

──ある意味で「自己実現の死」だった？

岡安●そう。ある意味、〝幸福な死〟だったかもね。

──賢治の亡くなる直前の病態は、呼吸器の専門家の眼から見て、どんな具合だったのでしょうか。

岡安●いまでいえば典型的な慢性肺結核で、しかも末期状態だっただろうね。おそらく両側性に新旧の空洞が多数みられ、反復性の病巣の進展があって、絶えず気管支炎状態を伴っていただろう。それに、おそらく痰には〝結核菌〟が出ていただろう。大きな喀血があればその日のうちに亡くなってもおかしくなかった。そんな状態だったろうとおもう。

──死ぬ三日前には、祭りを玄関に腰かけて見物しています。

岡安●そうね。賢治は自宅療養中であったにもかかわらず、九月一七日から三日間、鳥谷ヶ崎神社の祭礼を裏二階の病床から店先に下りて終日楽しんでいる。また最後の日の夜半には、「おみこしの帰りを拝む」といって門のところまで出ているね。それが直接の死因となった可能性がある。

――この年（一九三三年）の米作は岩手県はじめての大収穫でしたからね。豊作を祝う農民の気持ちはひとしおだったでしょう。死の直前、賢治は絶筆とされる「辞世の句」をのこしていますね。

岡安●「病《いたつき》の　ゆゑにもくちん　いのちなり　みのりに棄てば　うれしからまし」……。この「みのりに棄《す》てば　うれしからまし」という言葉に賢治の死生観というか、死に対しての大いなる信念がうかがえるね。しかもその年の豊作をよろこび、たたえている。

一〇年も前になるが、宮沢賢治の研究家である明治大学のマロリー・フロム教授に、「宮沢賢治の詩や童話、とくに法華経の入った童話などは理解しにくかったのではないか」と問うたことがある。するとかれは、日本やアジアの農業を勉強するために、アメリカからロンドンに留学し、まず漢文の文献を読むことから始めたので、仏典のほうが賢治の詩よりも理解しやすかったといっていた。フロム教授は「宮沢賢治の神は農業である」という見解をもっていた。ぼくも、そのことはやはりいまいった「辞世の句」においても肯定されねばなるまいと思っている。それは決して八百万の神でも、シャーマニズムの神でもなく、かといってギリシャの農神というにも類しない、賢治の教養と信仰の質とにおいて評価せざるをえないと思っている。

――わたしの師だった文芸評論家の古谷綱武*（一九〇五～一九八四）は宮沢賢治の本を何冊か書いていますが、賢治の生き方は「〝自殺的な生き方〟に見えてしかたがない」といっていました。古谷は『宮澤賢治研究』（筑摩書房、一九五八）にこう書いています。

＊古谷綱武　ベルギー生まれ。父・古谷重綱は外交官。弟はジャーナリスト・ニュースキャスターの古谷綱正。谷川徹三に学ぶ。大岡昇平・中原中也・河上徹太郎らと「白痴群」を創刊、評論や小説を発表。のち太宰治・尾崎一雄・壇一雄らとも知り合い、主として新感覚派以後の作家のモラルを論じる評論家の道を歩んだ。一九三六年（昭和一一）、『横光利一』『川端康成』で文芸評論家としてデビュー。戦後は女性論や人生論、児童文学評論に活躍。

「私は賢治をかぎりなく敬愛しているが、しかし私のようなまったく信仰のない者には、賢治の生き方が、あまりにもすべてを自分の上に背負おうとした自殺的な生き方に見えてしかたがない。そして私はそこに賢治の生き方の限界を感じる。私は、賢治の生涯を尊く思うとともに、それは賢治だけのものであらせなければならないとも思っている」……と。

岡安●それが賢治の業、十字架ということだろう。

――しかしわたしには、〝自覚的な生き方〟にも見えてしかたがないのです。

岡安●そうともいえるね。

――松本健一さんは、宮沢賢治の詩的創造の根源は「修羅の意識」だったと書いていました。「そうであるがゆえに、かれはみずからの作品を詩とよばずに、心象スケッチとよんだのである」……と。そして「この心象スケッチとは、かれの内面の修羅を描写することにほかならない」とも書いています。

岡安●「春と修羅」がそうだね。

――あるとき、松本さんがいうには、「修羅の人」賢治は、中里介山*（一八八五～一九四四）の『大菩薩峠』の主人公、「机竜之助だ」というのです。「どうしてか」とたずねると、それは「日は沈み　鳥はねぐらにかへれども　ひとはかへらぬ　修羅の旅　その竜之助」にあるというのです。「へぇ～」とおもいました。

岡安●そう。ぼくも「へぇ～」だね。いちど話したかったな。

＊中里介山　小説家。本名、弥之助。神奈川県西多摩郡羽村（現・東京都）生まれ。独学で小学校教員、ついで新聞記者となる。仏教思想を根幹とした独自の風格をもつ大衆文学の先駆。『都新聞』に一九一三年から『大菩薩峠』を連載。未完。

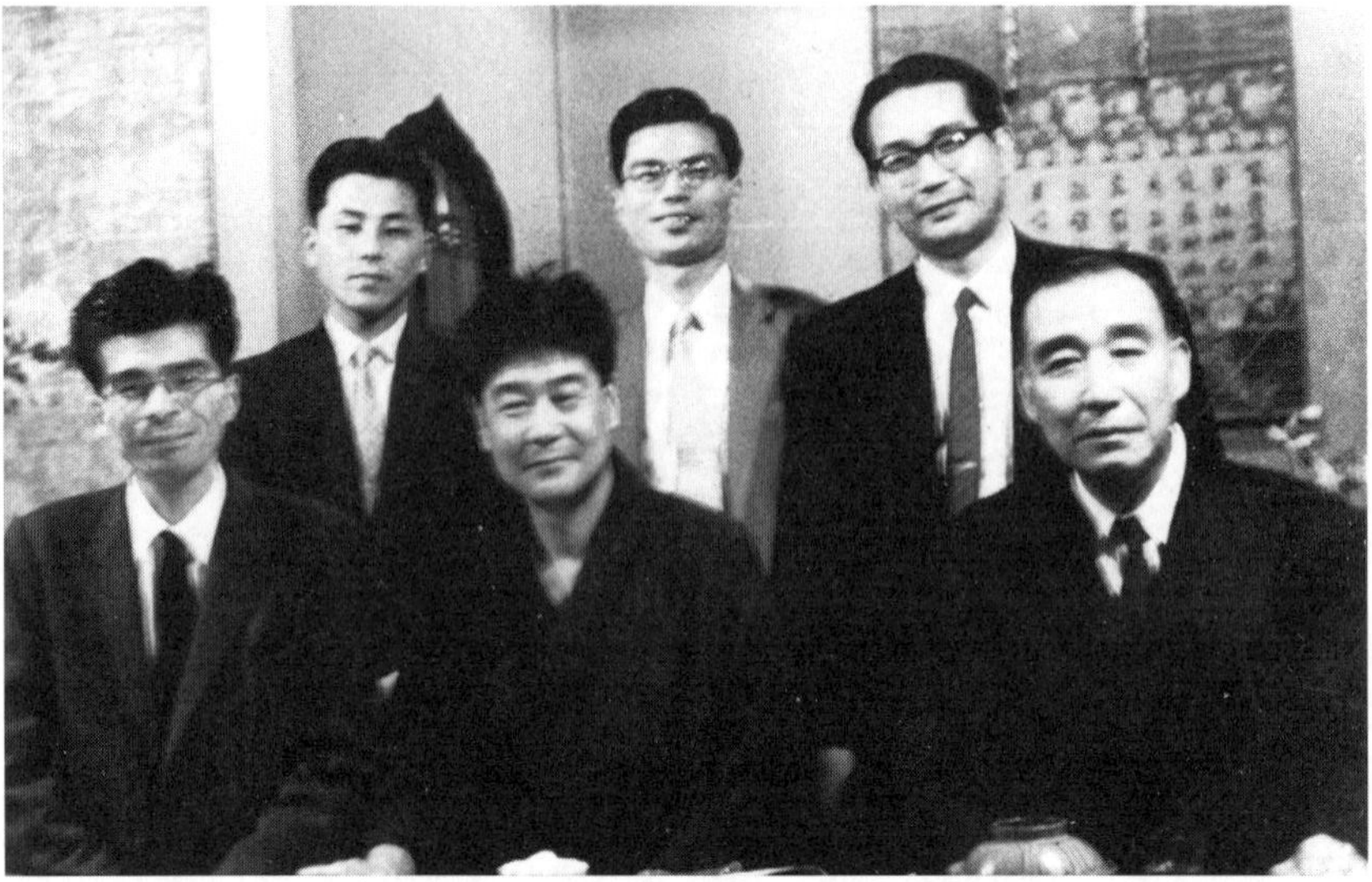

写真前列右より、比企能達教授、草野心平先生、兄・岡安恒武
後列右より萩原忠文助教授、著者（写真提供：岡安潔仁）

日本大学医学部　第一内科の歌

作詞 草野心平　作曲 中野篤親

われら日本《ニッポン》に生をうけ
西と東の学きわむ
春は紫　冬は白
積乱雲や　紺碧の空

時はめぐり
青春は過ぎ去りゆく
されど心に青春は生き
常にあたらし

絶えず内部に夢をもち
愛と科学に　われら生きる
あゝ　われらの内科　その未来
燦とかがやけ

草野心平

——「宮沢賢治」が世に知られるようになったのは草野心平*さんの尽力ですが、草野心平がはじめて賢治を知ったのは、大正一三年（一九二四）のことだったそうです。岡安先生の生まれた年ですね。その年の秋に後輩（現・磐城高校）の赤津周雄という人が『春と修羅』を送ってきたのだそうで、草野さんはこれを読んでおどろき、「自分を衝撃した」と書いています。「サンドバアグ*、槐多*（かいた）、賢治、この三人の詩人が広州時代に私が最も感動した詩人だった」と、そう書いてあります。
そういえば先生は草野心平さんと親交がありましたね。

岡安●日大医学部「第一内科の歌」（比企内科の歌）をつくってもらったことがあった。そのいきさつはどこかに書いたが、たしかあれは昭和三一年（一九五六）、恩師の萩原忠文教授（当時助教授）の「寮歌のように教室にも一緒に歌える歌があってもいいではないか」という提案を受けて、兄にお願いして草野さんを訪ねたことがあった。作曲はNHKラジオで「うたの本」を担当していた中野篤親さんだった。いまでも、すばらしい詩だと思っている。

——いい詩ですね。「青春は過ぎ去りゆく　されど心に青春は生き」……。この一文にわたしはワーズ・ワース（イギリスの詩人。一七七〇〜一八五〇）の「草原の輝き」の一文が重なります。「草原の輝くとき　花美しく咲くとき　ふたたび　それは帰らずとも　嘆くなかれ　その奥に秘められし力を見いだすべし」……。これはわたしの青春であり、現在です。

＊草野心平　詩人。福島県生まれ。中国広東の嶺南大学に学ぶ。詩誌『銅鑼（どら）』（一九二五年）、『歴程』（一九三五年）を創刊。中心的同人となる。蛙を素材に擬音語を多用し、弱者の生命力をうたう。詩集に『母岩』『富士山』『日本砂漠』『マンモスの牙』など。一九〇三〜一九八八

＊サンドバアグ　カール・サンドバーグ。アメリカの詩人。貧しいスウェーデン系の移民の子に生まれる。工業都市シカゴとその周辺の大草原をうたうスケールの大きい民衆詩人として知られる。『シカゴ詩集』『リンカーン伝』など。一八七八〜一九六七

＊槐多　村山槐多。洋画家・詩人。岡崎の生まれ。一〇代よりボードレールやランボーに心酔、詩作もした。結核性肺炎を患う。従兄の山本鼎の影響

岡安●まさに「その奥に秘められし力を見いだすべし」だね。「絶えず内部に夢をもち　愛と科学に　われら生きる」という言葉は、臨床医として、また研究者としての理想をわれわれに告げてやまないものがある。医学はサイエンスとアートであり、サイエンスをふまえたアートであるともいわれているが、「愛と科学」という表現も親しみをもってわれわれの心に鳴りひびくと、今日でも感じている。

で画家を志す。日本美術院研究所で洋画を学ぶ。耽美主義に染まり、詩や文芸作品を多く残す。草野心平の詩人としての成立に大きな影響を与えた。詩集『槐多の歌へる』など。一八九六〜一九一九

草野天平

——その草野心平の弟さんに草野天平（一九一〇〜一九五二）という人がいます。このひとの詩がすばらしいのです。読んでみます。

【宇宙の中の一つの点】

人は死んでゆく
また生れ
また働いて
死んでゆく
やがて自分も死ぬだろう
何も悲しむことはない
力むこともない

ただ此処に
　ぽつんといればいいのだ

岡安●うん、いい詩だ。

――この天平さんは、前は『婦人画報』の編集部にいたそうで、昭和一四年のころですが、土門拳*さんの担当だった。かれらはすぐに仕事の関係以上に仲良くなったそうで、それであるとき、土門拳が新婚の天平が住む中野あたりのアパートにたずねて行った。するとガランとした部屋の片隅にミカン箱が一つあるだけで、ご飯茶碗が二組、ふきんで覆ってあったそうです。そのときの奥さんも、戦争（太平洋戦争）の前に息子（杏平）一人を残して死んでしまった。天平は昭和二五年（一九五〇）、わたしの生まれた年ですが、飄然と旅に出て比叡山松禅院に滞在します。しかしそこで胸を病んでしまう。

岡安●肺病……。

――そうです。そして昭和二七年（一九五二）四月二五日に亡くなりました。享年四三。あとには三三篇の詩を集めた「ひとつの道」一冊だけが残りました。話は戻りますが、写真家の土門拳さんは視力がよかったそうですね。片方が一・六で、もう一方が一・二だったそうです。だからでしょうか、かれの写真はどれもピッタリとピントが合っている。それに「ありのままがいちばん美しいのだ」といっていたそうです。

＊土門拳　どもんけん。写真家。酒田市生まれ。報道写真集『従軍看護婦』『築豊のこどもたち』、日本文化の美を追求した『古寺巡礼』『室生寺』など。

雨ニモマケズ

岡安●そういえば、終戦のときに谷川徹三[*]が『雨ニモマケズ』（一九四五、生活社）という本を出した。ぼくはそれを食い入るように読んだよ。

――谷川徹三さんは古谷綱武の師匠でした。

岡安●そうだったの。

――「雨ニモマケズ」をめぐる谷川徹三と中村稔[*]の論争は有名ですね。中村稔はこの詩を「もっともとるにたらぬ作品」といい、谷川徹三は「この詩を明治以来の日本人のつくった詩のなかで、最高のものである」といいました。

岡安●谷川徹三はこの詩に、宮沢賢治の〝精神の高さ〟を見ていたからね。

――ええ。だから谷川徹三はこう書いています。

「一つ一つの言葉は素朴な類型的表現の中に象徴的含蓄をもっている。具体的現実性をもたぬように見えるのはそのためで、現実性をそこに拒むものも、切実性を拒むことはできないのでありましょう。実際、その古風な修辞法の中にこの詩の今日における新しさがあるのであり、近代個人主義文学におけるような発想と措辞を斥けたところに精神の高さがあるのであります」……。

岡安●そう、措辞《そじ》を斥けたところに精神の高さ。

――その谷川徹三の息子である谷川俊太郎[*]は、賢治の「世界がぜんたい　幸福にならないう

＊谷川徹三　哲学者。愛知県生まれ。京大卒。法政大学教授、雑誌『思想』編集者、『婦人公論』主幹、帝室（国立）博物館次長をへて法政大学総長（一九六三年）。西田幾多郎に傾倒、幅広い教養にもとづき、美術・文芸・宗教・社会など多彩な評論を行なった。一八九五～一九八九

＊中村稔　詩人・弁護士・弁理士・評論家。千葉県生まれ。東大法学部卒。日本近代文学館名誉館長。一九五〇年（昭和二五）、中原中也の影響を受けて静かな叙情性に富んだ詩集『無言歌』を出版。ソネット（14行からなる短詩）形式の作品が多い。

ちは　個人の幸福はあり得ない」という詩にいたく反発し、こういっています。

「余《あま》りにもまっとうなその言いかたに、一時期私は烈《はげ》しい反撥《はんぱつ》を感じた。それじゃ個人の幸福は永遠にあり得ないじゃないか！　世界なんて糞《くそ》食らえ、俺はひとりで幸福になってみせる！」……。

そういってかれは『幸福な男』という詩を書きました。しかしそれを書いたあと、「そう書いた私はしかし、やっぱり幸福だったとも思えない」……。何かが賢治の核心というか、エートス（心性・精神）に触れたんでしょうか。谷川俊太郎はこう書いています。

「父の部屋に入ると、畳の上いっぱいに何枚もの大きな紙がひろげられていて、そこに私は『まづもろともに　かがやく宇宙の微塵となりて　無方の空にちらばらう』という父の筆のあとを見る。不意に私は自分のからだそのものが、その言葉と化して、しぶきのように飛び散るかのような不思議な感覚を味わう、ほとんど無に等しい稀薄な空間を、光の速度で遠くへと飛散していく私、そこには一種の恍惚があった。微塵となっているくせに、私は私なのだった、他の微塵とはますます離れ離れになっていくのだった。私は訳の分らない涙が、胸の中にわき上るのを感じた」……。

わたしはこの一文を読んで、それこそ、訳のわからない涙が胸の中にわき上がるのを感じました。谷川俊太郎さんの精神の高さというか、エートスが美しく、きよらかに響いてくるのです。

岡安●それが賢治の魅力じゃないの。

＊谷川俊太郎　詩人。東京生まれ。父は谷川徹三。一九五二年『二十億光年の孤独』で詩壇に登場。清新な作品で現代詩の最先端を歩く。戦後ただひとりの国民詩人といわれる。『櫂』『歴程』などに参加。代表作に『六十二のソネット』（一九五三年）『落首九十九』（一九七二年）、訳詩集『マザーグースのうた』（一九七五年）など。

——谷川徹三は、賢治の魅力を、「彼は現世的欲望を最少にすることによって、現世的欲望の追求を事とする者にはわからぬ消息を自然の世界から得来たっているのであり、その意味において彼は、いつでも文字通り風とゆききし、雲からエネルギーをとっていた人であります」「最初はそこに一種の真空状態を感ずる。しかしやがてそれが実に清冽で透明な空気のせいであることを理解するに至るのでありまして、そこに賢治文学の独特な精神の風土があるのであります」「彼の詩も童話もそういう禁欲による無垢の感受性の中で育てられたものであります」と書きおいています。

岡安● 真空状態ね。そのとおりだね。たしかに賢治は風とゆききし、雲からエネルギーをとっていた。

——話は変わりますが、宮沢賢治の「雨ニモマケズ」にはモデルがいたそうですね。

岡安● ああ、斎藤宗次郎*（一八七七～一九六八）ね。この「雨ニモマケズ」は賢治が自分のことを書いたのではなく、モデルがいたこと、そしてそのモデルが斎藤宗次郎だったことを教えてくれたのは、池袋教会の立山忠浩牧師（現・都南教会）だった。立山牧師は日本の文学者にくわしく、賢治のことは教会内では話さなかったが、お互いが賢治のファンであることがわかってから親しくなった。そしてその斎藤宗次郎の本（『二荊自叙伝』、栗原敦・山折哲雄編、岩波書店、二〇〇五）が出たことを教えてくれたのも立山忠浩牧師だった。立山牧師は山折哲雄さんの「林立する南無妙法蓮華経の森を切り拓くように神の光がさしこんでくるといってもいい。法華経への傾倒とキリスト者への憧憬がその詩の中に一つに融け合って

＊斎藤宗次郎　岩手県・花巻出身のキリスト教徒。岩手師範卒。無教会主義の内村鑑三の忠実な弟子の一人。内村の死に際しては隣室に泊まり込んで日夜看病した。著に『花巻非戦論事件における内村鑑三先生の教訓』『ある日の内村鑑三先生』『二荊自叙伝』がある。

いるような気配がそこから立ちのぼっているのである」という文を用いて、その「キリスト者への憧憬」という「キリスト者」こそ斎藤宗次郎だといっている（『教会と宣教』、第二〇号、二〇一四）。そして、終生内村鑑三の忠実な弟子として仕え、内村の最期を看とったのも斎藤宗次郎だったことを教えてくれたのが立山牧師だった。

——そうでしたか。ご承知のように、「雨ニモマケズ」は賢治の手帳の最後のページに書き残されていました。山折哲雄さんも、この詩のモデルは「斎藤宗次郎」だと述べています。斎藤宗次郎は一八七七年（明治一〇）、岩手県・花巻の曹洞宗の寺の三男として生まれ、小学校の教師となります。ふとしたきっかけから内村鑑三の本に出会い、聖書を読むようになり、一九〇〇年（明治三三）の冬、宗次郎二三歳のときにバプテスト派の洗礼を受け、花巻で初めてのクリスチャンになった人です。当時、キリスト教は「ヤソ教」（耶蘇教）、「国賊」と呼ばれ、迫害されました。かれは〝非戦論〟を唱え、日露戦争に反対しました。そのことから小学校教師の職を追われます。それだけでなく、迫害は家族にまで及びました。九歳になる長女の愛子ちゃんが〝耶蘇（やそ）の子ども〟といわれて腹をけられ、腹膜炎を起こして亡くなってしまうのです。

岡安●亡くなるとき、その子は「讃美歌を歌って欲しい」といったそうだね。そして、讃美歌を歌うと「神は愛なり」と書いて天に召されたと……。

——ええ、そうあります。ふつうなら、迫害のない違う土地へ移るところですが、宗次郎はむしろその土地の人々に神様の愛をもって仕えようとしました。小学校教師を辞めた宗次郎は新聞配達を始めます。その新聞配達がまた宗次郎らしいのです。一軒一軒の前で立ち止まり、その家のために祈る。そして一〇歩行っては神様に祈り、さらに一〇歩進んでは神様に感謝をささげたという話が残っています。仕事の合間には病気の人を見舞い、励まし、祈り続けました。かれは雨の日も、風の日も、雪の日も休むことなく町の人たちのために祈り、働きつづけ、「でくのぼう」といわれながらも最後まで愛を貫きとおしました。結果、迫害していた人々も徐々に宗次郎に心を開いてゆき、そしてついに花巻では「名物買うなら花巻おこし、新聞とるなら斎藤先生」といわれるようにまでなります。

岡安●そうしたかれの生きる姿に触れてだろう、中村不折（画家。一八六六〜一九四三）は「花巻のトルストイ」と呼んだというね。

――ええ、そういわれています。おそらくは道徳的人道主義、キリスト教的人間愛と、悪に対する〝無抵抗〟（非暴力）〝非戦論〟を説いたトルストイ（一八二八〜一九一〇）の思想に共鳴していたからではないでしょうか。

さて、新聞配達をする宗次郎と知り合った賢治は急速に宗次郎と親しくなっていきます。宗次郎はクリスチャン、賢治は日蓮宗と、宗教的には異なりますが、賢治は二〇歳年下ですが、宗次郎の人柄にひかれていきます。やがて一九二六年（昭和元）、かれは内村鑑三に招かれ、東京に移り住むこととなります。クリスチャンとして迫害され、教師の職を追われた宗次郎は、誰も見送りには来ないだろうとおもっていましたが、どっこい、花巻駅は町長をはじめ、町の有力者、学校の教師、生徒、神主、僧侶、一般人や物乞いにいたるまで、多くの人々で埋め尽くされていました。駅長は停車時間を延長し、汽車がプラットホームを離れるまで徐行させるという配慮をしたといいます。

その見送りの群衆の中に、若き宮沢賢治がいました。宗次郎が東京に着いて、最初に手紙をもらったのも賢治でした。この人こそ「雨ニモマケズ」にあるごとく、東に病気の子どもあれば行って看病してやり、西に疲れた母あれば、行ってその稲束を負い、南に死にそうな人あれば、行ってこわがらなくていいといって「無償の愛」を実践した人でした。そういう宗次郎の姿を見ていた宮沢賢治が、「こういう人になりたかった」という思いを込めて「雨ニモマケズ」を書いたのではないかといわれています。

岡安●ぼくは、立山牧師の「宮沢賢治とキリスト教」に書かれていることは神学的に間違っていないと思っている。立山牧師は「賢治の生き方は聖書の中にある」とさえいいきっている。そういう意味で賢治を扱った人はいないだろうね。

永訣の朝

――先生が一番はじめに宮沢賢治のことを知ったのは『永訣の朝』でしたね。

岡安●そう。前にもいったけれど、ちょうど姉が結婚したあとだった。病気をしてね、田舎に帰っていた。そのとき、兄が宮沢賢治の全集をもってきて、病床で朗読してあげた。そのとき、ぼくは初めて宮沢賢治の詩を聞いた。それが『永訣の朝』だった。

――読んでみましょう。

【永訣の朝】

けふのうちに
とほくへいってしまふわたくしのいもうとよ
みぞれがふっておもてはへんにあかるいのだ
（あめゆじゅとてちてけんじゃ）
うすあかくいっさう陰惨《いんさん》な雲から
みぞれはびちょびちょふってくる
（あめゆじゅとてちてけんじゃ）
青い蓴菜《じゅんさい》のもやうのついた
これらふたつのかけた陶椀《たうわん》に
おまへがたべるあめゆきをとらうとして
わたくしはまがったてっぽうだまのやうに
このくらいみぞれのなかに飛びだした
（あめゆじゅとてちてけんじゃ）
蒼鉛《さうえん》いろの暗い雲から
みぞれはびちょびちょ沈んでくる
ああとし子
死ぬといふいまごろになって

わたくしをいっしょうあかるくするために
こんなさっぱりした雪のひとわんを
おまへはわたくしにたのんだのだ
ありがたうわたくしのけなげないもうとよ
わたくしもまっすぐにすすんでいくから
（あめゆじゅとてちてけんじゃ）
はげしいはげしい熱やあえぎのあひだから
おまへはわたくしにたのんだのだ
銀河や太陽、気圏などとよばれたせかいの
そらからおちた雪のさいごのひとわんを……
…ふたきれのみかげせきざいに
みぞれはさびしくたまってゐる
わたくしはそのうへにあぶなくたち
雪と水とのまっしろな二相系《にさうけい》をたもち
すきとほるつめたい雫にみちた
このつややかな松のえだから
わたくしのやさしいいもうとの
さいごのたべものをもらっていかう

わたしたちがいっしょにそだってきたあひだ
みなれたちゃわんのこの藍のもやうにも
もうけふおまへはわかれてしまふ
（Ora Orade Shitori egumo）
ほんたうにけふおまへはわかれてしまふ
あああのとざされた病室の
くらいびゃうぶやかやのなかに
やさしくあをじろく燃えてゐる
わたくしのけなげないもうとよ
この雪はどこをえらばうにも
あんまりどこもまっしろなのだ
あんなおそろしいみだれたそらから
このうつくしい雪がきたのだ
（うまれでくるたてこんどはこたにわりやの
ごとばかりでくるしまなあよにうまれてくる）
おまへがたべるこのふたわんのゆきに
わたくしはいまこころからいのる
どうかこれが天上のアイスクリームになって

おまへとみんなとに聖い資糧《かて》をもたらすやうに
わたくしのすべてのさいはひをかけてねがふ

……絶唱ですね。

岡安●絶唱だね。それも絶望的な……。それでいてとても美しい絶唱だ。

――高村光太郎*は、「こんなにまことのこもった、うつくしい詩がまたとあるだろうか。この詩を書きうつしているうちに私は自然と浄らかな涙に洗われる気がした」と記しています。もはやこの言葉に何もつけくわえることはないでしょう。このなかにすべてが表現されています。さらに光太郎は、「これは二五歳で永眠された妹さんに対する詩人の慟哭であるが、詩の世界においては慟哭さえもこのごとく清浄の気に満たされる」とも述べています。

岡安●同感だね。妹のとし子*が亡くなったとき、賢治は押し入れに顔を入れて「とし子、とし子」と号泣したというからね。

――そして亡きがらの乱れた髪を火箸《ひばし》で梳《す》いたとも……。賢治の悲しさはいかばかりであったか、察するにあまりあります。一九二二年（大正一一）一一月二七日、午後八時三〇分、死去。享年二四歳でした。『永訣の朝』はこの年に書かれたものです。

岡安●『松の針』『無声慟哭』もそうだね。

――はい。とし子が死んで、以後半年間、賢治は詩作をしなかったといわれます。翌一九二三年（大正一二）七月、農学校生徒の就職依頼のため樺太を旅行、そのとき『青森挽

＊高村光太郎　詩人・彫刻家。光雲の子。東京生まれ。東京美術学校卒後、アメリカ・フランスに留学してロダンに傾倒。帰国後「スバル」同人、耽美的詩風から理想主義に転じ、「道程」で生命感と倫理的意志のあふれた格調たかい口語自由詩を完成。『智恵子抄』『典型』『ロダンの言葉』など。宮沢賢治との邂逅を「宮沢さんは写真で見る通りのあの外套を着ていられたから冬だったでしょう。……口数の少ない方でしたが、意外な感がしたほど背が高く、がっしりしていて、とても元気でした」。一八八三～一九五六

歌』『樺太挽歌』、「挽歌」とは「死者を悼む歌」のことですが、とし子を想う詩を書いています。そのなかで賢治は、汽車の窓から眺めていると、〝ヒュー〟と吹く風のなかにとし子を見ます。そしてその姿に話しかける。そして「ここまで降りてこい」と追いかけて行く。賢治はずっと〝風〟にこだわりますね。なぜでしょうか。

岡安●それこそ賢治は風とゆききしていたからね。真意はわからないが、〝風〟は死者の声をこの世に伝えてくれる宇宙から吹いてくる風でもあったし、そしてそれは、死者と生きている人間をつなぐ重要な媒介者だった。賢治は浄土宗と日蓮宗の双方の影響を受けているが、もっと深いところでは天地万物に〝生命〟が、〝魂〟が宿っていると考えていたふしがある。

――ええ。それは日本人共通の考え方といってもいいんじゃないでしょうか。すべての存在は外見上異なっていても「本質においては一つである」という「不二一元思想」がそうです。先ほどの、賢治のどこまでもとし子の姿を追い求めていく様は、まさに「魂よび」（「魂よばい」とも）そのものです。そうした経験はだれでもあると思います。わたしにもあります。たいせつな人、愛する人を失ったとき、西に傾く夕日に向かい、茜いろの夕空に向かい、風に呼びかけ、月に呼びかけ、星に呼びかけ、木々やセミやトンボ、それこそ山川草木すべてに向かって呼びかける。「いまどこにいるのかと」……。

岡安●ぼくも家内を亡くして二カ月ほどたったころだろうか、よく家内と買い物に行ったデパートのある売場にいたとき、アッと思う間に家内が近づいてきて、「ごめんなさいね」といったような気がした。それでぼくも「いままでどこへ行っていたんだい」といおうとし

＊とし子　宮沢トシ。子どものころから成績優秀で、岩手県立花巻女学校でも四年間首席、卒業式では総代と答辞を務める。卒業後、東京の日本女子大学校家政学部予科に入学、卒業前に発病するが、卒業を認められる。回復してから母校の花巻女学校の教諭心得として英語と家事を担当、翌年喀血。以後、療養生活を送る。一九二二年一一月二七日午後八時三〇分死去。享年二四歳。

た。ありえないんだが、それがぼくの実感だった。

――その実感、わかります。

岡安●ところで、この詩のなかの括弧《かっこ》の中の言葉は、妹・とし子の言葉をそのまま花巻の方言（なまり）を書き写したもので、「あめゆじゅとてちてけんじゃ」という意味は「雨雪（あめゆじゅ・みぞれ）をとってきてください」、それから「Ora Orade Shitori egumo（おらおらで　しとり　えぐも）」は「わたしはわたしで　独《ひと》り　行きます」、「うまれでくるたてこんどはこたにわりやのごとばかりでくるしまなあよにうまれてくる」は「また人に生まれてくるとしても今度はこんなに自分のことばかりで苦しまないように生まれてくる」という意味だけれど、どうして、とし子のこの言葉、なぜこの言葉が出てきているか……。それがこの詩の重要なところだ。これが賢治の「永訣の朝」という詩の中心でもあるし、とし子の亡くなったいちばん中心的な問題でもある。そしてぼくの問題でもある。

――というのは？

岡安●それは「結核」という、病名とか肉体的なものではなくて、もっと〝霊的な〟、心の中のもの。そういうことです。

――それは、精神の奥の深いところから出てくるものということですか。

岡安●そうともいえるね。

――賢治は『松の針』なかで「わたくしにいっしょに行けとたのんでくれ」と書いていますが、もし、とし子が「いっしょに行ってほしい」とたのんでいたら、賢治はきっと死の準備をしたのではないか、そうおもうのです。ところが、とし子の口から出たのは「あめゆじゅとてちてけんじゃ」だった。賢治はこのひと言でいっさいを了解した。だからこそ「曲がった鉄砲玉」のように「くらいみぞれのなかに飛びだし」ていったのだろうと。

岡安●なるほど。

――そうおもったのは、以前、といってももう二〇数年前になりますが、先生と「感動」をテーマに（『感動はどこまでＱＯＬを高めるか』）対談したことがありました。そのおり、岡安先生は奥さまが亡くなられたとき、「これは心中だ」といいました。その意味をいまだに考えつづけています。

岡安●「心中」ね。たしかに話したね。家内が亡くなるとき、ぼくが感じたのは「心中」ということだった。「いっしょに死ぬ」ということは〝愛の極致〟であり、もっとも〝幸福〟なことだとおもっていた。中国では「心中」というのは「心を同じくする同志」という意味だそうだね。日本では「純情」というんだそうだが……。家内の死をとおして「心中」とは「自己たらしめる死」だとおもったのは確か。ある規定を課した「自己の死」だとね。

――ある規定を課した「自己の死」……。だとすると、わたしには、賢治ととし子、先生と奥さまのふたつの〝想い〟が〝心中〟というかたちでオーバーラップして見えてくるのです。先生がもし、奥さまが「いっしょに行って欲しい」とたのんでいたら、先生も宗教上の問題は別として、〝心情〟としてきっと死の準備をしたのではないかと。

岡安●ほう、なるほど。賢治の死は、とし子との「心中」だったと？

――仮説としてそうです。もし、とし子が妹でなかったら、きっとふたりはまさしく〝恋人〟だったでしょう。

岡安●そうね。賢治にとってとし子は、最大の理解者であり、同志だったからね。

――だけれども、妹であったからこそ〝理想の恋人〟でありえたのだともいえます。このような、信仰と求道と生活を共にわかちあえる男女は滅多にいないでしょう。先生は奥さまに、同志としてそれをもとめていた。

岡安●そう。

――それから先生がピースハウスのホスピスにいたとき、大雪が降って一面の雪景色のなか、それこそ「曲がった鉄砲玉」のごとく〝ひとすくい〟の雪をとってきて、ひとりの女性患者さんに差し上げる。そんな場面がありました。あれはまさしく「永訣の朝」を思い浮かべてのことだったのではなかったかと思うのですが……。

岡安●そういう思いがあったのは確かだね。その患者さんはがんで、腹部にはひどい転移もあり、もう最後の段階になっていた。衰弱してつらそうで、しかも虚無的というか、何の望みも失ってしまったように見受けられた。ある当直明けの朝、起きてみたら昨晩からの雪はやみ、陽が差して、あたり一面まっ白ですばらしい朝だった。ぼくはその方の病室へ入って行って、あまりに外がきれいなので、「雪がとてもきれいです」というと、「そうですか」というような感じで外のほうをご覧になった。ぼくはとっさに庭へ通じるドアを開いて、降ったばかりの雪を手にすくって部屋へ持ち帰って、患者さんにあげた。患者さんは両手をお椀のようにまるめて受け取って、「雪がこんなに軽いなんて、生まれて初めて知ったわ」……。そういって、喜んでくれた。ぼくもその喜びによって救われた感じがした。西洋には「天国では天のアイスクリームが食べられる」という話があって、賢治は最初「天上のアイスクリームになって」と書いたけれども、それを推敲したのち「兜卒*（とそつ）の天の食に変って」という仏教的な表現に変えた。ぼくは雪を見たとたん、賢治の「永訣の朝」の詩が浮かんだのは事実。

――それから、奥さまにアイスクリームを食べさせたときのことをどこかに書いていましたね。そのときも先生の脳裏には、「どうかこれが天上のアイスクリームになって　おまえとみんなとに聖い資糧《かて》をもたらすやうに　わたくしのすべてのさいはひをかけてねがふ」ということばがよぎったのではなかったか。きっと賢治ととし子が食べたであろうアイスクリームの思い出とオーバーラップさせていたとおもうのです。おそらくそれは岡安先生の〝想い〟も同じだったのではないでしょうか。

岡安● そうかもしれない……。

一九四七年・転機

――やがて宮沢賢治一本だった岡安先生にも〝転機〟がおとずれます。

岡安● そう。あれは戦後二年目のことだった。昭和二二年（一九四七）のとき、ぼくは故郷の栃木で「肺炎」を起こして意識不明になった。高熱のなかで手足を動かすことすらできな

＊兜卒天＝弥勒菩薩の住むところで弥勒浄土ともいわれる。

い、いわゆる〝金しばり状態〟になった。そのうちに意識が遠のき、いつの間にか広い花々の咲く野原に出た。きれいな景色が見えた。

――「臨死体験」ですね。

岡安●全身の無重力状態といえるような状況の直後に、〝ハッ〟とわれに意識がもどった。それは、兄貴が当時「米一俵」といわれたペニシリンを手に入れて、注射してくれたための回復だったとおもう。

――米一俵ですか。

岡安●そう、米一俵。それで、われにもどったときには熱は下がっていたんだが、そこでぼくは「宮沢賢治には死に際して法華経があった。もし、自分があのまま肺炎で死んでしまったとしたら何もなかったことになる。自分は何だったのだ、ということになる」……。そう自分にいい聞かせた。

――それは許されないことだと。

岡安●それでどうしたらいいか考えた。いまさら法華経にいけないし、「南無妙法蓮華経」になるわけにもいかない。それで昔からの母ゆずりのキリスト教を「もう一度本気になって勉強しなおそう」と考えて、次の週から教会に行きはじめた。それがぼくのある意味での原点だね。

――それが先生の境目だった？

岡安●そう。宮沢賢治をものすごく尊重していたことも確か。そのとき、自分は宮沢賢治をあんなに愛していたけど、賢治のように「南無妙法蓮華経」を書き残してもいない、何も残していないじゃないか。賢治はそういう死に方をしたのにおれは何だ、もしあのまま死んだら何も残らないではないか……。そう考えて牧師に「もう一度勉強し直すために教会に来た」と話した。これが真実。

——いくつの時でした。

岡安●二三歳のとき。かといって法華経は読まないし、その後一生懸命キリスト教を勉強したかというと、それもない。だから教会の人の中にはぼくのことを「本当にキリスト教を信じて教会に来ているのかな」と思っている人もいるとおもうけれど、「信じて来ているのではない」と思ってくれてもいい、というのがぼくの言い方で、信じているかいないかは本人しかわからない。しかもはっきりいって、信じてないようでいて剣先が迫るとスポッと立ち返るんだよ。これは自分にも予知できないことだから……。そのうえ宮沢賢治にはとても熱心だといわれる。だけれども、じつはそれほど熱心ではない。心としては、いまは「八木重吉」の素直さのほうに圧倒される。

八木重吉との邂逅

——先生は八木重吉*（一八九八〜一九二七）を知ったのはいつころでした。

岡安●八木重吉の詩をすすめられたのは昭和二六年（一九五一）ごろだったろうか。兄から借りた『八木重吉詩集』（草野心平編）を読んだことにはじまる。草野心平は「八木重吉詩集」のなかで、八木重吉の印象をつぎのように書いていた。

「八木重吉は写真でみても分るようにさびしい顔をしている。こんなさびしい顔は滅多にない。彼の詩にはよくさびしいといふ言葉がでてくるが、顔を見るとそれが素直に受入れられる。（…中略…）私がこの顔に会つたのは文通をはじめた翌年の大正一四年（一九二五）だった。その年の多分春のはじめ福島の郷里へ行つたそのかへりみち千葉県柏の彼の寓居を訪ねたのである。原つぱのなかに小さい新築の家が二つならんでいた。その一つが八木家だつた。（…中略…）家庭は温暖さうなのに彼の顔は業のようにさびしさうだつた。それがひどく印象にのこつた。これが彼に会つた最初であり最期であつた」……。

――「業のようにさびしさうだつた」ということばが心にささりますね。

岡安●それこそ業のようにして〝神〟と向き合っていたのだろう。ぼくは、八木重吉のあまりにも透きとおった、結晶のような短い詩に、宮沢賢治とはまったく違った感動をおぼえた。それはのちに兄の『八木重吉ノート』（聖文社、一九七七）に書いてあるような、鎌倉での登美子未亡人との会合につながったんだが、〝あの日〟、兄はカメラを持っていって、重吉の手製の詩集をていねいに撮っていた。よく覚えている。ぼくは兄の書いたもののなかで『八木重吉ノート』がいちばん好きで、きわめて価値の高いエッセイだとおもっている。八木重吉についてはどこかに書いたな（325・333頁参照）。

――〝あの日〟というのは、一九六八年（昭和四三）の四月のことですね。先生とお兄さん、それに池袋教会の牛丸省吾郎牧師といっしょに鎌倉に吉野登美子夫人を訪ねて行かれた。そ

＊八木重吉　詩人。東京生まれ。東京師範卒。敬虔なキリスト者でキーツ（イギリスのロマン詩人。一七九五～一八二一）の詩を愛した。キリスト教信仰に裏打ちされた愛の詩を残す。詩集『秋の瞳』『貧しき信徒』など。日本近代のキリスト者の詩として最も高い地点にあるとされる。

すよね。

のときの様子を、お兄さんが『八木重吉ノート』に書いています。

「受難週にはまだいくらか日のある早春の一日。私は八幡様へ行く大通りを、牧師と弟といっしょに、というより、つれられてあるいていた」……。弟というのは岡安先生のことで

岡安●そうだね。そのとき吉野登美子さんは八木重吉の未亡人で、歌人の吉野秀雄*（一九〇二～一九六七）氏の夫人となっていた。

——ノートは続きます。「ひとつは弟の属している池袋のルーテル教会に、八木重吉未亡人であり、現・吉野秀雄未亡人がおられることと、吉野氏の生前に、弟がときおり鎌倉にお邪魔していたらしい」「弟は、U牧師（牛丸牧師のこと）といっしょに、『夫人を訪問したらどうか』といった。ぜひそうすべきだとまでいった」。すると「弟から八木重吉に関する資料がおくられてきた。学者らしいと苦笑しながら、包みをひらき、机の上にかさねてみて、あらためておどろいた。それまでうかつにも私は、これほど多数の八木重吉研究が出版されていたことをまるで知らなかった」とあります。あらためて八木重吉とはどんなひとですか。

岡安●素直な人、子どもみたいな人。自分だか神さまだかわからないような人だね。

先の吉野秀雄は八木重吉の詩をこう評していた。

「八木の詩について、詩がこんなに単純であつていいものかといふ批評のあることをわたしは知つている。わたしは歌よみだが、詩をも読むことを好み、若い時分からあらゆる詩を読みあさつてきた。だからなにも八木の詩だけがよい詩だなどとは毛頭おもはない。（…

*吉野秀雄　詩人。群馬県生まれ。肺結核のため慶応義塾大中退。会津八一に私淑。妻・はつ子が胃がんで死去。鎌倉アカデミアで教え、廃校まで勤めた。作家・山口瞳（一九二六～一九九五）とは生涯交流をもった。胸を病み療養生活を続けながら作歌。その歌境の高さは同時代に類をみないといわれる。八木重吉未亡人の富美子と再婚。良寛（一七五八～一八三一）研究でも知られる。

中略…）しかしながら、八木の詩がじつにたくさんの読者のさびしい心をあたたく慰め、正しく潔く生きようとする希望をうながしている実情を目睹《もくと》するとき、かういふ詩もあつていいではないか、いやなくてはならぬではないかと、わたしはおもふのだ」……と。（「日本」、一九六五年一月号）

——八木重吉は神を語ろうとしたのでしょうか、それとも神になろうとしたのでしょうか。

岡安●　神になろうとしたのとはあきらかに違う。神がおしかけてくるというか、そんな感じだね。いつも素直に神をとらえる。神をとらえられない日は〝寂しい〟という。この感覚はぼくにはない。この人の詩には偽りはない。ひとつ読んでみよう。

【大木をたたく】

ふがいなさに　ふがいなさに
大木《たいぼく》をたたくのだ、
なんにも　わかりやしない　ああ
このわたしの　いやに安物のぎやまんみたいな
『真理よ　出てこいよ
出てきてくれよ』
わたしは　木を　たたくのだ
わたしは　さびしいなあ

【素朴な琴】
この明るさのなかへ
ひとつの素朴な琴をおけば
秋の美くしさに耐えかねて
琴はしずかに鳴りいだすだろう

——なるほど。

岡安●とても素直な詩でしょ。「神」という言葉は出てこないけれど、神そのものをうたっている。こういう詩が出てくるというのはやはり心が違うんだよ。

兄の死

——ところで、お兄さんが亡くなられたのはいつでしたか。

岡安●二〇〇〇年（平成一二）の二月（一七日）だったとおもう。胃潰瘍と肺炎が死因だった。『歴程』にもそのときのことを書いているよ。

——その『歴程』に、お兄さんの奥さまである歌子さんが追悼文を寄せています。「死の陰の谷」と題されたこの追悼文は「岡安恒武と暮らし始めてまもなくのころ」から始まり、「彼は耳鼻咽喉科の開業医で、両親健在、前妻の残していった女の子二人、看護婦、女中たち、となりの棟には妹が夫を戦死でなくして一児を抱えて歯科医を開業、弟は東京の大学に医学専攻中」とあります。この「弟は東京の大学に医学専攻中」というのは岡安先生のことですね。

岡安● そうだね。

——そして、「私は一児を得て、日々の暮しが人の顔色をうかがう卑屈な生活なのに耐えきれなくなって、家を出ました。彼も出て来ました。箱根山麓、谷中遊水池土手の傍《かたわ》ら、間々田駅近辺の桐畑の中、あげくは船医でオーストラリアへと、寂寥（せきりょう）は渺茫（びょうぼう）の旅となりました」「何もかも捨てて出ていった町に帰って来て、出来の悪い女房をつれて恥かし気もなく貧乏で帰って来て私たちをみる町の人の目は憎悪と侮蔑にひかっていました。堪えて四〇年」……。詩人の人生ですね。そして一九九九年暮、「起きているのがつらい、と、二八日、正午に、床に就きました。明けて二〇〇〇年元旦、起きられないまま、お雑煮をニッと笑って、少し喰べてくれました。三日に緊急入院。二月一七日、天に召されました」と記しておられます。

岡安● いろんなことがあったけど、敬愛する兄だった。兄はぼくの青春期以来精神的にも教養上でももっとも近い指導者だった。その想いは亡くなったあとも続いている。兄もぼくも同じく医師であり、キリスト教徒だが、詩人としての兄は当然ながら文学的教養はもちろん、聖書の教養もぼくとは雲泥の差があった。だが、その差は最後まで縮まらないで終わってしまった。

——葬儀はたしか栃木教会でしたね。わたしもうかがいました。こじんまりとしたきれいな教会だったことを覚えています。

岡安● そうだったね。よく来てくれました。

杉靖三郎

――医学生時代、印象に残っている先生はおられますか。

岡安● そりゃ、杉靖三郎*（一九〇六～二〇〇二）先生だね。当時、杉先生は生理学の講師として日大に来られていた。先生のぼくらに対しての教え方も、日本のことだけではなくて、外国の本も外国の人もかなり入れながら講義していた。だから聴いているほうも楽しかった。本当のグローバルだった。

――どんな先生でした？

岡安● ものすごくおもしろい先生だった。禅の透徹した見方と、科学者としての見方と、あの人の本来的なおもしろさと人格と風格、それが混然としている人。だから講義を聞いてもおもしろかったし、禅の話も本当にためになった。

――禅というと？

岡安● 道元*（一二〇〇～一二五三）の「正法眼蔵*」だね。禅について杉先生は、「禅とは、身体を整え、呼吸を整え、心を整え、叡智と人格を高め、真の人間の働きを獲得すること」だといっていた。また先生は「養生訓」についても書いておられるが、養生訓を現代風にいうと「健康医学であり、養生の倫理学」ともいっていた。これは儒教的な医療倫理だね。それにクロード・ベルナール*（一八一三～一八七八）の『実験医学序説』（一八六五年）や、アレキシ*

＊杉靖三郎　一九二八年東京帝国大学医学部卒。橋田邦彦の下で電気生理学を専攻。日本的科学に賛同し、一九四一年国民精神文化研究所文化部主任。一九五六年『人間の科学』で毎日出版文化賞。ハンス・セリエのストレス学説を紹介。わが国におけるストレス学説の紹介と普及に努めた。持論は「物理療法は痛を快に転じなければならない」であった。昭和四四年イタリア・フローレンスにおいて日本医師会代表として「座禅の生理学的研究」を講演。執筆した著作は百数十冊にもおよぶ。心不全のため九六歳で死去。

＊道元　鎌倉時代の禅僧。日本曹洞宗の開祖。その思想は、座禅によって釈迦に還れ、と唱え、理論より実践を重んじ、見性（けんしょう）を中心とした。その説法・言行は『正法眼蔵』に記録。「身心脱落」（つまり身と心、あるいは精神と肉体という区別が抜け落ちきったところに真の仏道修行が

ス・カレル（一八七三～一九四四）の『人間この未知なるもの』（一九三九）……。これらはもはや生理学の講義という枠を越えてて、じつにおもしろかったし、当時、敗戦後の暗いなかで、若いぼくら医学生に夢を感じさせてくれるものだった。「身心を挙して見取する」「仔細に点検すべし、点検を仔細にすべし」「一方を證するときは一方はくらし」……といった言葉はいまでも思い出す。杉先生の恩師であった橋田邦彦*（東大教授、近衛・東条内閣の文部大臣。一八八二～一九四五）先生の「正法眼蔵釋意」が入手できず、初校の赤字の入った校正刷りが生理学教室にあったのを内山孝一教授にお借りして、感激しつつ読んだこともあった。ついこのあいだのことのようだ。門前の小僧にもおよばない学道ではあったが……。

――空海は「須（すべから）く心を凝らして其物を目撃すべし、便（すなわ）ち心を以て之を撃ち、深く穿（ほ）れ」、心を凝らして撃つがごとく見ること、それが真理を悟ることだといっています。わたしは岡安先生に「仔細にみるべし」と教わりました。これは「観察」の基本だと思っています。そういえば杉先生は『地人』にも書いていましたね。

岡安● そうね。あのころは食うものがなくて、ぼくと近しくしてくれたのは、半分は米のためだったのではなかったかなと思っている。ぼくが栃木へ行って、米をもらってきて杉先生のところへ届けるわけ。それがものすごく喜ばしかったのではないか。そのうち、栃木で「地人塾」という集まりをやっているので、「何かお話ししてくれませんか」といったら、「行きます」といって来てくれて、それで帰りに米をいっぱい持って帰られた。

杉先生はおもしろいところがあって、絶食してどのくらい生きられるかとか、眠らずに何

ある）を主張した。

*正法眼蔵（しょうぼうげんぞう）　鎌倉時代の仏書。曹洞宗の根本宗典。九五巻。一二三一年から一二五三年にの間に道元が興聖寺・永平寺などで行なった説法を集録したもの。禅の本質を論じ、座禅・修行の本旨を説く。その思想・思索の高さは極めて卓越。「眼」は眼目、「蔵」は真理を包蔵していること。

*クロード・ベルナール　フランスの生理学者。実験医学、一般生理学の創始者。生命現象を科学により解明できると主張。初めて「内分泌」の語を用いた。業績は多方面にわたる。著に医学の研究にも観察のみだけでなく実験を取り入れなければならないとし、生物（生命）を対象とする医学実験にはどのような注意が必要かを述べた『実験医学序説』がある。

*アレキシス・カレル　フランスの外科医・生理学者。リヨン大学で医学

日生きていられるかとかを自分で試していた。それで眠らずにずーっと仕事をして、五日目だったかな、道路で倒れてしまった。そしたら近くの人が寄ってきて、「杉先生ではないですか」ということで、家へ連れて帰ったことがあった。それが生理学実験だった。

——杉先生といえば、ハンス・セリエ*（一九〇七～一九八二）の「ストレス学説」を日本に紹介した学者として有名で、一九五七年（昭和三二）にはセリエを日本に招聘しています。それに座禅の生理学的研究者として知られています。その杉先生ですが、戦後まもなくパージ（一九四七年、公職追放）にあってますね。

岡安● そりゃ、橋田邦彦先生の秘書だもの。

——杉先生は東大卒業後、橋田邦彦教授のもとで電気生理学を専攻し、一九四一年には国民精神文化研究所（所長・橋田邦彦）で文化部主任を務めていましたからね。

岡安● それでのちに東京教育大（一九五二～六九。のちの筑波大学）に移った。パージにあって、どうしようもないときにぼくと近しかったわけ。ぼくは杉先生の教室に入ろうと思って行ってたから、卒業したら杉先生のところで生理学をやってから医学をやろうと思っていた。杉先生は講義のほうがおもしろい。

二人の師

——先生はよく「二人の師」の話をなされますが、それは比企能達《ひきよしさと》*（一八九三～一九六八）先生と萩原忠文《はぎわらただふみ》（一九一六～一九七七）先生のことですね。

を学び、のち同教授。ロックフェラー医学研究員となる。一九一二年血管縫合および血管と臓器の移植に関する研究でノーベル賞。著にベストセラーとなった『人間この未知なるもの』（一九三九年）がある。

＊橋田邦彦　生理学者。鳥取の漢方医・藤田謙造の次男として生まれる。東大医学部卒。ドイツに留学、のち教授。実験医学、ことに電気生理学の研究・発展につとめた。「科学する心」を推奨、自然観察を推進した。近衛文麿・東条英機両首相より文部大臣として招聘。敗戦後、A級戦犯指名を受け服毒自殺。弟子に杉靖三郎・時実利彦・勝木保次らがいる。陽明学や禅に通じた。

＊ハンス・セリエ　オーストリア・ウィーン生まれ。プラハで医学と化学の博士号を取得。一九三一年ロックフェラー財団の奨学金を得てジョン・ホプキンス大学へ移る。さらにマックギル

岡安●そう。このお二人のおかげで今日のわたしがあると思っている。比企教授は学問的にも、またお人柄のうえでもきわめて豊かな寛容な方だった。東大病理学のご出身で、東大の島薗内科から来られて日大の内科教授になられていた。当時、日本大学医学部長で、比企内科学教室主任教授でもあった。その比企教授から、学位論文のテーマとして「呼吸に関する研究」という、たいへん漠然としたテーマをいただいた。そのとき、「なぜ、このようなテーマを選んでくださったのか」と思った。考えてみると、それは当時、日本大学板橋病院は戦災後やっと二階建ての木造の病室や研究室ができたばかりで、そのうえ日大駿河台病院にあった研究室から移ったばかりの比企内科教室には研究用機器もほとんどなかった。あるのは呼吸機能を測る器械も一種類のみで、「福田無水式左右別肺機能器」があるにすぎなかった。それでもヒトの呼吸曲線や肺活量などを直接画き出してくれる機器を見ながら、教授をはじめ、われわれ教室員はみな目を輝かしたものだった。いまのように、日常的に、しかも検査技術が呼吸曲線から結果の数値までもがコンピューターシステムで出してしまうのとは天地ほどの差だった。

——他校ではどうだったんですか。

岡安●東北大学の中村内科や慶応大学の笹本内科など、わが国でも新しい機械を輸入して、呼吸機能の研究成績を発表しはじめていたね。

——呼吸器研究の勃興期だったんですね。

岡安●そうね。当時、ストレプトマイシンやヒドラジッドなどの抗結核剤によって肺結核

大学に移り、ストレスの研究を開始。ストレス学説を提唱し、ストレッサーの生体反応を明らかにした。

＊比企能達　神奈川県平塚市生まれ。東京帝国大学医学部卒業。一九二七年医学博士[illegible]方知三[illegible]部病理学学）、一九四五年[illegible]大学医学部第一内科教授。一九五〇年医学部長。一九六四年国立がんセンター総長。

治療が格段に向上したこととあいまって、結核以外の肺の慢性疾患、たとえば肺気腫や気管支喘息、慢性気管支炎などの肺の機能的な評価が、とくにアメリカにおいて進歩しつつあった。そのようなこともあって、以前から肺結核の病理を中心にとり組んできた比企内科にも「機能的な研究をとり入れよう」という萩原忠文助教授（当時）の希望もあって、パイオニア的な意味も含めてだったろうが、「何をやってもよいから」という条件つきで、ぼくにその任を託されたというわけだった。それにしても貧しかったな。しかし、情熱は人一倍もっていた。

——肺結核の治療が向上したといっても、それでもまだ多くの若者たちが肺結核のために亡くなっていたころでしょう?

岡安● そうね。一〇万人中約一八〇名ともいわれていた。呼吸機能の異常は多くの場合「息切れ」として自覚されるんだが、発病後一〇年、ぼくが二七歳のころから人並に山登りするのが苦しくなりだしていた。昭和三二年（一九五七）のことだった。先の「呼吸に関する研究」の論文を提出して学位を取得したあとのこと、東京大学病院の肺機室に見学に行った。そこで研究室の医師に交じって、新しく入った窒素メーターを使って自分の呼吸機能を検査をしてみた。すると明らかに呼吸機能が低下している。

——ショックだったでしょう。

岡安● それはやはりショックだったね。ただ、これは実感なのだけれども、昭和三八年（発病から二〇年）以降、あまり自覚的に変化がない。年とともに自然に進行も遅くなっているのかもしれないが……。とはいっても、呼吸をまったく無自覚に、あるいは心地よい意識のうちに過ごしている一般の健康な人にくらべれば、やはり違っているとおもう。必ずしも苦痛とはいえないにしても、呼吸はぼくの〝生〟と不離一体……。それが実感だね。

――そして、やがてホスピスで終末期（ターミナル）の人々の呼吸をみることになる。

岡安●そうね。そうした経緯からも、恩師のテーマ（「呼吸に関する研究」）は終生にわたる恩寵だね。

――教育者としてのエピソードはありますか。

岡安●医学教育のことでいえば、比企教授は戦後間もない一九五二年（昭和二七）に、ロックフェラー財団の招きで東北大学の黒川利雄*（一八九七～一九八八）教授らとともに欧米の医学事情を視察されたことがあった。そのおり、それまでドイツ医学の伝統の中におられた先生がアメリカの医学教育にいたく感銘を受けられたようで、帰国後、スモール・グループによる病棟実習の必要性を感じられ、さっそくわれわれにその実行を指示された。いまでは多くの大学で「ベッド・サイド・ティーチング」（BST）の名のもとに小グループ教育が行なわれているが、われわれの大学（日本大学医学部）のそれは、すでに六〇余年も前にその歴史をもっているわけだ。ただ、その後「ベッド・サイド・ティーチング」の教育技法についての検討もほとんどなされず、しかも知識中心主義の国家試験の悪影響なども重なって、ベッド・サイド・ティーチング教育の実際の効果は比企教授のころと比較して、なんら進歩がないようにみえる。これは反省されるべきだろうと思う。

＊黒川利雄　医学者。北海道生まれ。東北大学医学部卒業後、一九三〇年ドイツに留学。帰国後、東北大学教授、のち学長。胃がんの早期発見、治療の必要性を唱え、集団検診用のX線間接撮影装置を開発。集団検診を創始、胃がんの早期発見に尽くす。

　その比企教授も亡くなられてすでに四〇余年が過ぎた。そして、二〇〇〇年の一〇月には信子夫人が九三歳で亡くなられたとお聞きした。お二方ともキリスト者であられ、とくに信子夫人は日本女性の模範というべき優しさと明晰さを兼ね備えられた方であった。私どもの結婚の仲人をしていただいたのもそうだった。そんなことからも教授、夫人への感謝の想いはいまも尽きない。

——もう一人の師が萩原忠文教授です。

岡安●萩原教授[*]は、教授がまだ講師で、ぼくが入局したころから、「君はいま何を読んでいるかね。もちろん医学以外だ」とたずねられることがしばしばあった。教授になられてからも、学会からの帰路、二人になったときなどはましてそうだった。当然ながら、宗教や文学、そして教授のもっとも関心をもっておられた歴史評論などが話題になった。

　あるとき、千葉の放射線医学研究所（放医研）に向かわれる車中で、教授のとなりに同乗することになった。すると教授はとつぜん、「いままでもだが、入院後、いろいろの本を読み直したり考えたりしたのだが、岡安君、キリスト教はやっぱり愛だな、仏教は無だな。君はどう思うかね」と聞いてこられた。状況が状況だけに、ぼくはふだんの緊張をさらに超えて、返答に窮してしまったが、それでも教授がキリスト教への理解を強めようとされていることに安堵さえ覚えつつ、「先生のおっしゃる通りなのではないでしょうか」と答えたことを思いだす。その後、教授の話題は車外の景色に変わってしまったので、もっと別な答え方をして、教授のお話を続けていただくべきであったと、後日悔やまれたものだった。

＊萩原忠文　一九一六年（大正五）鹿児島県鹿児島市生まれ。一九四六年日本大学専門部医学科卒業。一九四二年応召。軍医として南方へ従軍。一九四六年復員と同時に東京都立赤坂病院内科勤務。一九五〇年医学博士。一九五五年日本大学助教授、医学部勤務。一九五八年日本大学教授、医学部勤務。一九六三年日本大学医学部第一内科主任教授。一九六九年日本肺癌学会理事。一九七三年日本大学医学部附属板橋病院院長を兼務。一九七六年第一七回日本胸部疾患学会会長に就任。同年会長として第二八回日本気管食道科学会および第一〇回日本病院臨床録研究会を主催。一九七七年肺がんのため死去。主著に「暗と明」（一九七八）。

一九七八年・ターミナルケアへの道

——日本でターミナルケア（終末期医療）に最初に取り組んだのは岡安先生でした。「オール日大」ともいえる月例会で、それは医学部だけでなく、すべての分野の人に門戸を開いていました。結果的に、大学の「死の教育」のさきがけとなりました。一九七八年（昭和五三）のことです。この日大板橋病院での「ターミナルケア・ミーティング」開始のきっかけは何だったのでしょう。

岡安●ひとつには、当時、がんの末期で治癒がまったく望めないばかりでなく、死が迫りつつあるのに、ぼくを含めて医師たちは「がん」であることを告げないばかりか、励ましだけに終始し、患者はというと、ただむなしく週刊誌を読み、テレビをみているうちに死にいたるという現状があった。そうした現状に、はたして「これでよいのだろうか」という疑念と責任感があった。

それと、ひとりの若いナースの看護レポートだね。それもひとつのきっかけだった。このナースは家庭の事情で病院を辞めなければならないことになった。そこで「何かケースレポートを出してはどうか」といった。そしたら彼女は自分が看とった一〇名ほどの患者の末期の苦痛と看護上の問題点を整理して持ってきた。ナースとなって最初に出会ったのが患者の死後の処置だったというんだね。ぼくはこのレポートにつよい衝撃を受けた。そこには医師であるぼくが知らなかった患者の種々の苦痛や悩みが書いてあった。それを読んで、まだ

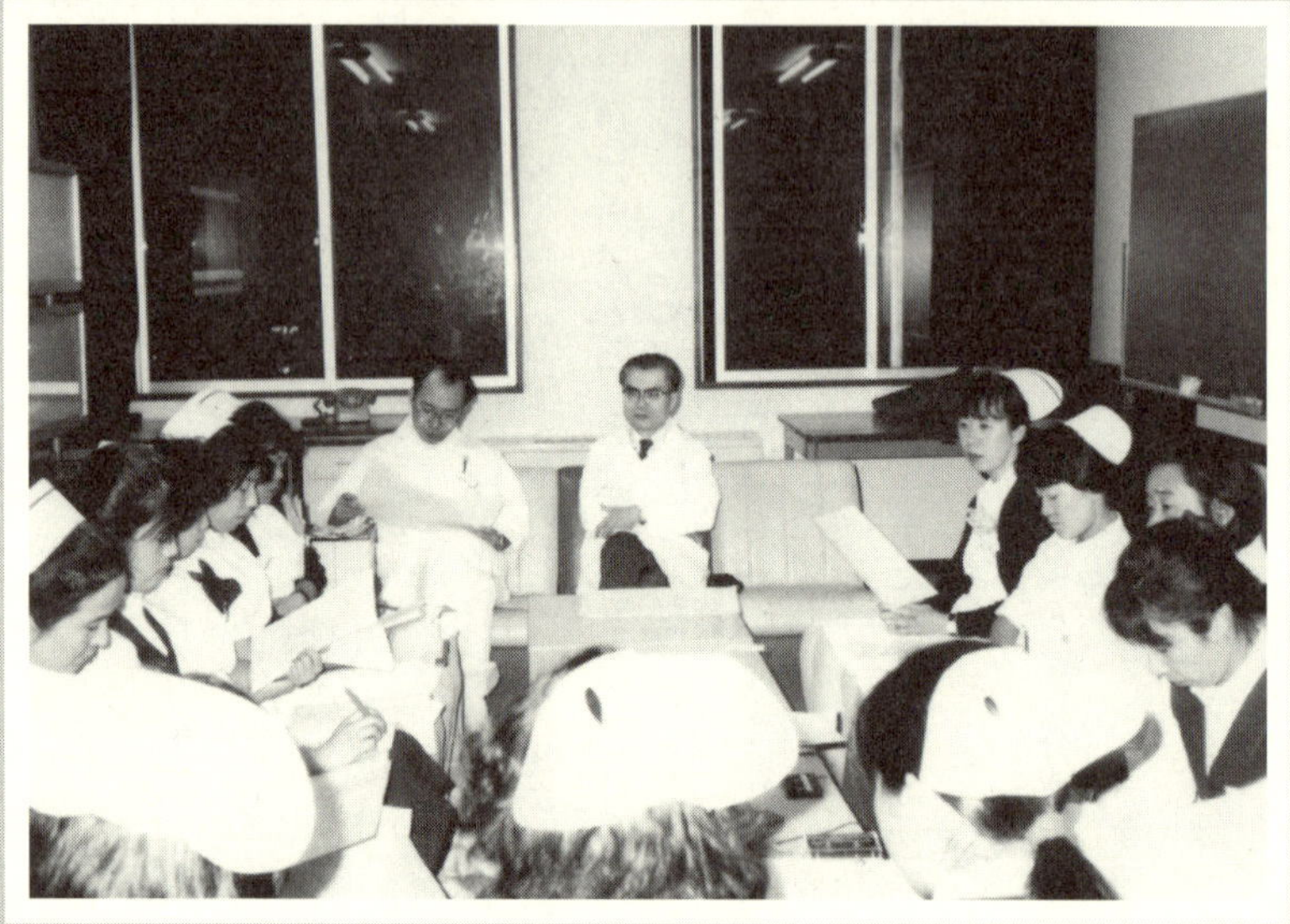

日本大学医学部附属板橋病院における月例ターミナルケア・ミーティング、1988年（昭和63）頃

二〇歳を過ぎたばかりの若いナースの背負っていた〝重荷〟というものを思い知らされた。

それはある高齢の「肺線維症」の患者で、呼吸困難がつよく、「死ぬのではないでしょうね」と死への不安がつよかった。ナースのレポートには、この患者の「死への恐怖」はことのほか強かったので、強化監視室に移したことがかえって「死を早めたのではないか」という考察が、〝死の恐怖〟をとることへの何の〝援助〟もなしえなかったという反省とともに書かれていた。それに加えて、ちょうどロンドンから訪問看護の研修を終えて帰国した季羽倭文子《きばしずこ》さんが「ホスピスケア」の情報を伝えてくれたこともあって、一九七八年（昭和五三）一月から日大板橋病院ターミナルケア・ミーティングを月例で開くことになった。そしてもうひとつは、恩師・萩原忠文教授の死のプロセスを経験したことだった。

死の臨床研究会

――一九七七年（昭和五二）、「死の臨床研究会」（のち「日本死の臨床研究会」と改称）が発足しますね。その意図するところは何だったのでしょうか。

岡安●それは第一回「死の臨床研究会」の案内文に明快だね。

「死の臨床における援助については、最近特にその必要性が求められていますが、その臨床における病者の問題は不明な点が多くあると思われます。死の臨床における本質を明らかにすることによってこそ、患者に対する真の援助の道が明らかになるものと信じています。そこで私達は医学、看護、臨床心理、宗教の立場より、即ち、全人的立場より研究していきたいと思っております」……。

――「死の臨床研究会」はその二カ月後の一九七七年一二月一一日に大阪大学病院講堂で開催されました。かといって、そのころは「死」の問題はまだ社会的にタブー、禁忌でした。

岡安●河野博臣《こうのひろおみ》（一九二八〜二〇〇三）先生もいっているように、「死の臨床」というような、タブーで、マイナスの面をかかげた研究会に、医療者やそれ以外の人々が集まるだろうかとみな思っていた。ところがいざふたをあけてみると、参加者は四〇〇名を超えて、会場は立錐の余地もないほど人で埋め尽くされていた。

――くしくもその日は東京で「実地医家のための会」による「死を看とる医療」のシンポジウムが行なわれていました。大阪と東京、そこにはシンクロニシティー（共時性）を感じます。

岡安●「死の臨床研究会」は、当初から特別な専門領域のための会ではなく、ただ「死」と「臨床」を離れないということと、研究的立場を重んずることを柱とした、いわば〝国民運動的〟な性質をもっていた。それが年を追うごとにエネルギーを増していったといえる。

――そうした研究会や学会はわが国ではなかったですからね。もうひとつ、グローバルな観点から「死の臨床研究会」の意義についてはどうでしょうか。

岡安●ひとつには、バイオエシックス（生命倫理）の木村利人教授（現・早稲田大学名誉教授）がいうように、アメリカの医療界は一九六〇年代を境に大きく変化した。しかもそれは「人権運動」の流れとしてとらえるべき変化であったこと。また、D・H・ノバックらの一九六〇年代と一九七〇年代との「がん告知」の著しい変化の報告が背景にあった。また、アメリカのホスピス運動はコネチカット州ニューヘブンの「ホスピスプログラム」がはじまりで、一九六三年にロンドンからシシリー・ソンダースを招いた講演会から開始されたこと。しかも、ソンダース自身がロンドンに「聖クリストファー・ホスピス」を創設したのは一九六七年。さらに、あのキューブラー・ロスの『死ぬ瞬間―死にゆく人々との対話』の出版が一九六九年（邦訳は一九七一年）だった。ちょうどこのころ、アメリカでは「ベトナム戦争」への反感がその頂点にあるときで、政府の人間生命への侮辱や、死そのものへの非人間化に対して市民が立ち上がりつつあった。ロバート・フルトンがミネソタ大学に死の教育と研究のためのセンターを創設したのも同年のことだった。

――キューブラー・ロスの『死ぬ瞬間』は死に対する考え方を大きく変えましたね。医療者だけでなく、思想家、哲学者にも大きなインパクトを与えました。そんなことを考えた人はいませんでしたから……。

岡安●そうね。『死ぬ瞬間』は、臨死患者に対する医師や看護師の考え方を徹底的に改革した。

さらにはC・クイントの『看護婦と患者の死』（医学書院）が一九六八年に邦訳され、いまいったキューブラー・ロスの『死ぬ瞬間』（読売新聞社）が一九七一年に、そして日本では一九七二年に看護学雑誌に座談会「死にゆく患者の看護」が掲載され、翌年から河野博臣先生の「死と看護」の連載がはじまった（一九七四年に『死の臨床――死にゆく人びとへの援助』として医学書院より出版）。次いで、『死ぬ瞬間』が出た二年後の一九七三年には、柏木哲夫先生らの淀川キリスト教病院が「ＯＣＤＰ」（OCDP：Organized Care of the Dying Patient：死にゆく患者への組織的ケア）というチーム医療を開始し、その成果が一九七八年に『死にゆく人々のケア』として出版（医学書院）されたことも大きかった。この「ＯＣＤＰ」がのちの「淀川キリスト教病院ホスピスの開設につながっていった。……これらの経過をふりかえってみると、「医学書院」の乾成夫（二〇一二年没）さんの陰の努力と炯眼は高く評価されるべきだろうとおもう。

――そのとおりですね。坂本竜馬の好きな野生児みたいな人でした。その乾さんが、『死にゆく人々のケア』はすごい反響があったといってました。そして、この本はいまでも一般病棟のターミナルケアのバイブルとして読まれていると聞きました。そして、柏木先生の最大の功績は「ＯＣＤＰ」を日本の病院に根づかせたことだとも。

岡安●そう、それはたしかだ。

――乾さんがいうには、本のタイトルに「ケア」が使われたのはこの『死にゆく人々のケア』が最初だといってました。また『死の臨床』というタイトルは、連載を始める前はぜんぜん念頭になかったそうで、医事評論家の水野肇さんに「死の臨床という言葉はどうでしょう」と聞いたら、「えげつないのう」と酷評されたそうです。いっぽう河野博臣先生は「いい言葉やね」といって、即座に自著のタイトルに採用してくれたということでした。ノンフィクション作家の柳田邦男さんは、「それは日本の医学界に『死の臨床』というキーワードを導入した最初となった」と書いて、高い評価をくれたと胸を張っていました。たしか「アエラ」誌上だったとおもいます。わたしのところで『死の臨床』を編集して全一〇巻として出していますが、その推薦文を書いてくださったのが柳田邦男さんでした。そこにはこうあります。

「一九七〇年代に登場した『死の臨床』という実践論は、日本の医療界に静かな、しかし重いインパクトを与え、人間味の希薄になった現代医学を再構築するための〝修復の医学〟の新たな地平を拓いてきた。その実践に先駆的に取り組んだ医師や看護婦たちの努力を集大成した本書は、全人的な医療を目指す医療従事者や死の教育に携わる人々の間で、繰り返し参照される感動的な記録として継承されて行くだろう。同時にこの大冊には、二一世紀の医学創造のためのデータベースとすべき豊饒さがある」

岡安●そのとおりだね。

――初めのころの「死の臨床研究会」には宗教家の参加がもっと多かったようにおもいますが……。

岡安●「死の臨床研究会」ははじめ、宗教家がもっとついてくれるという錯覚があった。上層部にクリスチャンが多かったからね。ところが集まりを日曜日にやるものだから牧師は出られない。そういう配慮がなかったのはたしか。

――「死の臨床」がわが国の医療のなかで果たした役割をどう評価していますか。

岡安●わが国の終末期医療に確かな〝道筋〟をつくったと思っている。ただ、個々の例として〝完結〟したと思いすぎるのは間違いだとおもう。まだイギリスのホスピスのストーリーをそのまま移しただけの観は否めない。

——それから都立大の唄孝一《ばいこういち》（二〇一一年没）先生が「インフォームド・コンセント」を日本に紹介したことも大きいですね。一九六七年のことでした。「聖クリストファー・ホスピス」が設立された年です。

岡安●ぼくは、「インフォームド・コンセント」の基本には患者の「自己決定権」の尊重があり、医師には「説明の義務」があるということでなくてはならないと思っている。つまり、医師の知識・技能をもとにした情報を患者が共有でき、患者の自由な「意思決定」（自己決定権）にもとづいて、医師が責任をもつところに患者・家族の決断を医師が共有する……。これこそが「インフォームド・コンセント」だとおもっている。

——それと、患者の「自己決定権」をだれが支援するのか、という課題も残されているようにおもいます。

ホスピス訪問

——先生がホスピスのことを知ったのはいつのことでしたか。そしてそのきっかけは……。

岡安●ぼくは一九七〇年（昭和四五）に呼吸器病学のためＵＣＬＡ（カリフォルニア大学ロサンゼルス校）に留学したんだが、その時点ではまだイギリスでシシリー・ソンダース博士が「聖クリストファー・ホスピス」を設立したことも知らなかったし、北米でホスピス運動が開始されつつあったこともまったく知らなかった。ぼくが「ホスピス」のことを知ったのは一九七七年のことだった。先の季羽倭文子さんが訳した『死の看護』（原著はリチャード・ラマートン著『Care of the Dying』）がそのきっかけだった。さらに、実際にロンドンの「聖ジョセフ・ホスピス」を訪れたのは一九七九年だった。一九〇〇年に建てられたこの「ホスピス」は、ユダヤ人をはじめ、貧民が多く住んでいたロンドン郊外にあって、カトリックの修道尼たちが、その当時「末期の結核患者」を収容して世話したホームだった。現在ではもちろん結核の患者はいない。すべてがん患者と、あとは神経・筋疾患のリハビリ病棟が少しあるだけ。ぼくがいちばん初めに「ホスピス」というものを見たのはこのホスピスだった。

――どんな印象をもたれましたか。

岡安●そのときぼくが強く感じたのは、当時、日本の終末期にある患者さんのいる病室というのは何となく暗くて、窓の外が見られるという〝明るさ〟をもっていなかった。ところがそこは窓が非常に大きく、腰をかけて、あるいはベッドに寝ながら外が見られる。庭が見え、道路が見られるというふうに、外との隔たりをできるだけ避けて、そして最期のときまで周囲との交わりを絶やさないようにできていて、「これがホスピスというものなのか」と、感銘を受けたことを覚えている。

それから、医師やシスターの物静かな態度がとくに印象的だった。率直にいって、ぼくは「このようなところで死を迎えたい」と感じたよ。そうした好感をもったのには、ひとつには、ぼく自身が子どものころからキリスト教の雰囲気に慣れていて、違和感を感じないばかりか、救いさえを感じたからかもしれない。かといって、いかにキリスト教的雰囲気に慣れていたとはいえ、そのような雰囲気だけで育ったわけではなく、日本的な〝情緒〟や風土的な雰囲気、〝趣き〟というか〝風情〟というか、そうした日本的な雰囲気が満たされなければキリスト教的雰囲気どころではなく、日本的情緒を希望しないとはいえないとも強くおもった。というのは、かつてロサンゼルスに留学中に、日本の歌謡曲がせつないほどに〝懐かしく〟感じた記憶があったからなんだが……。

――先生はどんな歌謡曲が好きなんです?

岡安●「船頭小唄」*（作詞・野口雨情、作曲・中山晋平）のような歌がわりにすきだね。作詞の野口雨情*は「涙の詩人」といわれるが、どちらかというと涙の情緒、悲しみの情緒を歌った歌がすきだし、哀愁のある歌もすきだね。

――先生は日本的霊性が優位なところがあるんだよね。

岡安●それはあるね。それで、実際のところ、聖ジョセフ・ホスピスの、その明るさ、清潔さ、それに雰囲気の価値は高いことは認めるが、かといってそれが果たして〝家〟以上であったり、あるいは親しい主治医やナースの〝実在〟以上の価値をもっているかどうかとなると、判断がつかない。健康なときの感情だけでは判断できないとおもった。とはいえ、日本の病院の〝死の床〟にくらべれば、その明るさ、清潔さ、静けさにおいて、その価値はきわめて高いことはたしか。そんな印象だった。

――先生は一九八二年にアメリカのホスピスをたずねておられますが、アメリカの印象はどうでした。イギリスとは違いますか。

岡安●違ったね。あれは一九八二年の三月のことだったが、サンディエゴでの世界気管支

＊船頭小唄　一九二一年（大正一〇）に民謡「枯れすすき」として野口雨情が作詞、同年に中山晋平（一八八七〜一九五二）が作曲。一九二二年「船頭小唄」に改題。一九二三年レコード化。この歌の大流行のさなか関東大震災が起こり、野口雨情の暗い歌詞、中山晋平の悲しい曲想からこの地震を予知していた歌だったのではとの説が流布した。「おれは河原の枯れすすき　同じお前も枯れすすき　どうせ二人はこの世では　花の咲かない枯れすすき……」の歌詞で知られる。

＊野口雨情　詩人、童謡・民謡作詞家。廻船問屋の長男として茨城県（北茨城市）に生まれる。北海道で六つの新聞社を転々とし「小樽日報」で石川啄木と好誼を結ぶ。小樽日報をクビになったころ（一九〇七年）女児が生まれるが一週間ほどで死亡。「シャボン玉」はこの夭折した幼子を歌ったとされる。中山晋平

学会の帰路、ロサンゼルスに寄った。そこで一九七〇年にＵＣＬＡに留学していたころに通っていたルーテル教会に行ってみた。すでに前の牧師は他界していたが、その未亡人や幾人かの顔なじみがいて、礼拝後の茶会の席で教会とホスピスとの関係を聞いてみたところ、牧師によると数カ所のホスピスと関係をもっているようだった。そこで翌日、ロサンゼルスのある病院のホスピス・ユニットに連れていってもらった。

　その病院のホスピス・ユニットは、三階病棟の一部を一六床（各二床部屋）のホスピスとしたもので、各部屋には酸素吸入や吸引用パイピングがあり、レスピレーターがあったり、点滴している患者もいたりで、わが国の病院とほとんど差はなかったが、ロンドンの聖ジョセフ・ホスピスとかなり異なっていた。もっとも、家族や牧師との交わりをするための広い部屋やキッチンなどがあって、それなりに工夫されていたが、聖ジョセフ・ホスピスのあの明るさと清潔さと、ある種の〝気品〟はもち合わせてはいなかった。ただ、メディカル・ソーシャル・ワーカー（ＭＳＷ）や訪問看護師の活発な意気込みがユニットの大きな支えになっていることを痛感させられた。そしてわが国とは異なって、牧師にせよ、ボランティアにせよ、末期患者への〝なぐさめ〟を自分の仕事と感じ、その役割をみごとに果たしている姿には、わが国にはない「伝統」の重さを感じたことだった。

――スタッフが末期患者への〝なぐさめ〟を自分の仕事と感じているというのはすばらしいですね。しかもその役割をみごとに果たしている。それは一般病院もがん病院もホスピスも同じなんですか？

や本居長世と組んで多くの名作を残した。代表作に「十五夜お月さん」「七つの子」「赤い靴」「青い眼の人形」「シャボン玉」「あの町この町」「雨降りお月さん」「波浮の港」「船頭小唄」など多数。一八八二〜一九四五

岡安●客観的評価の示すところでは、除痛療法もコストも一般病院やがん病院とホスピスの間に著しい差はないということだった。ただ、患者が感じる「ケア」への満足度に差がみられたという。

――ケアの満足度というと。

岡安●結局のところ、患者の「生命の質」は、精神的なやすらぎや満足、感謝に集約されるのではないか。それは施設のいかんを問わず、ホスピスケアの〝精神〟こそが大切だということだとおもう。

――それは国を問わず、地域を問わず、時代を問わず、人種を問わない普遍のテーゼだと思いますね。

岡安●ぼくは、ターミナルケアはその国の文化的水準や個性をよりよく表現するものと考えている。そしてその尊重は「生命」への畏敬であり、人間の「尊厳」を保持する基礎にほかならないとおもっている。

緩和ケア

――日本ではこれまで「終末期医療」とか「末期医療」、あるいは「死を看とる医療」といってきました。しかし一九七七年にイギリスのホスピスが紹介されると「ターミナルケア」とか「ホスピスケア」と呼ばれるようになった。それがいつしか、総じて「緩和ケア」に統一されていきますが、その背景に何があったのでしょう。

岡安●「緩和ケア」（palliative care）という言葉を「ホスピス」の代わりに使ったのはカナダ・モントリオールのマウント（Balfour M. Mount　現・マギル大学名誉教授。北米の緩和ケアの父と呼ばれる）という医師だった。モントリオールはフランス系の人が多く、フランス語が通用している。フランスでは「ホスピス」は「〝オ〟スピス」と発音するんだね。すると向こうでは「〝オ〟スピス」という言葉が、「認知症患者あるいは知的障害児の施設」を指すようなのだ。または、ワインの提供場所、あとは古い美術館に「ホスピス」という言葉は使われている。そこでマウント医師は、「認知症や知的障害者のケア施設」と勘違いされては困るので、「何かいい言葉はないか」と医語辞典を調べて、それで「パリアティブケア」と名づけた。ところが、それを使ったら、わりとそれが医者好みの言葉でもあった。しかし、単なる医療の中での〝痛みの緩和〟になっていってしまうのではないかと懸念して、反対する人もいた。そのうち、「パリアティブケア」という言葉のほうが「科学性を表していていいのじゃないか」ということになってきた。「ホスピス」という言葉が、精神的宗教的意味合い、スピリチュアルなものだけを強調するという批判もあって、いつの間にか「パリアティブケア」がインターナショナルに使用されるようになったというわけ。

――実際にユニット（palliative care unit：ＰＣＵ＝緩和ケア病棟）が創設されたのは。

岡安●一九七五年、カナダ・モントリオールにあるロイヤル・ビクトリア病院が最初だった。イギリスが独立型の「ホスピス」が多いのと比較すると、カナダでは教育病院の、たとえば東大病院や日大病院といった、大きな病院の中に「パリアティブケア・ユニット」（ＰＣＵ）

をつくっていった。「パリアティブケア」は宗教的にということもなく、「ターミナルケア」とすると〝終末〟ということだけを意味する。そこで「パリアティブケア」なら、がんのいろいろな経過のなかで痛みを除いていく、苦痛をとっていく、そして終末に近づけば近づくほどパリエーション（palliation）が中心になって、根治的な治療が影をひそめていく……。そのような緩やかな経過としても受け入れやすいことで、現在は「パリアティブケア」というのが国際的によく使われている。

――それはホスピスケアとどう違うのですか。

岡安●かつて、アメリカでは「ホスピス」という言葉を使い、イギリスでもほとんど「ホスピスケア」「CARE OF DYING」（死に行く患者のケア）、また「ターミナルケア」という言葉も少しは使っていた。しかし「ターミナルケア」という言葉は好んではいなかったようで、シシリー・ソンダースさんも「ターミナルケア」という言葉は「好きでないようだ」と柏木哲夫先生から聞いたことがある。また東札幌病院の石垣靖子《いしがきやすこ》さんは、ターミナルケアが受け身で消極的なイメージをもつのに対し、緩和ケアは「積極的で科学的なケアである」といっていた。世界的なホスピスの会議でも「ホスピスケア」という言葉は使うが、「ターミナルケア」という言葉はあまり用いられず、「パリアティブケア」あるいは「サポーティブケア」という言葉が使われるようになってきているようだ。

――ターミナルケアとの違いは。

岡安●従来の「ターミナルケア」がキュア（cure）の時期とケア（care）の時期とが画然と区

別されるのに対して、「緩和ケア」（plliative care）はキュア（cure）の時期からケア（care）が徐々に開始され、ターミナルにおいてはケアが主となるという見解をとっている。いずれにせよ、終末期医療のなかでの「ホスピス」あるいは「ホスピスケア」、それにいまいった「緩和ケア」、さらに従来からある「ターミナルケア」、これらはそれぞれのもつ意義があるが、医療者にとってもっとも重要なのは、末期患者とその家族への徹底した〝支援〟（ケア）そのものだということだね。

——ところで「パリアティブケア」の語源というのは。

岡安●「palliative care」の〈palliation〉というのは、寒いときに外套を着せてあげる、保護してあげる、苦痛から守ってあげるというふうな意味だね。これは聖書の「旅人であったときに宿を貸し、裸であったときに着せ」（『マタイによる福音書』25章、35〜36節）にもとづいているようだ。基本的にはホスピスと異なるものではない。

PCU（緩和ケアユニット）

岡安●PCU（緩和ケアユニット）については、シシリー・ソンダースさんは、はじめ賛成しなかった。「少し考えさせてくれ」といって、慎重にしていた。まわりを見ると、それでいいんじゃないかという傾向があって、それでソンダースさんが「けっこうです」といって、PCUになった。なぜPCUになっては悪いかというと、そうなるとふつうの医療の見方と変わりなくなって、本当の〝スピリチュアル〟な対応ができなくなると考えた。いまそのとおりになってきた。ソンダースさんは大物だね。自分の意見と違ってもむげに反対しない。そこに偉さがあったと思う。いまのようになることはわかっていたと思う。アメリカではそれを見抜いていた。だから「ホスピス」とはいわず「ホームケア」といっていた。だから事務所だけをおいて、そこから医者やナースに連絡して家庭にいる患者さんのところへ行ってもらう。ホスピスを施設として見ていない。施設中心でないということがアメリカの一つの特徴ではないかと思う。イギリスでいうホスピスとはぜんぜん違う。日本もアメリカに似てきたね。山崎章郎さんがやっているシステム（「ケアタウン小平」）はアメリカ型だね。

——以前、先の乾成夫さんと緩和ケア病棟の「入院料」について話したことがありました。乾さんは、一九九〇年（平成二）から診療報酬として「緩和ケア病棟入院料」が新設され、一日三万八〇〇〇円になった。一日三万八〇〇〇円は病院経営としては採算は十分とれるのではないか。心配なのはターミナルケアが目的ではなく、経営上の利益のために緩和病棟を開設するという本末転倒な考え方が出てきているのではないか。それと緩和ケア病棟の「差額ベッド」というのも納得がいかないし、内部の人から「差額はおかしい」という声も出てこないのはどうしてだろうね、といっていました。鋭い指摘だとおもいました。

岡安●いかにも乾さんらしいね。

痛みのコントロール

——末期のがん患者および家族にとってもっとも深刻な悩みは「痛み」です。とくに在宅ケアでの痛みのコントロールができていない……。そんな声を耳にします。疼痛緩和の現状について、先の柳田邦男さんは近藤誠さんとの対論（「がん終末期医療をどうすべきか」）で次のように語っています。

「がんの場合八〇年代から苦痛緩和ケアの方法は飛躍的に進んでいる。とくにＷＨＯ（世界保健機構）のがん疼痛治療法は八六年に日本でも翻訳され、これを十分に活用すれば約九七パーセントの患者は痛みからほとんど解放されるはずだということが分かっている。残りの二～三パーセントの患者についても、適切に対処すれば安楽死と引換えにしなければならないほど耐え難い痛みが残るわけではない。

ところが九〇年の調査によれば、日本でがん患者の痛みの治療をきちんとやっている病院は、約三分の一だった。この比率は最近になっても、恐らく三分の二程度にしか達していないと推測される。日本のがんの死亡者は九五年には二十六万人を超えた。そのうち痛みを伴う症例が約半分であることから勘案すれば、今でも四万人くらいの人が十分な痛みの治療を受けられずに苦しんでいる計算になる。ＷＨＯ方式の有効性がわかっているにもかかわらず、これだけその導入が遅れているのは、患者にとっては第一の関心事である痛みの除去が、がん治療に携わる医師の間ではまだそれほど切実なものとして認知されていないことを如実に物語っていると言わざるをえません」

「とくに中小病院では、医師が最先端の痛みの治療の技術について習得するゆとりがない。国立がんセンターの平賀一陽《かずあき》医師は、日本における医師の疼痛治療の取り組み方を、端的に『下手だ』と言っていました。例えば、経口モルヒネ剤を使って、便秘や吐き気といった副作用が起こるともうそれだけで厄介だからと、投与自体をやめてしまう。患者の様子を見ながら、二段構え、三段構えで副作用を抑えつつ対処するのが、本来のやり方のはずなんですが、そのきめ細かさが欠けている」……と。

岡安● がん末期患者の〝痛み〟や〝悲しみ〟に対するケアが遅れているのは確か。〝痛み〟に関しても、日本におけるモルヒネの使用量はこの近年増えているとはいっても、まだアメリカなど北米諸国の約五パーセント、ヨーロッパの半分以下にすぎない。

――ということは、いまでもがん末期患者の〝痛み〟への対応が十分でないということですか。それはがん疼痛緩和の技術的・経験の問題でしょうか。

岡安● そういうことだね。モルヒネの取り扱いに熟練している医師が少ないのも現実。在宅の現場でもそれはいえるだろうね。

聖ジョセフ・ホスピスの医師で『死の看護』の著者であるリチャード・ラマートンは、「良いケアによれば、死は苦しまずに迎えることができる。身体のどの部分にある疼痛も、また、一般に末期になると現れてくるそのほか各種の症状も緩和することが技術的には可能である。たとえば、悪心や呼吸困難などは、それらの症状を患者があまり意識しなくなる状態まで軽減することができる。もし末期になって、身体的苦痛が存在するなら、それは最近開発された苦痛軽減の技術が使われていないからではなかろうか」といっている。この一文は、いまもって強烈な戒めの言葉としてわたしのこころに残っている。

●医療麻薬は「オピオイド鎮痛薬」または略して「オピオイド」とも。

●医療用麻薬の一日当たりの消費（使用）量は、日本が一一二グラムなのに対し、アメリカのそれは一七九二グラム。その差一六倍。韓国よりも少ない。ちなみに、多い順に並べてみるとアメリカ・カナダ・オーストリア・ドイツ・オーストラリア・フランス・イギリス・イタリア・韓国、そして日本。

●一九八九年に硫酸モルヒネ徐放剤の発売後、モルヒネ消費量の増加は顕著であり、疼痛緩和目的での消費が増加した。二〇〇一年における塩酸モルヒネ、硫酸モルヒネの消費量は一九八九年の六・一倍にあたる。現在ではモルヒネ以外に、オキシコドン、フェンタニル、メサドンを加えた四種類のオピオイド鎮痛薬が使用できるようになっている。

●モルヒネは痛みだけ

――ラマートンさんの「がん末期の身体的苦痛は緩和できる」という指摘は、「良いケアとは何か」を規定しますね。最善の苦痛緩和の技術をもって、最後の平安のための配慮をいただきたい……。それが私たち患者の切なる望みです。

岡安●それがターミナルケアの原点だろう。

ブロンプトンカクテル

岡安●〝痛み〟ということで思い出されるのが「ブロンプトンカクテル」（モルヒネとアルコールとシロップの混合酒。「ブロンプトンミクスチャー」とも）の使用経験だね。

あれはたしか昭和五三年（一九七八）の五月のことだった。

――日本に紹介されて間もなくですね。

岡安●そうだね。恩師のがんが骨転移を起こしてたいへんな激痛におそわれた。そこで初めて「ブロンプトンカクテル」を使用することにしたんだが、その効果といったら絶大で、われわれにとってそれは覚醒的ともいえる経験だった。

――それこそ目の覚めるような、強烈な経験だったと。

岡安●そう。恩師はきわめて誠実な細菌学の学究として、日大の学内外でも知られた有名な人だった。しかし、不幸にも〝食道がん〟の手術後に肺および胸椎に転移をきたして、激痛に襲われるようになってしまわれた。痛みは日に日に激しさを加え、もはや非麻薬性鎮痛剤では〝瞬時〟の効果しかみられなくなり、また硬膜外カテーテルによるキシロカイン注入

でなく、呼吸困難感を改善するとともに「延命効果」があることも報告されている。アメリカのがん専門誌『Cancer』（二〇〇四年）によれば、抗がん剤の効かなくなった患者でモルヒネ内服量と生存期間を調べたところ、一日のモルヒネ投与量が多い患者が痛みもないうえに生存期間も長かったという。

●日本で経口徐放剤としての「モルヒネ」ががん疼痛緩和の治療に用いられたのは一九八九年。WHO（世界保健機構）が一九八六年に国際標準のがん疼痛治療法のガイドラインである『Cancer Pain Relief』が公表されてから三年後のことである。

もあまり有効ではなかった。あれほどの読書家であった恩師が、新聞も雑誌も読むどころではない、悲惨な状況となってしまった。そこでわれわれは、初めて「ブロンプトンカクテル」の使用を決心した。

——はて、その効果はいかに。

岡安●翌日の朝、恩師のベッドをおとずれたときの光景はいまでも忘れられない。まるで前日までのことをうち忘れたかのように、恩師はベッドを離れていすに腰掛けて新聞を読んでおられたんだ。そして恩師はほほ笑みながら、われわれにこうおっしゃった。

「昨夜は明け方まで一回も起きないでよく眠れました。本当に痛みがとれてねぇ」……。

ぼくは、内服モルヒネの効果に驚きを感じるとともに、苦痛をとりえなかった過去の多くの患者に対して〝申しわけない〟という思いにかられたことだった。

（編集部註：その後、ブロンプトン・カクテルはモルヒネ単独水となり、やがて徐放錠が使われる時代へと変わっていく）

ホスピス・マインド

——先ほど、ターミナルケアが受け身で消極的なイメージをもつのに対し、緩和ケアは積極的で〝科学的なケア〟であるという指摘がありましたが、その傾向がますます強くなってきているように思われます。それはそれとして、わたしにはこの〝科学的なケア〟というフレーズが少し気になります。ケアが科学的になればなるほど、それを支える心や精神が犠牲になるのではないかと……。
岡安●そういう傾向はあるね。ＷＨＯ（世界保健機構）でも「緩和医療」が公に取り上げられ
るようになった。そうすると、医療・科学性という面ではどんどん進歩もするという、良い
点もあるのだけれど、別の面からいうと「ホスピス・マインド」という心の問題、スピリチュ
アリティーが軽くなってしまう。そういう弊害は確かにある。だから、最終的にホスピスと
緩和ケアが遊離しないためには、やはり「ホスピス・マインド」をその中心に置かなくては
いけないのではないかとおもう。
――なるほど。いい言葉ですね、「ホスピス・マインド」……。

岡安●実際、日野原重明先生とカナダのモントリオールに行ったとき、マウント先生にお会いしたけれど、じつにマインド中心の医者だった。専門は泌尿器科だけど……。シシリー・ソンダースさんの場合だってそう。聖クリストファー・ホスピスのトワイクロス氏にしても専門は臨床薬学だ。それなのにトワイクロス氏の書いた小冊子の中には、まるで牧師の本のような〝霊性〟のことが書いてある。そういうものが理解されずに、緩和ケアが〝科学性〟だけを中心にしていくと、終末の患者さんの〝こころ〟とは離れていってしまう。そうしたドクターの行き方はあまり感心しない。「ホスピス・マインド」を中心とした緩和ケア、それがホスピスであり、終末医療である。薬剤や機器の工夫はあたりまえのことなのです。よいことなのだけれど、それだけに熱中してしまってはね。

――本末転倒だと。

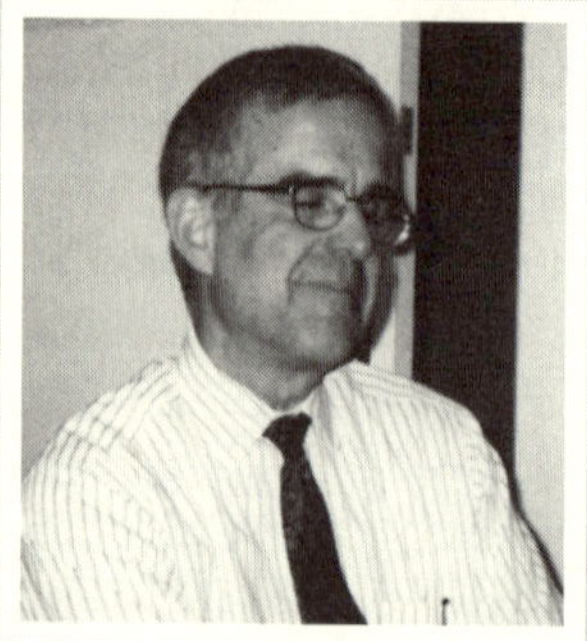

バルフォア・M・マウント医師
(Balfour M. Mount)

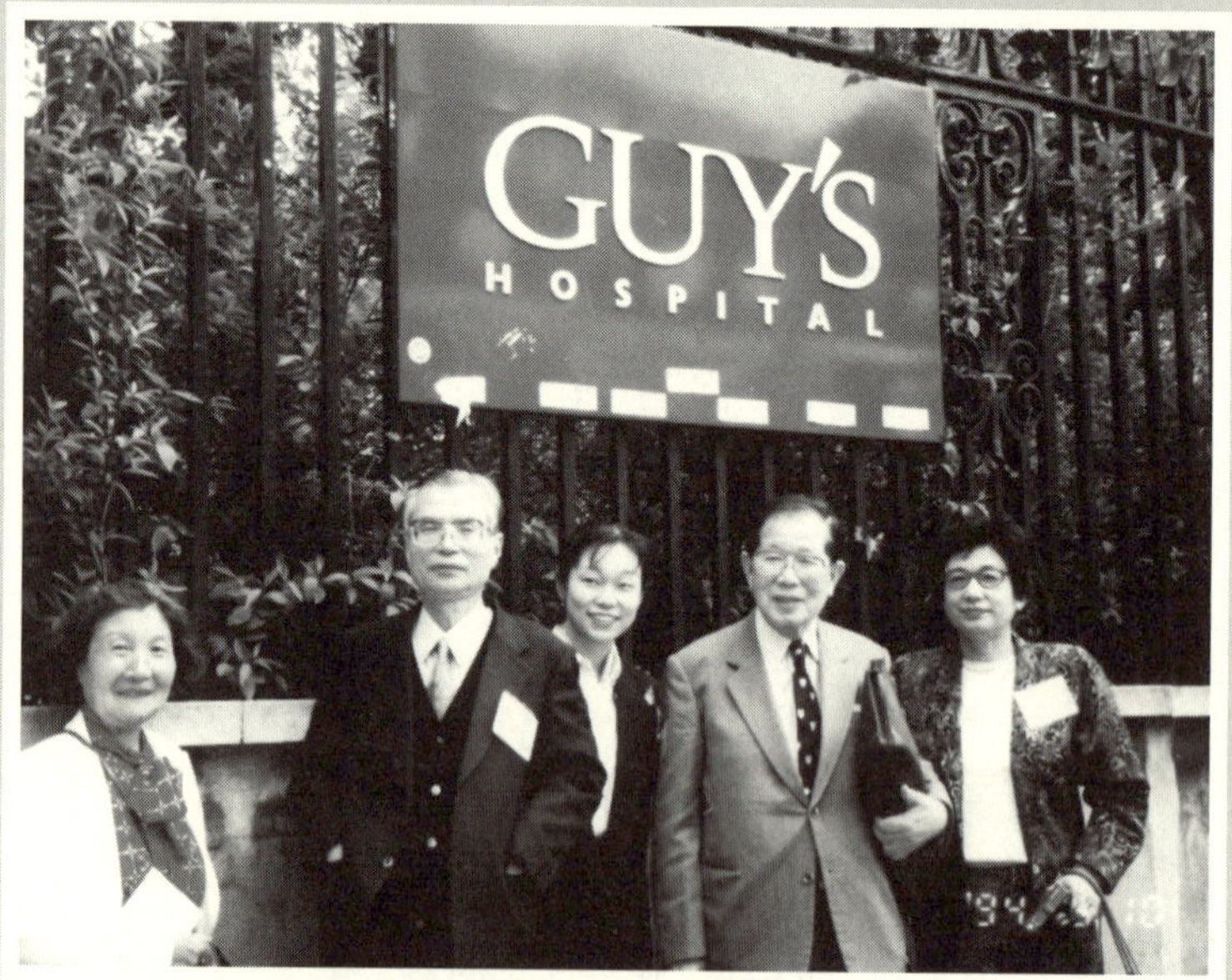

1994年5月、GUY'S HOSPITALにて。日野原重明先生らと。
(写真提供：岡安潔仁氏)

岡安●そうね。終末期医療には四つの重要なことがあって、その第一は、患者さんの「身体的な苦痛」を除くために対応していくこと。第二は、「精神的な苦痛」に対応していくこと。第三は、家庭の経済的な問題や仕事のことなど、「社会的な苦痛」にできるだけの対応をしていくこと。さらにもう一つには、「霊的な苦痛」に対応していくということ。「霊的な苦痛」というのはどういうことかというと、「自分はなぜこういう病気になったんだろうか」「自分の人生は何であったのか」というような、自己の存在や人生の意味に対する悩みや苦しみに対する対応だね。

――どんなに緩和の方法が多様化しようとも、ケアする対象が「人間」であるかぎり、「マインド＝精神」がその基底・中心になくてはならない。それが「ホスピス・マインド」を中心とした緩和ケアだと……。

岡安●ぼくは以前、信愛病院のホスピス病棟の顧問をしていたんだが、いちばん大事なことは、患者さんの心のケアを提供するにおいて、キリスト教をあまり強く前面に出すのはよくないといった。それはケア上マイナスになると思うし、病院は患者さん中心に建てているものなのだからね。反対に日本人の多くは仏教徒とはいっても、実際は無宗教で、仏教的な習慣の中で育っただけです。無宗教の人が、自分がターミナル期に入ったときに、最期のときだからこそ〝何か〟を求めるということはありうる。そのとき、それに答えられるものを持っている人がケアしてくれることがやっぱり重要だとおもう。〝クリスチャンこそ〟とはいわないが、人間のいちばん重要な問題、最期の問題に答えられるような〝何ものか〟を持っていなければ、とくにホスピス病棟では対応できないことも多いとおもう。だからやっぱりチャプレンは必要だとおもう。ほかの国、とくにヨーロッパのキリスト教国の病院には、必ずチャペルがある。仏教国でも、台湾なんかの医学校の玄関にはちゃんと仏像がある。日本人は〝科学オンリー〟になってしまい、非常に無宗教的なものを尊重しすぎて、自分の最期のときには、結局むなしいものになっていく。

——その虚しさはつらいことです。

岡安●だから、それを緩和する、支えるという意味では、精神的支柱、ひとつの中心的思想というのはあったほうがよいとおもう。

——それが「ホスピス・マインド」だということですね。

二〇一六年・告知

——昨年（二〇一五）、わたしは肺に原発性のがんがみつかり、手術を受けました。肺腺がんで、右上葉を切除、縦隔リンパ節の郭清手術で細胞診の結果、縦隔リンパ節の一つからがんが発見されました。そのとき、担当医から「あなたの肺がんはステージ3aで、五年生存率は二〇〜三〇パーセントです。抗がん剤をやっても生存率は五〜一〇パーセント上がるだけです。完治はありません」と告げられました。「告知」という名の、まさに「酷知」です。ただ、わたしには最後の「完治はありません」というひと言がひっかかりました。たとえそうだとしても、「はたしてそこまでいう必要があるのだろうか」と……。告知というのはむずかしいですね。時に生きる希望を奪います。

岡安●そうね。伝え方によっては、患者や家族に、怒りやつよい虚無感を与えてしまうこともあるからね。

――いま気づきましたが、「告知」よりも「伝える」のほうがきつくないですね。「告知」というと、どこか役所くさくて上意下達の〝ひびき〟があります。その「伝え方」ですが。

岡安●まず、科学的、かつ謙虚な伝え方が求められる。そして正直に、しかもわかりやすく、短く、同情をこめて伝えること。それがたいせつだと思う。

――それも患者のペースでお願いしたい。医師のペースで告知されると、患者の本心をいえば〝不快〟です。

岡安●最近、そうした非難をよく聞く。これはきわめて重大だね。医師のペースの一方的な告知は〝過ち〟だね。医師の一方的説明は、患者には理解できないし、いまいったように時に〝不快〟でさえある。順を追い、間をとって、かならず質問が有るか無いかを患者に問いかけながら行なう必要がある。それから、医師はよく医学的事実や専門的用語を交えて、〝とくとく〟といってしまっていることがあるが、こうした場合、患者にとってまったく内容が理解できないことも少なくない。医師は、伝達に際しては一気に話すのではなく、患者との応答のなかで伝えるべきだろう。

――説明のしすぎも弊害ですね。それと、患者のもっとも知りたいことのひとつに「予後」があります。予後の次第はその後の人生を左右しますから。

岡安●その「予後」についてなんだが、あたりさわりのない言葉で安心させるのもよくない。患者にショックやかなしみを与えたくないという好意から、事実とは異なる「大丈夫ですから」とか「あまり心配しなくていい」などとなぐさめをいって、〝その場限りの安心〟を与えるのは間違いだ。〝悪い知らせ〟はけっして〝良い知らせ〟ではないのだから……。医師は慎重さと共感を伴った言葉で、その時点での〝必要〟と思うことを伝えるべきだろう。

――むかしは本人よりも家族に〝真実〟を告げていました。これが長いあいだ日本の伝統的常套手段でした。

岡安●そうね。とくに〝がん〟の場合、患者本人にがんを告げず、家族に告げることが一般的だった。医師も家族もそれを願っていたし、患者本人だけが事実を知らされていないといった状況は少なくなったが、いまでもまだ少なからずある。けれど、これは患者の〝人権〟にかかわる重大なことだ。なぜなら、治療による副作用に耐えるのも、予後への心構えも、患者本人のすべてがかかっているからね。家族といえども、患者本人の苦痛や心を代ってくれるわけではない。まして〝いのち〟を代ってくれるものではないのだから……。

――以前、「死の臨床研究会」代表だった松岡寿夫先生の『先生はウソをいった』(一九九五年)という本を出したことがあるんですが、そのなかで松岡先生は死にぎわに「先生はウソをいった」といい残して死んでいった三人の女性のことを書いていました。その一人は「胃がん」で、松岡先生はそれを「胃潰瘍」といつわっていた。あとの二人は乳がん患者で、一人には治るような希望をもたせ、もう一人には「ウソはいわない」と約束したのに「数カ月の命です」とはいえず、「一〇年も生きる」ようなことをいってしまった。松岡先生は、「いまもその言葉が胸に突き刺さっている」といっていました。

岡安●「ウソ」はけっしてよくない。患者へのウソは、医師への信頼を失うし、医療への信頼さえ失う。ウソは雪だるまのように、ウソを重ねざるをえなくなる。ウソで始まれば、人格としての医師のストレスも倍加する。そういう性質をもっていることを、医師は心得ておくべきだろう。イギリスでは「真実を語りえない場合でもウソはいわない」という伝統をもっているが、これはきわめて大切なことだ。

真実を告げることの意味

——朝日新聞の編集委員だった藤田真一さんを覚えていらっしゃいますか。

岡安●おぼえてる。かれの書いた『植物人間の記録』（一九七七年）と『これからの生と死』（一九八〇年）はよかったね。

——大森の鈴木荘一先生の聖クリストファー・ホスピス訪問のインタビュー記事（一九七七年七月二三日夕刊）を書いたのが藤田さんでした。その藤田さんが死の問題に関心をもつようになったのは、一九七〇年に一人娘のお嬢様を、高校一年生のときに急性骨髄性白血病で亡くされたことでした。そのとき奥さんにも話さなかったそうです。もちろん娘さんにも話さなかった。最後の最後までウソをつきとおしたそうです。そのことを藤田さんはずーっと心の底で後悔しておられた。そして「これはどんなに後悔しても、謝っても、とり返しがつかない」といっていました。藤田さんがそこで知ったことは「自分のいのちに代えてでも娘のいのちを救ってもらいたいと願ったが、それができない。自分がどんなに娘を愛しても、娘の死は娘自身が死んでゆくほかない。こんな簡単な事実を、わたしは看病しながら知った。……わたしがいちばんこたえたのは、娘に亡くなられたことよりも、ウソをつきとおして、娘を裏切ったということだった。また、毎日付き添っている妻をも裏切ってしまった。これはわたしの人生観を本当に大きく変えた」……。そうおっしゃっていました。その思いを抱えたまま生きた藤田さんの胸中はいかばかりだったか、そう思うといまでも胸を突かれます。

また、藤田さんは真実を告げることの意味を、アメリカのＮＩＨ（国立衛生研究所）のジョン・フレッチャーという生命倫理学者に、こう聞いたそうです。

「アメリカの医療は truth telling ということを大事にするというが、では、かりにフレッチャーさん、あなたの息子さんが子どもだとして、その子どもががんにかかったとわかったとき、あなたはどうしますか」

すると、フレッチャーさんはこう答えたというのです。

「それはいい質問だ。自分の息子が六歳をこえていたとすれば、私はいっさい秘密にしない。自分の息子に対して、『おまえはがんという病気にかかった。これは死ぬ可能性が高い』ということを話す。死とはどういうことか、死を避けるためにわれわれはどういうことをするかということもすべて、よく話して、理解させるようにつとめる。そして子どもはおとなが考えている以上に、死というものについてよく理解をして、その日その日をしっかりと生きてゆくものだということを数々の経験によって、われわれは知っている」……。藤田さんはこの答えを聞いて、「すごい」と思ったそうです。そして、「これは私たちが、かつてもっていて、いまはすっかりなくしてしまった、つまり〝死〟というものと取り組む態度、こういったものをアメリカ人がしっかりと、一九七〇年代の医療における意識革命のなかで手にしている」と感嘆していました。藤田さんのこの指摘は重要です。

岡安●その意味では、日本は一〇年も二〇年も遅れてるね。とくに「患者の権利」に対する意識は……。彼らはそれだけ徹底的に死の問題を考え、死そのものへの〝非人間化〟に対して闘って勝ち取った意識だからね。

——それが結実したのが「患者の権利章典」でした。

岡安●そう。それが一九八一年の「リスボン宣言」につながる。そこで注目されたのが、「患者は尊厳のうちに死ぬ権利をもっている」ということだった。

泣く覚悟と望み

——さて、「余命」の宣告に戻ります。「余命」の宣告は、時にすべての〝望み〟を奪ってしまうことさえあります。わたしの先の「完治はありません」という宣告も、ある意味〝希望〟を断ち切られた感じがします。

岡安●そうかもしれないね。もし根治が不可能ならば、どのような対応があるのか、そのことも十分に説明しなければならない。そういう配慮は必要だろうね。患者は、病状の多様さによって、その〝望み〟も変わりうる。その患者の多様性に応じて、望みを絶つことのない努力こそ、医療者の責任といえるだろう。もちろん、それは単なる〝ウソの励まし〟を伝えることであってはならない。むしろ医師は、自らの言葉が患者のすべての〝望みを奪う〟可能性があることを、つねに念頭におく必要がある。

〝がん〟という事実とそれを抱えた人間に対する接し方、ここには二重にも三重にも層がある。それを医者が平気で無視してしまっている。それとともに、その場をつくろう〝ウソ〟もいうべきでもない。進行がんであればなおさらだろう。医師も患者も、お互い〝死すべき存在〟なのだから、医師もナースも、そして患者も逃げることなく、最後まで望みを絶やさない道を探っていくこと、そのことを忘れてはなるまいとおもう。

——よい伝え方というのは。

岡安●患者の心理的順応を助けることがたいせつだね。たとえば、「先生にはじめから本当のことをいっていただいてショックはうけましたが、結局はよかったといまは思っています」といったような、患者の言葉が聞かれるような伝え方こそ、よりよいものといえるだろう。それと「暗黙の了解」というような、過去のとらえ方からは脱却すべきときにきていると、ぼくは思っている。

——以前、先生は「医療は侵襲行為を伴う」といわれました。が、それは患者側からいえば、患者はつねにあらゆる〝痛み〟を覚悟で医療を受けねばならないということです。それがいかに人道的・善意の行為としてもです。そのことを医療者は深く心に刻んでおいて欲しいと思います。先のインフームド・コンセントを日本に紹介した唄孝一先生はこういっています。「医療を受ける者はつねに泣く覚悟を要する。泣かねばならぬ危険を覚悟で、医療を求めざるを得ない。医療にはこんな悲しい宿命がある。しかし、このことは患者だけに悲しさを忍ばしめるものではない。医師は医療のこわさを銘記し、患者が泣き叫ぶ以外に救いがない宿命のなかで、医療を託していることを知ってほしい。そして傷つけられ、あるいは家族を失うことになった人びとが、泣くことをも忍ばしめるだけのきびしさをもって、医療の場を設定し、医療にのぞんでほしい。ここにこそ、医師の倫理が示されるのではなかろうか」……。

岡安●そのとおりだね。

——ここには医師としてのあるべき姿、医師の倫理とは何かという理念・思想が、患者も納得するかたちで示されているように思います。

私の失敗

岡安●ここで後世のために、少しぼくの失敗談を話してみようとおもう。

わたしの恩師・萩原忠文教授は六〇歳で肺がんで亡くなられたのだが、ご自分で胸部エックス線写真をとられ、頸部のリンパ節の触知などから、「余命三カ月」とみずから診断されて入院された。入院後、放射線療法が奏効し、二カ月後にはきわめてよい経過を示されていた。しかしその後、健側肺にも明らかな転移巣が出現した。その写真を病室にお持ちして

「誰が告げるか」、そのことを弟子たちで話し合った。結局、ぼくがお話することになった。

そこでぼくは、恩師にエックス線写真をお見せしながら、「残念ながら転移巣だと思います」といってしまった。すると、恩師は急に恐ろしい顔になられ、ただ「うん」とそれだけおっしゃった。わたしの心の中には、ご自分で余命三カ月の肺がんとおっしゃった恩師だから、「真実をそのまま伝えていいのではないか」と安易に思ってしまっていたところがあった。いまから考えると、それは違うと思う。むしろ、そのような恩師ならばこそ、「写真ができたのでお持ちしました」といって、お渡しすべきだった。恩師が「どうだ、変わっているか」とおっしゃれば、「健側のほうが」とだけいう。恩師が「うん、これはメタ（転移）だな」とおっしゃれば、「あるいはその可能性も」というべきであったといまは思っている。このことは、「医師のペースではなく、患者のペースで」ということに通じると思うので話してみた。

余命三カ月

――その恩師の話です。自分の病が「不治」と知ったとき、人はどう生きていったらよいか。「がん」という病にかかって余命あとわずかと知ったとき、人はどう生きるのか。まして「余命三カ月」と知ったとき、それを知った人が医師であり、しかもその病気の専門家であったとき、人はどのように生きられるものなのでしょうか？　それを生きた方がおられます。

岡安●萩原忠文教授がそうだね。

――どんな先生でした？

岡安●ひと言でいうと、おっかない先生だった。

――萩原先生は一九一六年（大正五）生まれの、鹿児島のご出身ですね。

岡安●そう、薩摩隼人。むかし教授から、西郷隆盛と大久保利通の生家の近くで生まれたと聞いたことがある。

――萩原先生は『暗と明』（南窓社、一九七八）という名著を残されておりますので、それを底本に概略要約しますので、先生には適時、コメント・補足していただければと思います。

岡安●教授は、きわめて意志の強い、しかも情熱的なひとだった。そのうえ自律的で、自己決定的なひとでもあった。そうした恩師の人格と、その門弟である主治医とナースたちの熱心な〝ケア〟とが響きあって描き出した「死の臨床」の実態は、この『暗と明』にあるように、充実したターミナルであり、ケアであったとぼくは思っている。ここには、死の蔭をつよく自覚した恩師のすがたと、その余命をできるかぎり〝生きがいあらしめよう〟とした医療者、家族、そして周囲の人びとの努力とが、患者である恩師の個人的人格の死にまで結実していったことが明瞭に描かれている。それを読み取ってほしいとおもう。

――萩原教授はヘビー・スモーカーだったそうですね。

岡安●「ハイライト」を好んで喫われていた。そのせいか、日ごろから咳と痰が多かった。のちに家族の意見を入れてニコチンやタールの少ないタバコにしたと聞いたが……。

――がん発見のきっかけは。

岡安●あれは昭和五一年（一九七六）の六月のことだったと思う。教授は札幌で開催（二三〜二五日）された第一六回日本胸部疾患学会と第五一回日本結核病学会の両総会に出席したさい、ホテルで右頸部のリンパ節が腫れているのに気づかれた。

——教授はそのとき、直感的に「肺がんと感じた」と書いています。

岡安●けれどもそのことを誰にも話さず、検査も受けなかった。その理由を、学会の準備、医学部の要職、病院長、主任教授などの責務に追われていたこと、それに肺がんだとすればすでに第Ⅲ期で、発見や治療開始が遅すぎること、しかも教授が外科療法をはじめとする肺がんの治療にそれほど信頼をおいていなかったことなどによると、あとで聞いた。

——ステージⅢというと、すでにリンパ節など、他の臓器への転移があるということですね。

岡安●そうだね。教授はこのころからひとり〝がん〟と向き合い、ひとり〝死〟と向き合っておられた。教授は、以前に集めた「死」に関する蔵書をふたたびひも解いて、ひとり耐えておられた。

——萩原先生は以前から「死」に関する興味がおありだったのですか。

岡安●教授は、学生時代から「死」に人一倍興味をもっていたようであった。それで「死」に関する各分野の著書を改めて紐解かれたようだ。

——『暗と明』には、「残された時間と残された仕事を考え合わせ、時にはあせりを覚えた様子だったが、近くからは常にエネルギッシュに仕事と取り組んでいたように見えた」とありますが。

岡安●うん、そう見えた。以前にもましてね。

――その後、七月、八月と咳・痰は続いていたが、頸部のリンパ節は一時小さくなった。九月中旬になり、咳・痰はいっそう強くなったが、血痰や胸痛は認められなかった。九月二五～二六日と東京の都市センターで開かれた第二八回日本気管食道科学会総会では学会長として立派にその重責を果たし、学会は大盛会裡に無事終了したとあります。

岡安●その前夜祭の日に、教授は満六〇歳の誕生日を迎えられたのだった。

――一〇月五日ごろからは歩行時に右大腿部に痛みを覚えるようになり、右頸部のリンパ節も再び大きくなってきた。一〇月一四日ごろからは体動時に息切れを感じるようになり、この時点で肺がんとその「転移」（Metastasis＝メタスターシス。がんが血液やリンパ液の流れによって原発巣から離れた部位に移行し、原発巣とまったく同じ変化を起こすこと）に間違いないと確信。このころになると家族、教室員の目にも教授の身体の変調に気づくようになる。そこで教室員らが相談し、一〇月二五日になって精密検査を受けるようすすめたところ、教授は「その必要はないんだ。わたしは肺がんです。二八日に入院します」と、まるで人ごとのようにいい、昼食後、教室の主なスタッフを教授室に集めて「これがわたしの写真です。すでに肺がんの第Ⅲ期ですので、三カ月の命と思います。治療は君たちに任せるので十分にやってください。入院したら検査の結果は必ず知らせるように」と話したとあります。そして、この言葉に教室員一同驚愕し、息をのんだ……。

岡安●そう、この言葉にみな息をのんだ。そしておどろいた。

――そして、一九七六年の一〇月二八日に入院。

岡安●教授はドクター・グループと主治医を自分で決めて、一〇月二八日に入院された。

――入院時の主訴は、咳、白いねばっこい痰、軽い呼吸困難、大腿部と腰部の痛みで、発熱はなかったが、食欲や睡眠は精神的な因子も加わってきており、あまりよくなかったとあります。

岡安●そう、あまりよくなかった。

――身体の具合は、右頸部から右前胸部、右側胸部にかけてむくみがあり、右腕は中等度に腫れ、その部には静脈怒張（腫瘍による血管の圧迫があり、血流が十分でなく、静脈系のうっ滞があるためにおこる）がみられた。これは右側の上大静脈症候群が始まっていることを意味した。右の鎖骨の上部には、転移によると思われるリンパ節が二つ腫れていた。胸部では右側に胸水がたまっており、腹部では肝臓が二センチぐらい腫れて大きくなっていた。下腿には軽いむくみがみられたとあります。だいぶ進行してたんですね。

岡安●そうね。

――入院のその日（一〇月二八日）、萩原先生はこう記しています。

「入院に期待をもたないといえば多少の嘘があるに違いない」「胸部疾患の専門医として、また専門の学者として数百名の肺がんをそれなりにみてきたつもりで、とくに現代医学の非力を知りつくしているつもりでいる」「仮に一〇パーセントの治療効果を期待しているとしても、残りの九〇パーセントにこのような考えをもたせてはならないと心にいいきかせてきた」「いろいろの判断で余命三カ月と予想している。その心境は複雑であり、時にはきわめて単純でもある。死との対決はいろいろいわれ、多くの著書をみたつもりでおり、医師としての体験も少なくない。こんな立場で客観視した自分を眺める時間は少ないとはいえない。残された使命は私なりに少なくはないはずである。あまりにも未完成の多いのに逆にぞっとしている」「これから幾日かの入院期間を有効に過ごすにはどのようにすればよいかなどと考えながら、自分なりのプランをたてて入院した」「意識の混濁がこないとはいえない。また転移による手足の不自由も遠からず予想される。激痛の到来に終日懊悩《おうのう》することも予想される」「しかし、これらがくるまでは残された仕事を私なりのプランで実行してみたい」……。

胸がおしつぶされそうな告白ですね。

岡安●日大板橋病院の七階にとられた教授の病室は、さながら病室兼院長室のようなものだった。入院されてからも、病室に机や幾多の書類を持ち込まれて、以前にもまして仕事に取り組んでおられた。そして教授の枕元の書棚には、キューブラー・ロスの『死ぬ瞬間』（読売新聞社、一九七一）や岸本英夫東大教授の『死を見つめる心』（講談社、一九六四）をはじめ、一九七七年の当時ではまだ少数だった「生と死」に関する内外の書物がほとんど並んでいた。

――そのころはまだ「死」はタブーだったでしょう。

岡安●正直いって、当時のわれわれにとってはあまりよい気持ちではなかった。しかし、いまは教授のその姿勢を尊重している。

――萩原先生は、岸本英夫教授の生き方に共感しておられたようですが。

岡安●そうね。教授はつねづね「死に対して真っ向うから取り組み、どのように対決できるか試してみたいと決意しており、その面で尊敬する自分と同じ境遇の東大図書館長であった岸本英夫教授のように生きてみたいと思っている」と話していた。

――「入院五〇日を過ぎて」（一九七六年一二月一七日）のところに、そのことが書いてあります。「故岸本英夫教授の心境（『死を見つめる心』、講談社文庫、一九七三）のあり方が一つのサンプルと考え、三分の二を一応効果を期待しない診療にあて、三分の一はいろいろの整理にあてたいと考えておりました。この点は理解して下さる方は案外少ないかと推測している。死について多くのことが語られております。自分なりに多くの著書を読み、また長年臨床家として死に深い関心を寄せてきた自分が、死に直面してどんな対決ができるかを自分ではいわば一つの試みとも考えて入院して今日に至った」……。どうして教授は「効果を期待しない診療にあて」という表現をしたのでしょう。

岡安●それは、〝肺がん〟がいかに厳しいものであるか、精通した人だけにしかわからない表現だね。教授は経験から肺がんの厳しさをだれよりもご存知だった。

――そうでしょうね。専門家であればなおさらでしょう。また先生は、キューブラー・ロスの「死の受容五段階説」にご自分を重ね合わせ、「キュブラー・ロスは死ぬ時の心理過程を段階として五つに分けておりますが、目下のところ第一段階はよく該当いたします。その二段階か三段階か四段階かは自分では当てはまらないようだと考えているのが現況」と、ご自身の心理状態を冷静に分析しています。

その間、一一月五日からは、肺がんの治療として胸部の病巣へのコバルト照射による放射線療法と、抗腫瘍剤による化学療法を開始。放射線療法は月曜日から金曜日までの週五回、化学療法は抗腫瘍剤の内服で連日投与。一〇回目のコバルト照射を終った時点で、すでに腫瘍の圧迫によるむくみや胸水はだいぶとれ、自覚的にも呼吸困難もなくなり、治療効果が現われはじめてきたとあります。（五一年一一月二〇日）。

岡安●ただ教授の肺がんはコバルト照射の効きにくい種類だったので、一〇回のコバルト照射終了後、より強力な速中性子線照射を受けることになった。その結果、胸部の原発巣も縮小、むくみや胸水はほぼ消失して、呼吸困難などの自覚症状もみられなくなった。しかし、その副作用で、咽喉頭部痛、嚥下痛、食欲不振が増強したようだった。

――アンドレ・マルロー*（一九〇一～一九七六）の死生観を書いたのはこのころですね。

岡安●そうね。教授はマルローの死生観に敬意を表しておられた。

――マルローは「私にとって死は、哲学的にきわめて重要であるが、人間的には興味がない。殺されることも死ぬことも怖くないし、どっちでも同じことだ。死を語ることは、生の意味を語る最も合理的な方法の一つである」との言葉を残しています。凝縮された言葉ですね。さて、年が改まって、それまでの経過を顧みて次のように記しています。

「まず生き方としては故・岸本教授の生き方にあやかる形になるかもしれないが、入院中本来の課せられた任務は出来るだけ診療のかたわら行なう方針をとってきた。勝手ないい

＊アンドレ・マルロー　フランスの作家・政治家。第二次大戦でナチスドイツの捕虜となるが脱走。レジスタンスに「ベルジェ大佐」の名で活躍、ド・ゴールと近づく。戦後、情報相・文化相を務める。パリ近郊のアンリ・モンドール病院で肺塞栓症のため死去。

方をすれば、公式には三分の二治療、三分の一前述の仕事に打ちこんできたと人には述べてきたが、実際はその逆といったほうが正しい。当面する仕事からの解放感をもち得ないのは、わたしの性格によるものかもしれない」（五二年一月七日）。

そして、入院満三カ月を迎えた一九七七年一月二五日には、「この三カ月間に病状が一応良転の経過をたどった点は前述のごとくであるが、従来の多くの経験や放射線照射後の予後の問題、それとなく増える右腋窩リンパ節の腫大など、わたしは逆にいま最大の危機感を感じており、今後の予後の問題に大きな影響があるだろうと想像している。そこに寂蓼感と絶望感と悲嘆の念を秘めているわたしを理解してくれる人はほとんどいないように思われる」と、寂蓼《せきりょう》感と絶望感という言葉をつかって〝悲嘆の念〟を吐露されています。そして「三カ月間を過ぎて再び悲観的な立場にある現況を、多くの方に理解してもらえないことに独り淋しさを感じている」とも。

岡安● 教授は、ひとり寂しさを、寂蓼をこらえておられたのだとおもう。

――「あらたな心境の下に」（五二年二月三日）の項において、教授は「入院はすでに一〇〇日におよび、胸部や右大腿骨の転移巣もはなはだ良好な経過をたどり、この事実だけでも入院時のわたしの予想した予後をすでに越えたことは、各方面の努力によるものと感謝している。たしかにX線写真像が改善し、その他の臨床諸検査でもほとんど異常を認めないほどの良好な経過で、教室のことや病院のことや研究指導などもほぼ正常に果し得ていることを自分ながら驚くとともに感謝している」としながらも、「がんを甘くみる考えは毛頭なく、がんの厳然たるシリアスな現実を十分知っているだけに、最近の心境はむしろ入院時を上回る不安感と絶望感があるともいえる」。そして「予後の問題に懊悩《おうのう》しているといったほうが事実」と記しています。

岡安●精神的には「第Ⅱ期の crisis（危機）」と分析しておられた。その精神的危機は「予後」に対する不安と〝絶望〟だったのだろう。

――教授はそれを「目の前にちらつく不安が、恐怖とは異なり、不安定要素を多分に含んだ心理現象である」としながらも、「現実の状態から予後を入院時以上に深刻に受けとめ始めたことは否定できない。椅子に坐って読書をしたり、茫然と考えたり、うつらうつらする時間もより多くなったことも事実で、感情的にも激しやすく、よく教室員などにも必要以上に怒ったりすることが増えており、また逆に、より以上にカバーしたり、いわば優しさが目立ったり、ちょっとしたことに対しても感動的な涙が出やすくなっていることも事実である。これらも従来より確かに増加してきており、いまの心境を如実にあらわしているものと思われる」と述べて、予後を入院時以上に深刻に受けとめています。それがいつの間にか知らず知らず現出するようで、「スタッフの方々と会いながら、また文書処理もまったく平常と同じように行なっているが、いつとはなしに死の予感、予後不良の問題などが心に浮かび、それらとまったく隔絶されることはない」と死の予感、予後不良をにじませています。

岡安●このころかな、腰と大腿部の疼痛を訴えられ、つえを準備されていたのは。

――見出しにも「杖を頼る日の近きか」とありますから、そうだと思います。それでも、「今も最後まで仕事を続行する決意には変わりがない」として、さまざまな会議や論文のチェック、日本胸部学会の準備に積極的に取り組んでおられます。しかし二月中旬を過ぎると状況は悪化、右前胸部の皮層に転移巣が出現、右側胸壁下のリンパ節にも転移、再び右上大静脈症侯群が現われてきた。転移の勢いはとどまるところを知らず、さらに右胸水もたまりはじめ、呼吸困難も強くなってきた。

岡安●教授は両側のがん性胸膜炎を併発されたとき、両側の持続的ドレーン排液という、たいへんな状況になってしまった。しかも、そうした処置も効果は一時的で、教授はふたたび排痰困難をともなって、激しい呼吸困難におちいってしまった。わたしが一人で病床にうかがったときのこと、教授は「岡安君、もうこれ以上の方法はないかね」とたずねられたことがあった。

――せつないですね。

岡安●そのときぼくは、「もうこれ以上の方法はないかね」というそれは〝患者〟としての訴えと〝教授〟としての究明との両者を意味していると理解した。けれど、即答に困ってしまった。そこで「みなで工夫してみます」とだけ申し上げて教授のベッドを離れたんだが、そのころ教授は「死が間近に近づいている」ことを悟られたご様子だった。

――このころになると、感情の起伏も激しくなっていったようですね。あれほど冷静沈着であった教授も、あるときには押さえきれない感情のもとに、天木教授以下に悪態やむき出しの感情をぶつけられたこともしばしばあったようですね。

岡安●そう、感情の起伏が激しくなられ、怒りっぽくなったり、涙もろくなったりと、それまでとは考えられない、想像もつかないような精神状態になったこともあった。

――しかし、「せめても第一七回日本胸部疾患学会会長の重責だけは果したいと、ただ願っているといってもいい過ぎではありません。しかし、最近の経過から推して、その開催までの一カ月有余の間に加わる衰弱を予想すると、あるいはむしろ出席不能ではないかと、予感しております」と、学会への出席をつよく希望されていたようですね。

岡安●しかし、その願いも届かなかった。

――その後、全身状態は悪化の一途をたどり、三月二五日からは出血傾向が現れはじめ、傾眠状態であることが多くなり、そしてついに、一九七七年（昭和五二）三月二七日午前一時一五分、家族・教室員・ナースたちの見守るなか、静かに息を引き取られました。四月一～三日に開かれた第一七回日本胸部疾患学会は、壇上に萩原教授の遺影を掲げてはじまり、厳かで、しかも盛会であったということでした。

岡安●教授は最悪のコンディション、肉体的・精神的苦痛のなかで、病院長として、第一内科主任教授として、そして目前に控えた日本胸部疾患学会の会長として、心身をこめてその責任を果たされたとおもう。しかし、いま振り返っても、教授の苦悩はいかばかりであったか……。推察するにあまりある。

――教授をここまで突き動かし、支えたのは何だったとおもわれますか。

岡安●それはさっきいった、病院長としての責務、第一内科教室を主宰する主任教授として、また学会の会長としての責任感・使命感だったのではなかろうか。教授は最後まで、大学、病院、教室、教室員を将来いかにして発展させていくべきかということに心を砕いていたからね。それにご家族の愛だろう。

――ローマ時代の哲学者セネカ（前四頃〜後六五）の言葉に、「たいせつなことは、君がどれほど長く生きたかということではない。どれほど〝よく生きたか〟ということである」というのがあります。まさに萩原先生の「余命三カ月」を指した言葉とさえ思えます。

岡安●教授は最期まで、迫りくる死を見つめながら、苦悩・懊悩しながらも、ご自分の責務、使命をまっとうされた。そして、〝生命〟の貴重さと〝時間〟の貴重さはまさに同じであることを、われわれに証明してくれたのだとおもう。

――それとともに、人間としての〝最後の経験〟を生きようとした。

岡安●しかも〝よく〟生きられた。

死を見つめる心

――さて、萩原先生は「岸本英夫教授の心境（『死を見つめる心』）のあり方が一つのサンプルと考えた」とありましたが、岸本教授の何を「サンプル」としたのでしょうか。

岡安●おそらく「仕事」だったろう。

――では、萩原先生が「ロールモデル」とした岸本英夫教授の「心境」とは何か……。それをたずねてみたいとおもいます。岸本英夫先生は、東大文学部宗教学科の教授として、国際的にも有名な学者でありました。一九五四年のこと、たまたまスタンフォード大学に客員教授として出張中、「頸部の腫瘤」に気づき、現地の専門医の診療を受けた。その結果、のちに「黒色腫」（メラノーマ）という悪性の〝がん〟であることが判明。ここから岸本先生の壮絶ながんとの闘いがはじまります。ただちに手術を受けて、転移する可能性のあるところはすべて大きく摘出。しかし不幸にも四年後に「再発」。その後、何度も小手術をくりかえし、療養につとめられましたが、ついに一〇年後の一九六四年（一月二五日）に亡くなられました。

岡安● 萩原教授を彷彿とさせる箇所が何カ所かあるね。「出張中」というのもそうだし、「頸部の腫瘤」というのもそう。

――そうですね。どこか相似性を感じます。萩原先生もそれを感じていたのかもしれませんね。ここでは岸本先生の『死を見つめる心』と、学生として三年間、岸本先生から宗教学概論、宗教心理学、ゼミナールなどの教えを受け、のちに千葉大学で医学を修めた村尾勉さんの思い出を織り混ぜて、岸本先生の死生観、とくに「残された時間をどう生きるか」について、その思惟の軌跡をたどっていきたいとおもいます。この村尾勉さんは当時、文京区・白山で開業しておられ、そのときにつくった『死を受け容れる考え方』（人間と歴史社、一九八二）の中でも取り上げています。

岡安● 村尾さんというと。

――弟さんに東大医学部第二内科の教授だった村尾覚先生、それに北大第一内科教授だった村尾誠先生がおられます。「村尾三兄弟」と呼ばれていたそうです。

岡安●ああ、そうなの。村尾誠先生はその後定年されて、帝京大学に移られたと記憶しているが。

——ええ、そうです。さて、この『死を見つめる心』は、人格神を信じない、天国も地獄もない近代的知識人が、「がん」という死の宣告を受け、それを受容するまでの詳細な記録で、宗教学者としてのきわめて貴重な論文でもあり、死と対峙し、最後に「死は大いなる〝別れ〟である」との思惟に達した経過は多くの読者に感銘を与え、ベストセラーとなりました。村尾さんは、「当時はむろん、先生はじつにお元気で、ご病気で休講などということはなかった。正月に先生のお宅へ呼ばれてカルタをして遊んだとき、はしゃいだ先生が足を跳ね上げた瞬間、わたしは先生が和服の下に下帯だけでズボン下をはいておられないのを見てしまった。寒がりのわたしは、先生の溌溂《はつらつ》としておられるのに驚いた。卒業後、わたしは教室へはご無沙汰のしっぱなしで、先生ががんになられてからの様子は、先輩や友人の話や『死を見つめる心』によって知った」と懐古しておられました。

さて、岸本先生の経過に話を戻します。一九五四年四月ころでした。岸本先生はスタンフォードの宿舎で、ふと左頸部、あごの下にあたるところに異様な〝カタマリ〟ができているのに気づかれた。鶏卵大の〝しこり〟で、指で押しても痛くない。経過観察ののち、病院で摘出手術を受け、わずか三日で退院した。ところが、摘出したものを病理学的に検査したクレスマン博士は、それが「メラノーマ」という悪性のがんであることを発見。驚いた医師は岸本先生を招聘した哲学科長のゴヒーン教授と相談した結果、「キシモトなら大丈夫だ」ということで、真実のすべてを告げたとあります。

その日の夜、岸本先生は次のように記しています。

「ソファーに腰を下して みたが、心を、下の方から押し上げて来るものがある。よほど、気持をしっかり押えつけていないと、ジッとしていられないような緊迫感であった。われしらず、叫び声でもあげてしまいそうな気持である。いつもと変らない窓の外の暗闇が、今夜は、えたいのしれないかたまりになって、私の上に襲いかかって来そうな気がした。さしあたりなにより気懸りになったのは、今夜うまく眠ることができるだろうか、ということであった。ことによると、心が異常に昂奮しているため、夜中を通して眠ることができないかもしれないと思った。暗闇の中で、明け方まで、何時間もの間、じっと眼をあけていなければならないとしたら、どうなるだろう」……。

それから風呂に入り、座禅を三〇分ほどやり、ブロバリン（催眠鎮静剤）を一錠のんで寝たとあります。

それについて村尾さんは、「先生は、ブロバリンはいつも三錠をのまなければ効かない習慣だったそうで、それをこの際一錠のんだという心理はなかなか興味をひくところです。わたしなら普通量の五錠をすすめます。それをわずか一錠で眠られたのであるから、先生は相当落ちついておられたとおもう。また先生ご自身でもいっておられるように、座禅も心が動転しているときには、普通は長くできない。先生は青年時代、禅堂に通われたときがあったというから、その修業が役に立っているのかもしれない。風呂に入ったり、座禅をして数息観を試みたということは時宜にかなったやり方だとおもう」と述懐していました。

一方、萩原先生は「残された仕事をわたしなりのプランで実行してみたい。……入院第一夜を迎えてさらにこの決意を固めた。精神の不安はやはり否定できないが、いつの間にか眠り込んでしまった」と記しています。

岡安●その「いつの間にか眠り込んでしまった」というのが、いかにも萩原教授らしい。

――お二人の性格の違いでしょうか……。さて、岸本先生の検査は、時間をかけて全身にわたって精密に行なわれ、その結果、スタンフォードの病院は左コメカミの上の頭髪の中にある黒い大豆大の生来の〝アザ〟が原発と診断。そして、がん宣告から三週間目に、左頸部から鎖骨へかけて四〇センチほど切開し、生命維持に必要な部分だけを残して、がんの転移する可能性のある場所はすべて取るという、大手術を受けています。

その直前、岸本先生はわざわざスタジオに出かけて写真を撮られていたそうです。その理由をのちに、「自分の死後、家族や知友が、自分のことを想い出してくれるだろうと考えることは、非常な慰めになった」と明かしています。ここからが岸本先生の本領で、こう書かれています。

「やはり、何よりも、私の心の支えになったものに、自分の仕事があった。自分が一生やりつづけて来た学問は、私一人のものではなくて、同じ道を行く多くの研究者との協同の仕事である。多くの研究者の力によって、それは、一つの学問の流れをなしている。その流れは、私のしたささやかな仕事もあわせて、私の死後も、さまざまに展開しながら、いつまでも流れつづけてゆくことであろう。自分の生命の代りに、自分の仕事が、存続してゆく。そう考えることは、たしかに大きな慰めになった」……。

岡安●「自分の生命の代りに、自分の仕事が、存続してゆく」……。それは萩原教授もおそらく同じ思いだったろう。それと使命感……。

――ええ。岸本先生は帰国するまえ、四〇～五〇人の聴衆を前にお別れ講演をしています。「東洋における死の概念」という題でした。そして一九五四年（昭和二九）一二月一日、帰国。その後、「ザルコマイシン」（当時日本ではじめてできたがん治療薬）の注射とレントゲン照射による治療を受けています。ただ、レントゲンの副作用のため、声が出なくなったり、呼吸困難があったため、三〇〇〇レントゲンで中止。一カ月ほどで退院し、あとは次第に元気になり、再び活動を始められました。

しかし、不幸にしてがんは四年目に再発します。一九五八年一一月、パリのユネスコ*の依頼で、北欧の諸大学で東西文化に関する講演をしながら旅をされていたときのこと、コペンハーゲンのホテルのバスルームで、携帯用の鏡とで耳の上の手術のあとにできていた小突起が〝黒く大きくなっている〟のを発見。そのときの岸本先生の気持はどんなであったでしょうか。

岡安●胸が痛むね。

――そして、一九五九年一月二三日に帰国し、二六日にはイボを摘出しています。結果は、

＊ユネスコ　国連教育科学文化機関。一九四六年成立。教育・科学・文化を通じて諸国間の協力を促進し、それにより平和と安全保障に寄与することを目的とする。日本は一九五一年に加入。

やはり〝がん〟でした。黒色腫の細胞が摘出した切片から見つかりました。そのときの心境をこう記しています。

「私の周囲には、ガンが再発した以上、もはや仕事をすてて、静かに静養しながら、闘病生活をおくるべきであるという意見もつよかった。それがもっとも常識的な意見であると思われた。しかし、私は、それに従う気持にはならなかった。迫ってくる死を目の前に置いて考えた時に、私には、たとい静養をしても、それが、ほんとうの静養になるとは考えられなかった。することがなくなって暇ばかりの生活の中で、死をみつめて懊悩煩悶する自分の姿が、目にみえるようであった。私はむしろ、最後に肉体がむしばまれてしまうまでの活路を、力いっぱい働くことの中に求めた。これまでよりも、もっとたくさんの仕事を引き受けた」……。

これがおそらく、萩原先生が参考にした〝箇所〟ではないかとおもわれます。

岡安●ぼくもそうおもう。

――そういう気持から「東大図書館長」の仕事を引き受けたのだとおもいます。余談ですが、東大図書館は震災後、岸本先生の岳父（姉崎嘲風*）にあたる先生がその復興にあたったそうで、岸本先生が図書館長の仕事を引き受けられたのはそういう因縁もあったかもしれません。話を戻します。一九六〇年の夏、再び渡米。スタンフォード大学のサマースクールで講義、アメリカの大学の諸図書館を歴訪し、その後、ドイツに渡ってマーブルグで国際宗教学会議に出席。このように図書館長の仕事はたいへん忙しかったようで、朝食は机に向って、仕事

＊姉崎嘲風　あねさきちょうふう。本名・姉崎正治。日本の評論家・宗教学者。京都府生まれ。東大哲学科卒。一九〇五年、東大に宗教学講座を開設。一九二三〜一九三四年まで東大図書館長を務め、関東大震災の被害に遇った図書館の復興に尽力した。学問分野だけでなく、文人としても優れる。一八七三〜一九四九

をしながら食べることにして、朝起きるとすぐ机に向ったそうです。そうしなければ仕事が間に合わなかった。しかしその間、がんは小粒ながら次々と出現。帰国後、四回目の摘出と皮膚移植を行なっています。手術は数年間に大小二四回にわたりました。

岸本先生の心の中に〝ある思い〟が開けてきたのは、一九六〇年一月、日本女子大学でその創立者・成瀬仁蔵*（一八五八〜一九一九）についての「記念講演」をされたころといわれます。この成瀬仁蔵も〝がん〟（肝臓がん）で亡くなっていますが、その成瀬氏がいよいよ重態というときに、担架《たんか》で大講堂に運ばれて、全学の学生・職員に最後の「告別講演」を行なった。その講演は、聴衆に限りない感銘を与えたといわれます。その記念日に、岸本先生が講演を行なうわけですが、その講演中、岸本先生は、何か心の底から激しい気魄のようなものが突き上げてくるのを意識したといいます。そしてそれを機に、岸本先生の心に、死に対するひとつの見方が展開してきます。それが「死は大いなる別れである」という、あの有名なアフォリズム（箴言）でした。こう書かれています。

「それは死を大きな『別れの時』と見ることである。人間にはどうしても別れのときがある。日常の社会生活のなかでも、しばしば別れのときがくる。親しい人や、住みなれた町や森にも、もう二度と会えないかも知れないというような別れの場合が経験される。しかし、そういう場合にも、旅出の荷物をつくったり、知人に別れの挨拶をしたりしていると、だんだんに気持が準備されてくる。そのようにして、人間はいよいよの別れの悲しい刹那《せつな》を乗り越えることができるのである」

＊成瀬仁蔵　周防（山口県）の生まれ。士族・成瀬小右衛門の長男として生まれる。大阪梅花女学校（現・梅花女子大学）の主任教師となり、以来女子教育に献身。アメリカ留学中、女子高等教育機関設立を志し、帰国後、日本女子大学の前身、日本女子大学校を創立。告別講演で「有限の肉体から無限の生命に入る」との死生観を述べたという。

「死を別れのときと見るならば、日常生活の別れの場合にも人がそうするように、心の準備をしておく必要がある。平生《へいぜい》の、その時、その時の経験を、これが最後のものであるかも知れないという気持で、よく噛みしめておかなければならない。そのようにして、十分に心に納得させておけば、最後の死の別れがきても、人はその悲痛に耐えることができる。死を別れと見るということは、毎日毎日、心のなかで別れの準備をしておくということである。この考え方も、死に立ち向う自分の心の大きな援《たすけ》になった」……。

この一文も萩原先生に影響を与えたのではないでしょうか。

岡安●そうかもしれないね……。おそらくそうだろう。

――しかし、病勢は衰えるところを知らず、怪しい小さな腫粒が群をなして何回も現われ、そのたびに摘出し、皮膚を移植しました。その後、病勢が悪化して入院。そしてついに、一九六四年一月二五日、逝去されました。その苦闘のあとに残されたのが、「死は大いなる別れである」という言葉でした。そこで、岸本先生は「死をみつめる苦悩」をどうアウフヘーベン（止揚《しよう》）していったかをみていこうとおもいます。

「生命飢餓状態とは、飢えている人がガツガツ食を欲するように、人間、命がほしい状態である」……。「死の恐怖は、人間の生理心理的構造のあらゆる場所に、細胞の一つひとつにまで、しみわたる。生命に対する執着は、藁《わら》の一筋にさえすがって、それによって迫ってくる死に抵抗しようとする」

「人間にとって何より恐しいのは、死によって、いま持っている『この自分』の意識がなくなってしまうことだからである。死の問題をつきつめて考えていって、それが『この、今、意識している自分』が消滅することを意味するのだと気がついたときに、人間は愕然とする。これは恐しい。何よりも恐しいことである。身の毛がよだつほどおそろしい。死後の生命の存続ということが、煎じつめると、その一点にかかっている。何とかして、『この自分』はいつまでもその個体意識をもちつづけうるということを確かめられればとねがう。これが近代的来世観である」

「まっくらな大きな暗闇のような死が、その口を大きくあけて迫ってくる前に、私は立っていた。私の心は、生への執着ではりさけるようであった。私は、もし、自分が死後の理想世界を信じることができれば、どれほど楽だろうと思った。生命飢餓状態の苦しみを救うのに、それほど適切な解決法はない」

「しかし、私の心の中にある知性は、私にするどくよびかけてきた。そんな妥協でお前は納得するのか。それは、苦しさに負けた妥協にすぎないではないか。その証拠に、お前の心自身が、実はそういう考え方に納得してはいないではないか。そのするどい心底の声をききながら、私は、自分の知性の強靭さに心ひそかな誇りを感じ、そして、さしあたりの解決法のない生命飢餓状態にさいなまされながら、どこまでも、素手のままで死の前にたっていたのである。しかし、今にして思えば、そのようなはっきりした態度をとることができたのは、苦しい中にも、私にとってはむしろ幸いであった」

「そうしているうちに、私は一つのことに気がつきはじめた。それは死というものは、実体ではないということである。死を実体と考えるのは人間の錯覚である。死というものは、そのものが実体ではなくて、実体である生命がない場所であるというだけのことである。そういうことが理解されてきた。……死の暗闇が実体でないということは、理解は、何でもないようであるが、実は私には大発見であった。……（中略）……死というのは別の実体であって、これが生命におきかわるのではない。ただ単に、実体である生命がなくなるというだけのことである。このような考え方がひらけてきた後の私は、人間にとって何より大切なことは、この与えられた人生を、どうよく生きるかということにあると考えるようになった」

「私は、生命をよく生きるという立場から、死は、生命に対する『別れのとき』と考えるようになった。立派に最後の別れができるように、平生から、心の準備を怠らないように努めるのである。生命飢餓状態に身をおきながら、生命の肯定をその出発点とする。私は、ここまで論じて、ようやく、その出発点までできた。しかし、私はもはやこの稿を終らなければならない。いかにしてよく生きてゆくか、いかにして、『別れのとき』である死に処するか、このような問題をあとに残して、しばらく筆をおく」……。

これが絶筆となりました。そう記されて、この三カ月後に岸本先生は亡くなられました。

村尾さんは、おそらくこれは「三鷹のお宅で入院前にお書きになったものであろう」としながら、「お庭には柿の木があって、この年、柿の実が青いころから赤くなるまで、柿の実の成熟を身の内のがんの成長と思い合わせて、感慨に沈まれるお言葉もあった」と追想しておられました。「手負い猪《じし》」とまで評されながら、東大図書館の再編成に最後の力をふりしぼり、働かれた場所が、葬儀の場所でもありました。享年六〇歳。東大オーケストラによる「葬送行進曲」に見送られて旅立ったとのことでした。

岡安● 六〇歳……。萩原先生と同じ歳だね。

――そうなんです。このお二人にはまるでシンクロしたかのような類似性、共通性をもっておられることに驚きます。「残された時間をどう生きるか」……。その答えは、まともに死とむかい合って、残された時間、残りの生をめいっぱいに生き抜くことでした。

アイデンティティ

――『暗と明』を読むと、萩原先生は森有正《もりありまさ》（一九一一～一九七六）の本はほとんど読んだとありますね。

岡安● そうね。教授は森有正の本をよく読んでいたようだね。

――ご承知のとおり、森有正*は明治の政治家で日本の教育制度をつくった森有礼《もりありのり》（一八四七～一八八九）の孫で、フランスに渡り、西欧文明との接触のなかで自らの内面の変化を凝視し、「経験」を思索の中心においた哲学者でした。彼の著書を読むと、「同一性」ということを徹底的に考えていたようです。彼は、日本人のものの考え方は、キリスト教の思想であっても、あるいはヨーロッパの思想、ギリシアの思想であっても、それを考えるときに「日本人であるということを忘れると本当の理解ができなくなる」ということを強調しました。

＊森有正　哲学者。東京生まれ。一七世紀のフランス哲学・思想を研究し、『パスカルの方法』『デカルトの人間像』を刊行。東大在職中に渡仏して定住。パリ大学東洋学部教授などを歴任。渡仏後は、西欧文明との接触による著者の内面の変化を凝視した『バビロンの流れのほとりにて』『城門のかたわらにて』、さらに「経験」を思索の中心に据えた『霧の朝』を含む随想集『遥かなノートルダム』などを著す。

岡安●「日本人であるということを忘れると本当の理解ができなくなる」……。そのとおりだとおもう。森有正は「自己同一性」、アイデンティティ（自己存在証明）を思索した人だから、たぶん教授もその思索に共鳴していたんだろうとおもう。

――その森有正ですが、一九六二年の夏、フランスで、その〝同一性の感覚〟が、ある日、とつぜんに「自分の中に起こってきた」といいます。それはパリ郊外を歩いているときのこと、道の突きあたりにある赤レンガの庶民住宅を眺めたとき、「その瞬間、何か名状しがたい、ある感覚がぼくの中に起こった」。それは何かというと、「ひと言でいってしまえば、一つの『イダンティテ』（アイデンティティ）の感覚だった。それは幼いころ、東京の暑い日盛りに木のぼりをしたり、新宿の汽車を見に行ったり、多摩川へ小魚をとりに行ったりしていたその子どもが『このぼくなのだ』という感覚だった」……。

岡安●幼いころの自分と、いまここにいる自分。それが「このぼくなのだ」……。そうした感覚、ぼくにもあるよ。

――有正はいいます。

「私たちが客観的現実だと思っているのが、客観的現実ではなくて、私の経験にほかならないのだ、ということがわかってきた。ですから私にとっては、客観的現実というのは存在しなくて、私の経験だけが存在するのです。……その経験は、すでに多少の程度において、自分というもの、自分の感覚と創造と理想を通して出てきているのであって、どうしても自分というものがそこから抜けることができない。そこから自分というものへ帰ってくるし、また対象へも行くわけです」……。

岡安●「経験」からたどり着いたかれの哲学だね。

——アイデンティティというのは、人のしないようなことをするとき、自分が何であるかがとつぜんわかるときがある。日常生活のなかで、人のしないようなことを少しずつ増やしていくと、いつの間にか社会や国家や生活が、それまでとは違ったものに見えてくることがある。そのときに発見するのが、自分の中の〝孤独〟と〝孤立〟です。それがわかったときに、初めて「わたしは私である」「じぶんが自分である」ということを実感できる。そう思います。

岡安●そういうことだね。

——そのためには自分を〝かけがえのない自分〟と自覚すること。〝かけがえのない自分〟を自覚してこそ、はじめて他者との関係が見えてくる。立ち位置が見えてくる。そうおもいます。

岡安●それは「自分を知る」ということでもある。

——いま生きている自分、そしていま死んで行こうとする自分……。その二つの〝自分〟。その自覚なんですね。まさしく生死不二です。

岡安●表裏だね。それを自覚したときに「人生の意味」を見いだすのではないか。

人生の意味

——それで思いおこされるのが、一九九七年四月一九日のシシリー・ソンダース先生の特別講演です。「市民公開講演」として行なわれました。テーマは「ホスピスケアの原点と実践──かけ橋としてのホスピス」（The Philosophy and Practice of Hospice Care Hospice as Bridge Builder）でした。

岡安●あの上智大学での講演ね。あれはソンダースさんが関西で講演されたあとだったね、たしか。

──そうです。そのなかで、わたしがもっとも印象に残ったのは、スピリチュアルペイン、スピリチュアルケアについての質疑応答のところでした。ソンダース先生は、スピリチュアルペインには国境がなく、心の痛み、スピリチュアルな痛み、すなわち「いったい自分の生きている意味は何だろうか」「自分は何を成し遂げたのだろうか」という意味を探ることだといわれ、そしてある看護師の学位論文を引いて、「あなたは、あなたであるから意味がある」と話されたとき、わたしはこれは「アイデンティティ」そのものではないかと思いました。

岡安●「人生の意味」を共に探ること、それがスピリチュアルケアじゃないの。

──ええ、ソンダース先生もこういっておられます。

「スピリチュアルな問題は、それぞれが心の中にもっている価値観です。死に直面しているときに、個人個人が真実であると思うことをつかもうとすること、また死に直面するときにその真実を信じつづける強さをもっていることが大切なのです。私たちが用意できるのは、ケアする手と、痛みから守る囲いです。最後に何につかまっているかを決めるのは、患者さんなのです。つかもうとするものは患者さんによってちがいます。それは、新しい春の光景かもしれませんし、宗教への回帰かもしれません」
「患者さんが大切だと思っていることが何であるかを、私たちがわかっていることと、何も答えないで苦悩に満ちた疑問を受け止めながら、ずっと患者さんのそばにいてほしいのです。気持ちを分かち合っているという反応がほしいのです」
「患者さんは自分自身で答えを見いだします。患者さん自身がどう考えているかが大切なのです」……。

一〇の〝かけ橋〟

岡安●あのとき、ソンダースさんは一〇の場面から〝かけ橋〟としての「ホスピスの役割」述べられたね。

――はい。①双方向の橋をかける、②聴くという橋をかける、③痛みの基礎研究に橋をかける、④地域に橋をかける、⑤家族に橋をかける、⑥偏見に橋をかける、⑦歴史に橋をかける、⑧急性期医療に橋をかける、⑨スピリチュアルな側面に橋をかける、⑩喪失を乗り越えて成長するための橋をかける、というものでした。まず、「双方向の橋をかける」ですが。

岡安●それは、患者と医療者、患者と家族、生と死、それらに双方向の橋をかけるということだね。

——次に「聴くという橋をかける」……。この「聴くという橋をかける」についてですが、ソンダース先生が聖ジョセフ・ホスピスで仕事をされていたとき、ある患者さんに「私はここにやってきて、あなたは私の話を聴いてくれました。すると、話しているうちに痛みがどこかにいってしまったのです」といわれた。ソンダース先生は、このときに「トータルペイン」（全人的な痛み）、つまり身体的・心理的・社会的・スピリチュアルな痛みというものを教わったというエピソードを話されました。スピリチュアルケアの原点ですね。そして、「私の仕事は、患者さんの声が、じゃまされずに聴いてもらえるように人々との間に橋をかけることでした」「一人の患者さんや一組の家族の言葉からは、まったく新しい状況が浮かび上がってくるという意識をつねにもって傾聴することです」といわれました。

岡安●「傾聴」という役割はホスピスの原点だよ。

——第三に「痛みの基礎研究に橋をかける」です。

岡安●ソンダースさんのホスピス発足当初からの〝痛み〟の基礎研究にかけた橋は、WHO（世界保健機構）の「がんの痛みからの解放」につながり、今日にいたっている。そして、それは今後にもつながっている。

——そうですね。それから「地域に橋をかける」ですが、ソンダース先生は「ホスピスは、人生の終わるときまで生きることを援助し、生きるということは、地域のなかで一員として生きることである」といわれた言葉が印象的でした。というのは、現代において故郷を喪失したわれわれに〝地域とは何か〟という命題を与えているようにおもえたからです。そして第五の「家族に橋をかける」のなかでソンダース先生は、「気持ちを分かち合えるようにケアすること。その分かち合いによって、いままで心のなかに閉じ込めていた喪失感や悲しみを表現することができる」と話されました。六番目が「偏見に橋をかける」。七番目が「歴史に橋をかける」。そして八番目が「緊急期医療に橋をかける」です。

岡安●ホスピスで成長した緩和医療は、急性期医療とどのように連携し、その専門性をどう開発していくか。それが問われている。

——第九に「スピリチュアルな側面に橋をかける」。

岡安●「スピリチュアルな側面に橋をかける」というのは、患者・家族の価値観や存在の意味にかける橋ということだね。

——そして最後に「喪失を乗り越えて成長するための橋をかける」。

岡安●最後の橋である「喪失を乗り越えて成長する橋」こそが、ホスピスの究極の願いであり、人間の希望でもある。

——もうひとつ、医師の仕事は延命だけでなく、苦しみを取り除くことであり、「何もすることがない」「もうできることはない」と決していわないことだ、といわれたことが心に残りました。それに、講演の冒頭に話された「ホスピス誕生」の秘話も印象的でした。ソンダース先生は「最初に私たちのホスピスを生む契機となった患者さんが、『あなたがつくるホスピスの窓のために』といって、一九四八年に五〇〇ポンドのお金を残してくれました。このときから、ホスピスができるまでには何年もかかりました」「彼は、頭のなかにあるものと、

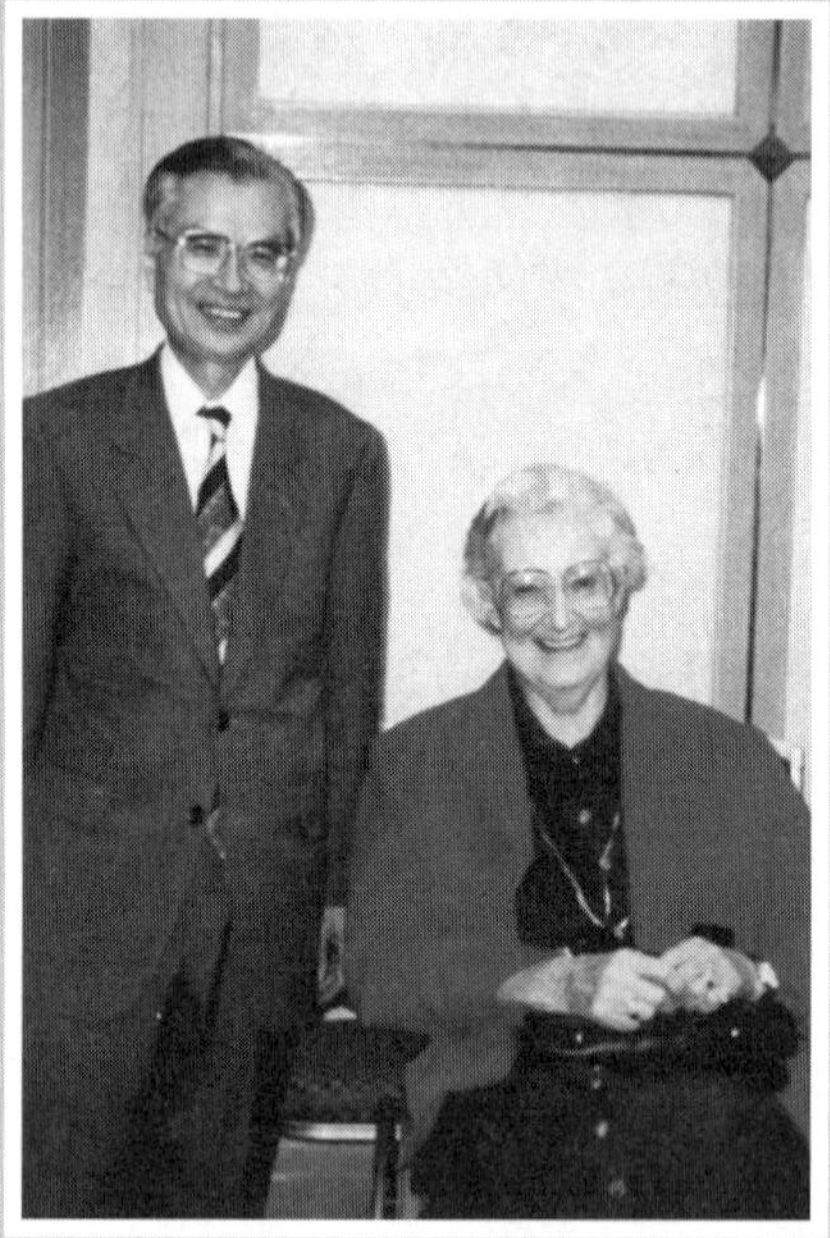

シシリー・ソンダース先生と

心のなかにあるものを一つにしてホスピスをつくってほしい」……。「頭と心を一つにしたホスピス」、これをソンダース先生は「科学的・積極的に研究を進めるとともに、友情も忘れないでほしい」という願いが込められていたということでした。講演の最後に、岡安先生が片ひざをつかれ、敬意を表してソンダース先生に花束を捧げられた光景がいまも脳裏に残っています。

岡安●そう？

――先生はソンダース先生のこの講演をどう聞かれました？

岡安●ぼくは講演を聞きながら、このような彼女の哲学の背景には、彼女がナースであったこと、そしてソーシャルワーカーであったことが大きく影響しているとおもった。

――それゆえターミナルケアの欠陥もふくめ、その全貌が見えていたと？

岡安●そうだね。彼女がナースであることによって、患者の〝全人的ケア〟の必要性を強く認識することができたし、ソーシャルワーカーとして一人の末期がん患者との関わりから、「死にゆく人」の心理面の援助、スピリチュアルケアの必要性を認識することができたのだとおもう。そのときの患者さん（彼）というのが、デヴィット・タスマさんだった。それから、彼女がホスピスという場でとらえたことを医師の役割としてとらえてみたときに、医師の今日的役割を深く納得させるところがあることを強く感じたことだったね。

――つまり。

岡安●患者への〝かけ橋〟としての医師は、いいかえれば〝パートナーとしての医師〟といえるかもしれない。そこには患者と家族との〝かけ橋〟としての役目もあろうし、さらには他の職種間への〝かけ橋〟としての医師の存在は大きい。そうした〝かけ橋〟としての医師の役割は今後さらに大きくなっていくだろうとおもった。

——わたしが深く心に残ったのは、医師の仕事は〝延命〟だけでなく、〝苦しみ〟を取り除くことであり、「何もすることがない」「もうできることはない」と決していわないことだ、といわれたことでした。岡安先生、もはや「何もすることがない」息苦しさを訴えている患者に、医師は何ができるのでしょう。

岡安●患者のそばで、無理に何も話しかけなくていい。ただ黙って手を握り、患者の呼吸に合わせて呼吸すること。それだけで患者は安心する。

スピリチュアルと宗教

——ソンダース先生がイギリスのロンドン郊外のシデナムにホスピスを創設したのが一九六七年ですが、そのころの日本のターミナルケアの状況というのはどんなものだったのでしょう。

岡安●前にもいったと思うが、そのころはがん告知がなされていなかったし、がん告知はしないのがあたりまえだった。しかもがん末期でありながらその事実も知らされず、患者はただむなしくテレビを見ているうちに臨死にいたるという状況だった。医師はといえば、患者の死が迫りつつあるというのに、ただ励ましだけに終始していた。そうした状況は、患者にとってみれば「心の植物状態」だったろう。それに対して「これでよいのだろうか」との疑念と責任感があった。そのうえ、痛みは我慢にがまんをさせて、やっと注射をする時代だった。また医療者が患者になったときは「二重のカルテ」を作るといったことも行なわれていた。「もっと人間らしいケアができないか」……。そうした意識からターミナルケアが始まったようにおもう。

〝死〟はたしかに嫌悪すべきであるし、一般的にはターミナルをあえて論ずることは不幸なことだとはおもう。しかし、本来、人生全体に包含されるべき〝人間の死〟の問題がきわめて大きな疎外を招いていて、患者にだけ、そして当事者にだけ、その最後の〝終末〟の段階で苦悩を担わせてしまうことを思うと、やはり勇気をもって人の終焉を医療の中に、そして教育の中につよく抱きかかえなければならないとおもった。

――治癒の望みがまったく絶たれ、事実も知らされず、患者はただ死を待つ日々……。つらいですね。人生の最後に大きな口を開けて待っていたのが、からだの痛みと衰弱、それに精神の空虚さ、孤独さ……。それが一生懸命生きて来た人生のターミナルだとしたら、なんとも寂しいかぎりです。

岡安●それがソンダースさんのいう「トータルペイン」(全人的な痛み)だね。つまり、身体的・心理的・社会的・スピリチュアルな痛み。これらは互いに影響しつつ、相関して患者の「トータルペイン」(total pain)となっているといわれるが、これらのニーズに応えるのがターミナルケア。なかでも問題なのが「スピリチュアルな痛み」(spiritual pain)だ。かつて、これを「宗教的」と訳した時期もあったが、いまは「霊的」と訳すのが一般になっているようだね。

——日本人は欧米のキリスト教国と異なり「スピリチュアルな痛み」、「霊的苦痛」でもいいですが、そうした痛みを訴える患者は少ないといわれますが……。

岡安●はたしてそうだろうか。それは「スピリチュアル」に対する理解の不足であると、ぼくはおもう。適訳がなかったことにもよろうが、欧米との文化の相違によると断定しすぎるのも危険だとおもう。

——では「スピリチュアル」とは何を指しているのでしょう。

岡安●ぼくの考えでいえば、「スピリチュアル」(spiritual)とは「inteligent or inmaterial part of man」であって、人間の物質的でない面の「知力」、目に見えない、しかも総合的なある種の「エネルギー」で、さらに明確にいうと「人生の意味」(meaning of life＝ミーニング・オブ・ライフ)、自己の存在感そのものを指しているものとおもう。

——なるほど。そうならば「人生の意味」の有無は患者の予後を左右しますね。予後をよくすることにも通ずる。そしてそれはアイデンティティでもある。

岡安●そうね。欧米の文化の伝統では「スピリット」(spirit)は空気、風、そして霊であり、天使や神の霊に通ずる。目にみえない総合的なエネルギーは、東洋的には「気」であり、それは〝魂〟に、そして〝天〟に通ずるだろう。その一方で、「気は心に、しかして寂に至り、無(空)に至る」と理解してよいのではなかろうか。気を病むのが「病気」であるととらえてきた日本の伝統をふまえれば、死を前にして気を病む、あえていえば「未寂」、すなわち、気がしずかならず、死にいたらない、その状態こそ「スピリチュアルペイン」と理解すべきであると、ぼくはおもっている。

――「未寂」の状態が「霊的苦痛」ですか……。

岡安●そう。そして、このような患者のニーズに対応することこそ「スピリチュアル・ケア」であり、「霊的ケア」そのものであるといっていい。

――それをだれが引き受けたらいいのでしょう。

岡安●それは精神身体医学に通じたカウンセリングのできる、心身医学に明るい人が適任かとおもう。わたしの実感からいえば、彼らのその科学（サイエンス）と技能（アート）とをかけて、患者の最期の「自己実現」を支援する道は限りなくあると認識している。そして、その基底には医療者の愛が、慈悲が、祈りが不可欠であるとおもっている。

――そういう意味で、いま終末期にある人に宗教の立場から心理面で寄り添う「臨床宗教師」[*]が注目されていますが。

岡安●臨床宗教師の存在は、欧米のように、牧師その他の聖職者（チャプレン）が病院に常在していたり、いつも訪問してくれるシステムをもった国と同様に、緩和ケア、あるいはターミナルケアにおいて、患者にとって苦痛の緩和に役立つこととおもう。また、そうした聖職者は伝道者としてではなく、「カウンセラー」としての働きももっている。そういう人たちと共働していくことは貴重なことだ。たとえ、ホスピスという形態をもたなくても、患

＊臨床宗教師　布教や伝道を行なうのではなく、相手の価値観を尊重しながら宗教者としての経験を生かして、苦悩や悲嘆に抱える人々に寄り添う宗教者のこと。欧米のチャプレンに対応する。

者にとって有利な面が大きいと思うね。

――ターミナルにおける宗教の役割は、死にゆく患者に、いままでの人生は意味がなかったとか、悪いものだったと思わせるのではなく、むしろ「良いものであった」と再確認させるためにあるということだと思います。

岡安●そのとおりだね。

――哲学者であった堀秀彦《ほりひでひこ》（元東洋大学学長。一九〇二〜一九八七）さんは、「患者の臨終に立ち会う場合、医者は医者たることをやめて、僧侶になるべきであり、もしこのように医者が僧侶を兼ねるべきでないものとすれば、医者は進んで身を引いて、僧侶を招くべきである」といっていました。

岡安●ほう。

――そして「多くの医者が考えている人間の死は、生物としての人間の終末だと思う。けれども、宗教家は生物としての人間の死ではなく、人間的な意味をもった人間の死を考えるのだとおもう。その意味で、医者と僧侶は根本的にちがっている」とも。

岡安●そうおっしゃってた？

――はい。そして「宗教家とは死の専門家である。死とは、生きてきた人間が無に帰することである。生きてきた、あるいは生きている人間が、ある日、無に帰するとはいったいどういうことなのか、生きてきた七〇年、八〇年の過去がいっさいがっさい現在と完全につながりを失ってしまうとはどういうことなのか、これを正直に人間として考え、その意味を教えてくれるのが、宗教だとおもう」とも。

岡安●もっともだね。堀秀彦さんというと、朝日新聞に『銀の座席』（一九八〇年に連載。老いの問題を論じて反響を呼んだ）を書いていたあの堀さんだよね。

――はい、そうです。茗荷谷（文京区）にご自宅があり、いまから三三年前に初めてうかがい、それを機に三冊ほど本をつくりました。それこそ言葉に濁りのないストレートな物言いで、いろんな話が聞けてうかがうのが楽しみでした。

岡安●そうだったの。

――さて、死の問題は本来、宗教の主題でした。しかし、現代において宗教は人びとの信頼を失っています。それが何を意味するかと考えたとき、私たちがまともに見ることのできないものから目をそらしてしまったことです。

岡安●そういうことだね。死から目をそらしてしまっている。古来、多くの宗教家や哲学者が〝死をみつめる〟ことによって、「生の意義」をより深く認識し、実践しえたことを忘れてはならないとおもう。患者の死は、そのような意味からも患者自身にとって重大であるのはもちろんであるが、医療者にとっても回避せずに見すえるべきものと、ぼくはおもっている。

――ウラジミール・ジャンケレヴィッチ（フランスの哲学者。一九〇三～一九八五）は、「死」を一人称の死（自己の死）、二人称の死（近親者や親しい人の死）、三人称の死（死一般、個人の立場をはなれた死）に区別していますが、医療者にとって「患者の死」はどんな意味をもつのでしょうか。

岡安●医療者にとって患者の死は、三人称の死でもなければ、二人称の死でもない。〝患者の死〟は医療者にとって死一般でなく、しかも近親者の死でもない。専門職的かかわりを含んだ死であるとでもいったらいいだろうか。それこそ患者の死を理解するためには「人間の尊厳」について学ぶといいだろう。それはとりもなおさず、自分自身の〝いのち〟を直視することになるからね。

――ターミナルにおける宗教的役割はなんでしょう。

岡安●死を前にした患者にとって、宗教が精神的苦痛をやわらげ、身体的苦痛の緩和にも大きく影響しうることは、古くから実証されてきたことだ。それは、宗教が孤独感を除き、死を受容しやすくしているからだろう。

――ユング*のいう「人間は、死に近づくにつれて宗教的になる」ということでしょうか。

岡安●そうだね。とはいっても、宗教は患者自身の選択であり、「人は生きてきたようにしか死ねない」ともいわれるので、医療者や周囲のものが、自分の側から信仰をすすめるなどということはむしろ慎しむべきことと思う。とくに新興宗教のなかにはこのような傾向の強いものもあるので、医療者は注意しておく必要がある。

――われわれ日本人は約八割が無宗教だといわれますが、それは言葉を変えれば、信仰を失った悲劇人、救われない〝不安〟を本質とする悲劇人と見ることもできます。反転してみれば、それは八割の人が信仰を渇望しているともいえなくはない。

＊C・G・ユング　スイスの精神医学者・分析心理学の創始者。ブロイラー、フロイトらに学ぶ。フロイトとは一九〇七年の初会見以来親交を重ね、一時「後継者」と目されるが一九一三年に訣別。「集合的無意識」「元型」「自己」といった独自の概念を駆使して心の深層を探究。性格を外向型・内向型に分類。一八七五～一九六一

岡安●おもしろい視点だね。

――私たちはこれまで、「私の生命」を守り、「私の権利」を大事にし、「私の利益」を追求するという、「私」という個的な価値の追求ばかりに目を奪われてきました。そしてその先にあったのは、絆を失った家族であり、地縁を失った住処（すみか）であり、人生の意味も、〝私とは何か〟（アイデンティティ）をも見失った自分の姿だった。

本来、われわれがすべきことは、近代的〝自我〟を追求するのではなく、〝自己〟を追究することでした。そして、自己を〝建設〟するのではなく、自己の〝本質〟を見極めることだった。言い換えれば「私をつくる」のではなく、「私とは何か」を追求することに情熱を傾けるべきです。それこそが「個人の尊厳を重んじる」ことであり、「私の価値を大事にする」ということになるはずです。

岡安●それがあなたのいう「かけがえのない自分を自覚する」ということかね。

――そうです。話は戻りますが、ターミナルにある患者に「末期」であることを伝えるのはだれの責任でしょうか。

岡安●それはまず、医師の責任だね。だけど、さっきいったように、医師は牧師に頼んで任せてもいいと思う。フランスでは牧師が伝えることが多いと聞いているよ。

――それはグッドアイデアですね。少なくとも牧師は医師と患者といった上下関係ではないですからね。今後の問題として、病名告知のフォロー、余命告知後のフォローをどうするのか。具体的には「カウンセリング」でしょうけど、だれがそれをやるのか。そして、このカウンセリングをターミナルケア・緩和ケアにどう組み込んでいくのか。費用はだれが払うのか……。こうした問題をどうするかという課題が残ります。

アンビバレンス

――ところで、『檸檬』（れもん）という小説を書いた梶井基次郎*（一九〇一〜一九三二）という作家がいます。肺結核で若くして死んだ作家です。あるとき詩人の三好達治*（一九〇〇〜一九六四）が見舞いに行った。すると梶井はちょっといいもの見せてあげるといったふうに、喀血した血をグラスに入れて「葡萄酒みたいだろ」といったそうです。このときの梶井の心境はどんなものだったでしょうか。

岡安●おそらくそれは、梶井基次郎が自分の病気がどれほどに悪いものかを実際に見せたい、あるいは結核という病気がどれほど苦しいものかを見せたいという欲求だったのではないか。梶井はあきらかに三好達治に感情移入を求めているね。

――いわゆるフィーリング・オブ・アンビバレンス*という感情でしょうか。

岡安●そうね。感情はすべてそうした正と逆、表と裏の両面ふくんでいるからね。

――それと、がんを告知されたとき、患者は「なぜ〝この〟わたしが」と思うとおもいます。

岡安●その問いを反転すれば、「なぜ〝いま〟わたしが」ということになるだろう。私たちは遅かれ早かれ死と直面する。いずれ死ぬことに直面する。「なぜ〝この〟わたしが」という問いは、患者の大きな一つの表現だといっていいだろう。梶井基次郎だってそう。そう問

*梶井基次郎　小説家。大阪市生まれ。簡潔な描写と詩情ゆたかな透明な文体で二〇篇あまりの小品を残し、文壇に認められて間もなく肺疾のため三一歳の若さで没した。日本的自然主義や私小説の影響を受けながらも、感覚的詩人的な側面のつよい独自の作品を創作。没後、高い評価を得ている。

*三好達治　詩人。大阪市生まれ。東大在学中、同窓の梶井らと同人誌「青空」に参加『乳母車』など発表。「詩と詩論」の新詩運動に参加、のち堀辰雄らと「四季」を創刊。伝統的な自然感覚、言語感覚に根ざした詩の純化、精神の詩的秩序を確立。『測量船』など。

うことによって、患者は心の中の奥にしまってあった〝怒り〟と〝懊悩〟が表現できる。すべての苦悩を吐き出したとき、そのあとに〝落ち着き〟がくる。人は非常に大切なものを喪失していく過程で〝なにか〟を得るものだ。そのプロセスが大切なのだとおもう。

そもそも「生きざま」とは、もともと「死にざま」があって、そこから派生した言葉だよ。もともとあったのは「死にざま」で、そこから人々が「生きざま」を考えるようになっていった。〝死から学ぶ〟というのはそういうことだろうとおもう。

——つまり、死にゆく過程で、生の真の価値、人生の意味を学びとることができると……。

岡安●そういうことだね。

バッハは魂にくる

——余談ですが、いつだったか岡安先生は「心は感覚的、感情的なもので、感性で理解する」といいました。そして「魂は、その感覚的な感性的な表層を突き抜けて、もっと奥にあるもの」といわれました。〝魂〟は感覚や感性を突き抜けて直接くると……。

それで思い出したんですが、ある対談（『思想としての死の準備』）で、河合隼雄さんが「クラシックでもモーツァルトやバッハが好きな自閉症の子どもさんもたくさんいますが、どうもベートーベンはきらいのようです」とおっしゃった。すると山折哲雄さんがそれを引きとって、「心が乱されるというか、情動的になってしまうのでしょうね」。それに答えて河合先生いわく、「かきまわされるのですね。ローマン派は〝心〟に訴えるけれど、モーツァルトや

＊フィーリング・オブ・アンビバレンス（feeling of ambivalence）　両面価値。同一の対象に対して相反する感情を同時に抱くこと。これは死に対する恐れと、死へのあこがれとが同時的に混在した複雑であいまいな感情。あるいはまた対人関係で、肯定的な感情（愛）と否定的な感情（憎しみ）とが併存もしくは混合している状態。

バッハは〝魂〟に直接きて、心を通過しないから」……。この短い会話に「スピリチュアルケア」とは何かという〝ヒント〟があるように思いました。

岡安●おもしろいね。そう、たしかにバッハの『マタイ受難曲』はストレートに〝魂〟にくるよ。本質を突いていているね。なによりわかりやすいし、着目点がいい。

――およそわれわれがいうところの心に響く〝いい歌〟というのは心をかき乱されるものが多い。

岡安●魂までは届かない。〝心〟どまりだね。

――そういえば先生は「スピリチュアルケア」のことを〝魂の交わり〟といっておられましたが、いい表現だと思いました。まさに、魂と魂の交響、スピリチュアルケアは「魂の交響」です。

ホスピス緩和ケア

――「死んでしまうのは嫌ではない。死ぬのが嫌なのだ」……。そういったのは『随想録』*を書いたモンテーニュ（一五三三～一五九二）でした。「うまい言い方だなぁ」とおもいます。堀秀彦さんはこの言葉を愛し、よく引用しました。わたしも共感します。

私たちは生きているかぎり〝死〟に対する「恐怖」というものがあります。その核心をたどっていくと、この世から〝自分〟という存在がなくなるという、自己存在の〝実存的〟な恐怖だと思います。そして〝死〟という〝未知なる世界〟にたいする不安感です。それ

＊随想録　フランスの思想家モンテーニュの随想集で、原題は『Essais』。一五八〇年刊。自分の人生の諸相をユーモアをまじえ、ときに格言風に語ることによって、人間が自己の中にもっている人間性の完全な姿を明らかにし、それによって読者に「人生の意味」を深く考えさせようとした。

ゆえプラトン*（前四二七〜前三四七）は、死を霊魂の「不死の世界」への移行としました。そしてキリスト教は、死は精神の肉体からの解放であり、神のそばへの「昇天」であると考えました。実存哲学を代表するハイデガー（一八八九〜一九七六）やヤスパース（一八八三〜一九六九）は、死と生を融合させ、了解することによって〝真実の自己〟を実現しようとしました。仏教では、禅は一切の論理的分析を断絶し、生死を超えることによって〝死の不安〟を克服するという立場に立っています。

先に述べた岸本英夫*先生は、「それまで、死を無と考えていた時には、自分が死んで意識がなくなれば、この世界もなくなってしまうような錯覚から、どうしても脱することができなかった。しかし、死とは、この世に別れを告げるときと考える場合には、もちろん、この世は存在する……」（『死を見つめる心』）との考えに目覚めてからは、死から目をそらさず、面と向かってみつめることができるようになったと打ち明けています。岸本先生は死と対峙すること一〇年、凄絶《せいぜつ》ながら、それでいて明朗に生き抜きました。

では、死はどうして恐怖なのか……。

岡安●カレルの『人間この未知なるもの』の表題ではないが、人間にとって死は「未知なるもの」。死は誰しもが一回しか経験しえない。だから死んだ者にしかわからない。しかも、死んだ者はそれを伝えることができない。死は誰にとってもまったく未知なもの。この完全に「未知」なるものに対して受け身でしかない死。一方的に受容を強いられる死……。これは「恐怖」としてはきわめて大きい要因だろうとおもう。さらには「自己の消滅」への恐怖。

＊プラトン　ギリシアの哲学者。ソクラテスの弟子。霊肉二元論をとり、肉体的感官の対象たる個物は真の実在ではなく、霊魂の目でとらえられる個物の原型たる普遍者（イデア）が真の実在であると説いた。

＊岸本英夫　宗教学者。父は明治・大正期の宗教学者であった岸本能武太。一九二六年東京帝国大学を卒業後、ハーバード大学に留学。宗教心理学を学ぶかたわらインドの神秘思想・ヨーガの研究を行ない、一九三一〜一九三四年ハーバード大学日本学科講師となる。帰国後東大講師となり、一九四七年博士号を取得し教授となる。一九五三〜一九五四年スタンフォード大学客員教授として渡米したが、がんを発症。主著に「死を見つめる心」。一九〇三〜一九六四

これは生物としての基本的な恐怖といってもいいだろう。また一つには「孤独」への恐怖がある。それに「苦痛」への恐怖も大きいだろうね。

――がん末期の印象は、まさに〝孤独〟と〝苦痛〟への恐怖ですね。ひとり取り残される孤独感と寂寞《せきばく》感、そして差し迫る不安と苦痛……。考えまいとしても絶えず心を占領してやまない暗黒の世界。だれかが迫ってくるのではなく、自分の心の中に〝何か〟が迫ってくる。これがわたしの実感です。

岡安●その〝何か〟とは不安だろうね。末期患者にとって〝苦痛〟は「死の恐怖」と同じ意味合いをもっているといっていい。「致命的疾患の痛みは、死の恐れとともにわれわれに二重の苦痛を与える」というモンテーニュの言葉は、末期患者の痛みと恐怖をきわめてよく表現しているとおもう。

――これもモンテーニュの言葉ですが、「死は戦場よりもベッドの中のほうが、いっそう卑しく、つらい」とあります。ここにはターミナル期を生きねばならない患者の姿があります。「卑しく、つらい」……。そしてこの言葉はターミナルの「QOL」(クオリティ・オブ・ライフ)にも通じます。

岡安●がん末期患者は〝激しい痛み〟をともなうことが多く、身体的痛みは、うつ状態、不眠、怒りなどの「精神的苦痛」をともないやすい。しかも、これらは互いに作用し合って悪循環を形成する。そうなると、残された「生命の意義」、あるいは「生の質」、あるいは「QOL」を大きく損なうことになる。たとえ死が避けえないとしても、患者は身体的痛みが除かれれば、それだけ自分の人生の〝最後の時間〟を有効に生きることができる。

――それが正当なターミナルケアですね。

岡安●そう。近代的ホスピスの主張する正当なターミナルケアは、末期患者の苦痛をできるだけ取り除き、残された生命をできるだけ〝生きがい〟のあるように援助することにある。いいかえれば、患者の「個人としての死を全うすることを援助する」ことだといえる。

――ただ、ひどい苦痛のなかで、死をまぬかれえないと知ったとき、わたしなら〝安楽な死〟を望みます。

岡安●苦痛のない死を願うのは当然なことだとおもう。だが、それはケアが十分でないからだということも知っておいてほしい。先の聖ジョセフ・ホスピスのラマートンは、「苦痛のうちに死んでゆくのは、ケアが十分でないからだ。そしてケアを十分しないような人たちが、安楽死をひとつの解決策として提案している」といっている。そして「患者たちが、安楽死を望まないですむようなケアをすることが、我々の責任である。死を望んでいる患者は、正しいケアを受けていないのである」と。

――もしくは〝最後まで〟治療をつづけてほしい。

岡安●たしかにその気持ちもわかる。だが、最後まで治療をつづけるということは、最後まで根治的療法を行なうということでもある。「最後まで治療する」という言葉はきわめて人道的に響くが、それはしばしば患者にとって〝無謀〟を意味することだってある。なぜなら、治療のために患者の大切な「最後の時間」を奪ってしまいかねないからだよ。ぼくは「最後まで治療する」より、どうするのが〝より適切か〟の判断のほうが重要だろうとおもっている。そのうえでの最後までの〝適切な治療〟なら行なわれてしかるべきで、たとえばケアのなかで好転をきたし、患者の希望もあって治癒的治療の可能性が出てきたなら、もちろんその方針を取るのが当然のことだ。しかし、「何もしない」ということがもっとも〝適切な治療〟となることだってありうる。これらの総合が真の意味の〝ケア〟だといえるだろうね。

――わが国のホスピス緩和ケアでは、キュア（治療）とケア（援助）を併行して行なう必要性を主張する人もいますが。

岡安●本来、ホスピス緩和ケアはキュアを行なう場所ではないのであって、いまわれわれがもっとも反省すべきは、ケアの時期にすら、いたずらに抗がん剤療法に終始し、患者の多くが納得しえない死を招いていることにある。

――では、「もう治療の術がない」という場合は。

岡安●キュア（治療）については「もうこれ以上打つ手はない」ということはあっても、ケア（援助）においてはそれはありえない。

――「何の治療もしない」という選択肢……。ありますね、それは。先日わたしが臨死に立ち会ったひとは、胃がんで腹膜に播種があり、抗がん剤治療や抗がん剤の腹腔内投与療法をすすめられましたが、断りました。点滴も断り、いっさいの治療を断り、「何もしない」という選択肢を選びました。それがそのひとの自己決定でした。

岡安●それもひとつの自己決定だね。

――要は、最後まで患者の状態を見極めながら十分なケアを行なうこと、それに尽きると。

岡安●そうね。

――そして、それは患者の自己決定権にゆだねられる。

岡安●そう。

――キュブラー・ロスは、死にゆく患者の心理過程を、否認、怒り、取り引き、抑うつ、受容の五段階に分けました。これは日本人もあてはまりますか。

岡安●わが国では、この「五段階説」とはやや状況が異なるのが一般のようだね。しかし、怒り、抑うつ、取り引きなどはしばしばみられる。こうした場合は、むしろ医療者や家族は逆らわずに、それに付き合っていくことが重要だね。そして、どのような場合も〝患者を離さない〟という態度こそ、もっとも大切だとおもう。いずれにせよ、人間としてもっとも受け容れがたい「死」を前にしている患者であること、その理解を怠ってはならないということだね。

――具体的には？

岡安●あなたもいったように、がん末期患者は〝孤独感〟に耐えられないことが多い。だからそばにいてあげること。患者の〝孤独〟をもっともよく慰めうるのは〝そば〟にいてあげることだ。それに尽きる。そして、つねに理解的態度をもって接すること。ややもすると医療者は自分たちの考えだけを患者に押しつける習性がある。そうした態度が抜け切れていない。そうした場合、いくら表面上は指示に従うような忍耐づよい患者でも、つよい〝怒り〟

や医療者への〝失望〟を示していることが少なくないことを医師は知るべきだろうね。

――そんな経験はおありですか。

岡安●あるよ。それは若い主婦だった。数年来の進行性の呼吸困難をもった慢性肺炎のこの若い主婦が「自然気胸」を併発して、激しい呼吸困難におちいり、臨死の状態となった。医局員やナースとともにベッドの側に行ったわたしに、患者は苦しい息の中から「ありがとうございます」といって、それまで握っていた夫の手を離して、わたしに握手を求めた。わたしも手を握りかえしつつ、「いいえ、きっと楽になりますよ」といい返した。それはそれでよかったのだが、患者はわたしの手を握ったまま離そうとしない。離そうとせずに、「怖いからそばにいて」といった。そこにいた若い夫も、医局員やナースも、わたしがどのように対応するか少なからず関心があったであろうが、わたしは急に若い夫への遠慮が先に立って、「ほかの患者さんのところに行かねばならないので、また来ますから」といって、無理に手を離して患者のベッドを離れてしまった。気になってはいたが、少しあとに患者のもとに引き返したときにはもう患者の意識は消失していて、その日のうちに亡くなった。

わたしはそのときの、医療者としての〝未熟さ〟をいまも苦く思いだす。患者の最期のときを「より平安にする手段があったであろうに」と……。そして患者の死の恐怖と苦しみを分けあう〝アート〟があったのではないかともね。居合わせたある若いナースは、「あの場合は、わたしがもう少し長く手を握ってあげていたほうがよかったとおもう」と後日のミーティングで話してくれた。またある医局員は、わたしの立場では「あれでよかったのではないか」といっていくれた。

――先生の思うところは……。

岡安●あとで思うには、やはりナースの感想のほうが正しいと思う。若い夫の手をもう一度、共に握らせながら何らかの〝慰めの言葉〟を素直にいうべきであったと反省している。

――先の村尾勉さんがこんな体験を話してくれたことがありました。村尾さんの知り合いの若い医師が勤めていた大学病院で亡くなったときのことです。そのとき、その若い医師には許婚《いいなずけ》の女性がいて、臨死の場に同席していたそうです。すると最期を見守っていた師であり内科主任であった教授が、二人の手をしっかり握り合わせてやった。村尾さんはその光景を「忘れることができない」といっていました。やはり、死にゆく人のそばにあっては、医術をもってしてはもはや救いえないとき、医師はただちに立ち去らず、聴診器を外してセラピストになってよいのではないか……。そうもいっておられました。

岡安●そうだね。やはり若い夫の手をもう一度、しっかり握らせてあげるべきだったろうね。

家族も一人の患者

――ターミナルケアにおいてもう一つの重要な問題に、家族への援助があります。

岡安●そうね。家族も患者の一人だからね。家族は、患者の症状の心配から、死への恐怖、看護による直接的な疲労、家庭の経済問題、それに子女の教育のことなど、生活上の問題などをかかえながら、一方で、がんの告知や患者の予後についても家族だけに知らされることもある。その意味からも、家族は二重、三重の重荷を担うことになる。配偶者の場合はとくにその影響が強い。家族も一人の患者。不安や怒り、抑うつ、あきらめなど、家族の精神の変動にも十分気を配る必要がある。

――そうした家族を支えるにはどうすればいいでしょう。

岡安●単なる励ましではだめで、患者と同様、理解的態度で臨むことがたいせつだ。ケースによっては、むしろ患者を支える医療者チームの一員として〝共働〟させることもあっていいだろうとおもう。そうすることで、家族が〝患者の死〟をより積極的にみすえることもできる。また、家族自身の孤独感を除くことにもつながるとおもう。ただ、家族を加えるためには、われわれ自身が理解的態度をもって家族にも接しているかどうかにかかっていることを忘れてはならない。こうした意味からも、よりよいターミナルケアは医師やナースだけでは十分でなく、ソーシャルワーカーや聖職者（チャプレン）、それに友人などを含んでなされることが望ましいとおもう。

――それに家族のグリーフ（悲嘆）ケア。

岡安●そう、家族が愛する者を失ったときの「悲嘆の過程」を理解しておくことも必要だね。上智大学のアルフォンス・デーケン先生は、家族の「悲嘆の過程」として一二の段階をあげている（次表参照）。これを参考にするといいだろう。

――これら一二の段階は必然ですか。

岡安●そうとは限らない。デーケン先生は、複数の段階が重なって現われることもあるとしている。そして、家族が苦痛に満ちた〝挑戦〟に正しく応え、そしてそれが残された家族の人格成長の価値ある機会になるように、援助することもターミナルケア、ホスピス緩和ケアの重要な課題だともいっている。

【悲嘆の過程】……………………………………………………………………A・デーケンによる

①精神的打撃と麻痺状態（一時的な現実からの逃避や現実感覚の麻痺）
②否認（事実の否定的態度）
③パニック
④怒りと不当感（他人にも自分にも向けられる）
⑤敵意とうらみ（医師や看護者にも向けられる。死者にも向けられることがある）
⑥罪意識（死者に対する自分の行為の後悔）
⑦空想形成・幻想
⑧孤独感と抑うつ
⑨精神的混乱とアパシー
⑩あきらめ―受容
⑪新しい希望
⑫立ち直りの段階―新しいアイデンティティの誕生

最期はどこで

――いまや二人に一人ががんになり、三人に一人ががんで死ぬ時代。この「多死時代」に、どこで、どう死を迎えるか。どこで残された最期の時間を過ごすか。どこで人生の終焉を迎えるか……。患者にとって、それは人生最後の課題です。そしてそれは〝自分の人生の最期は自分で決める〟という「自己決定」の総仕上げのときでもあります。

もはや治る見込みが閉ざされ、死が迫っている場合、どこで最期を過ごすか……。施設ホスピスか、緩和ケア病棟か、在宅ホスピスか、それとも……。何を基準に決めたらいいのか。これは患者のみならず家族にとっても重要な問題です。

岡安●だいじなのは施設であれ、PCU（緩和ケア病棟）であれ、在宅であれ、要はケアとその内容だろう。ケアさえ良ければ患者は苦しまずに最期（死）を迎えることができる。

先のラマートンは、「末期において、患者は身体と精神の両面にわたり非常に憔悴しているにもかかわらず、患者がもとめている医療上および社会的な援助に十分こたえていないことが少なくない。地方の家庭医によってささえられている田舎の診療所は、その地域に住む人びとに非常に大きな援助をあたえていることが多い。都市においてこれにかかわる医療を行なっている施設はホスピスと呼ばれている」「患者が一般病院のそなえている多様な、また高価な設備を必要としない状態にあり、しかも自宅療養も不適当な場合、小規模な特別病棟にいるほうがずっとゆきとどいた看護を受けられ、より幸せに感じることが多い」（『死の看護』）と指摘している。そういう意味では東京・大田区の鈴木荘一先生の実践してきた「ミニ・ホスピス」の記録（『ひとはなぜ人の死を看とるのか』、人間と歴史社、二〇一一）は大きな示唆を与えてくれるとおもう。

――あるデータでは八割の人が実現可能・不可能を別として「自宅で最期を過ごしたい」と考えています。なかでも男性のほうが「自宅で過ごしたい」と考えていますが、女性は実現が不可能と考えている人が多い。これは「家族に迷惑や手間をかける」という理由からのようです。

岡安●わが国では核家族化が進んでいるとはいえ、家族の意義は大きい。なぜなら、患者が最も多くを期待するのも家族だからね。もっとも患者によっては、いまいったように「家族に迷惑や手間をかける」といった、家族への負担になることを苦痛としている患者もあるけれど、それだけ家族の占める意義が大きいともいえる。なかには、家族に会うことだけが〝余命〟の意味と思っている患者さえいる。われわれはその心情を十分理解し、その実現に協力的でなければとおもう。そうした意味からも、在宅のターミナルケアの向上が必要だとおもう。ただし、在宅ホスピスが国の医療費抑制のための低医療政策として、「医療の質」いわゆる〝低医療〟と同時に論じられてはならない性質のものだということも強調しておきたい。

――一方で、いまいわれた「在宅」での医療の質、緊急時の体制に不安を感じています。ひとつは症状のコントロール。それがうまくいけば、最期まで自律して過ごすことが可能です。それと地域医療、訪問看護との連携。たしかに現在、在宅療養支援診療所（在療診）は一二、〇〇〇カ所に達していますが、しかし患者に二四時間対応し、月に二回以上定期的に訪問するという在宅療養支援診療所の条件を守っているところはいったいどれくらいあるかとなると少し心もとない。在宅療養が普及するには医師の訪問診療だけではなく、訪問看護が発展することが必要です。ターミナルケアは看護に始まり看護に終わると先生はつねづねいっておられるように、末期がん患者のケアの中心は〝看護〟なのですから。

岡安●よりよい医療、そしてターミナルケアの精神は、いい換えれば現代の〝死の看とり〟とは、現代の医療の〝進歩〟と〝欠陥〟をふまえた看護の中から出発し、看護に終わるともいうべきではないかと、ぼくはおもっているよ。そのような意味から、わが国のナースがその魅力と能力を十分に発揮できるように、教育と医療環境の革新を、末期患者とその家族のために、われわれはつよく志向していかなければならないとおもう。そしてそれは、よりよいターミナルケアのための医師の責任でもあろうとおもっている。

――「自宅で療養し、必要になったら緩和ケアの医療施設（PCU）に入院したい」という人も多いですね。わたしもできれば死の直前まで仕事をして、自律できなくなったら施設ホスピスかPCUを希望しますね。そして、最期の時間を故郷喪失者として〝ふるさと〟を遠望し、望郷したいです。

岡安●ラマートンは、「都市において必要とされるのがホスピスである」ともいっている。このラマートンの見解は、わが国においても、都市化、核家族化、そして〝東京砂漠〟といわれるほどの〝非情〟が各都市に進行しているので、当然あてはまるとおもう。――するどい指摘だと思います。「都市において必要とされるのがホスピスである」というテーゼは、われわれに「都市とは何か」を問いかけているようにもおもいます。

『故郷』という歌に「こころざしを果たして　いつの日にか帰らん」とあるように、かつては

田舎から都会へ出てきてもいずれは帰郷していく、そういう記憶の場所でした。それが人間としての生き方だった。けれど一九六〇年代の高度経済成長をへて、集団就職してきた若者や大学に進学してきた学生が〝ふるさと〟へ帰らなくなってしまった。労働力として、あるいは「都市は人間を自由にする」という都市神話のもとで都会へ出てきたまま帰らなくなってしまった。しかしそれは「幻想」にすぎなかった。「あこがれ」にすぎなかった。

かつて東北から集団就職で出てきて、東京に住み始めた都市移住者の一代目は、ふるさとをなつかしみつつ、〝東京砂漠〟という冷たい都会の人情のなかに死んでいくことになる。それが私たち「団塊の世代」です。自由を求めて都市に出てくるとき、自分を抑圧していたように感じて捨ててきたもの、あるいは見ないようにしてきたものが都市移住者にはあります。それが「原郷」です。その結果、都市移住者は「故郷喪失」という精神史的ドラマの果てに帰属する場所を失った〝根こぎ〟の状態になってしまった。

求めた「自由」の先に何があったのかを、もはや私たちは知っています。職業を自由に選べることが、親子や兄弟（姉妹）をバラバラにすることだとも知っています。〝孤独〟もそこから派生するのも知っています。しかしそれは都市の「自由の代償」として甘受しなければな

らなかった。そうした現実を知ってしまったのは「幸せなことなのか」……。そう考えることが「リアリズム」というものでしょう。まさに私たちはリースマン*（一九〇九〜二〇〇二）がいった「孤独な群衆」です。自分のなかにある伝統的な内面的価値を失った状態です。いま死を前に、この状態をもたらした文明は「果たしてよかったのか」という問題の突きつけを、私たちは受けているわけです。

岡安●それが都会のホスピスの意義だと……。

――ええ、そうです。以前、松本健一さんの「思想伝」（全三巻）の第一巻として『思想の覚醒』という本をつくりました。そのとき、歌人の阿木津英《あきつえい》さんが次のような書評（熊本日日新聞、平成二五年八月四日）を書いてくれました。

「原郷（パトリ）」とは、自然な生まれ故郷というより「じぶんの本来いるべき場所」「せめて死にのぞんでは帰ってゆきたいと考える」場所、つまり「じぶんの精神（エートス）の〝根〟の場所」であるという。またそれは、この顔、あの場所、と具体的特殊な相貌を持つところにあるという。かつて日清戦争に従軍した田山花袋《たやまかたい》が『一兵卒』を書いた時代、故郷と原郷の間には、いまだ不気味な亀裂は入っていなかった。昭和の戦争の死者たちの時代になると、そこには「国家」が介在するようになり、やがて戦後の高度成長期を経てわたしたちは故郷喪失者となっていく。原発立地地区やダム建設地区、高速道路や新幹線の横断する新興住宅地を思えばよい。生まれ故郷にあってさえ、わたしたちは故郷を喪失するのでだ。こうして人々は「精神（エートス）の〝根〟の場所」を失い、その言葉の

＊リースマン David Riesman。一九〇九〜二〇〇二。アメリカの社会学者。ハーバード大学教授。大衆社会における人間類型（他人指向型）を鮮明に描き出した著作『群衆の孤独』（一九五〇）でその地歩を確立した。工業化に成功し豊かさ便利さを手にした大衆社会と呼ぶべき状況が出現し、かつての習慣・伝統に依拠した行動指針をもつ（伝統指向型）や宗教や伝統の制約から解放され、内面の理性を頼りに行動する（内部指向型）のような人間像は過去のものになりつつある。他人指向型の人間は他者の期待や好みに敏感になり、他者と同調することを行動指針とするようになり、大勢のなかにあっても一人ひとりの人間は孤独である、と唱えた。

〝根〟を喪《うしな》っていく。現代の故郷喪失者たちは、原郷をどこにどのように見出すのだろうか」（一部抜粋）

そういえば、むかしは「死の風景」はありふれた日常でした。田舎での「死の風景」は「原郷」のひとつでした。

岡安●そうだった。「臨死今昔」にも書いたが、一九六〇年代の農村では病因はなんであれ「在宅死」がふつうの風景だった。それこそ医者が〝死の床〟に呼ばれるのは「臨終」を告げるためだったといっても過言じゃなかった。ぼくが行くと、患者の家にはすでに近所の人や親族が詰めていて、その間をぬって患者にたどり着くというありさまだった。だけど、自分の家で、親しい人たちに囲まれて、納得して看とられていく様は、だれの干渉をも許さない〝威厳〟と〝尊厳さ〟がそこにはあった。医療的ケアは十分とはいえなかったけれど……。

――人は自宅で死ぬもの……。だれもがそう思っていました。それが一九七七年を境に、自宅から「死の風景」が消えていきました。現在約八〇パーセントの人が病院（施設）で亡くなっています。これは何を意味するのかと考えたとき、それはいみじくも「死の風景」が消えていくのと同期して「原郷」が失われていったようにも思われます。

岡安●文明論としてはそうだろうね。いま気になるのは、仏あるいは仏法という人間至上の願いすらも暗いイメージと化して、医療者を含めて人びとの多くは死をただタブー視していることだ。それなのに葬儀だけは死者自身を離れて、生者の義理や虚栄によって盛大に行なわれている現状は、それこそ〝疎外〟のカモフラージュにすぎないのではないか……。そんな疑念を抱かざるをえない。それらは「生命の質」を正視していない仕業ともいえるのではないだろうか。

いまぼくは、最期の〝生〟に最上の憩いを与え、患者一人びとりの死を〝死なしめん〟とするホスピスの本来の意義が深く認識されることを願っている。そしてそれは、施設のいかんを問わず、ターミナルケア、ホスピス緩和ケアの精神として、われわれに託されているものではなかろうかとおもう。

――それが「ホスピス・マインド」でしょう。

岡安●死のタブー視は生の尊重にはならない。むしろ死を直視することこそ、生を尊重することに結びつき、末期患者の「生命の質」が正しく評価されることになると、ぼくはおもうのだが……。

原郷への回帰

――鹿児島に「知覧」というところがありますね。

岡安●特攻隊の基地があったところね。

――そうです。ご存じのとおり、ここは太平洋戦争の末期、特攻隊の基地でありました。もっといえば、「特攻」に行った若者がこの世で最後の人間的なコンタクトをもった〝最後の地〟ともいえます。彼らはこの最南端の基地から〝南の空〟に向かって飛び立って行きました。その光景はある種、「原郷」への回帰、ふるさとへの回帰を想起させます。

平安時代の初め、〝南の海〟のはるか彼方に「補陀落（ふだらく）」という「浄土」があるという信仰が生まれ、熊野灘や高知の足摺岬などから行者たちが小船に乗り、その船をクギで密閉して、わずかばかりの水と食糧を積み、南（浄土）に向かうという習俗がありました。それが「補陀落渡海」です。「補陀落渡海」は、観音浄土を現世に求め、あえて〝生身〟のままで海を渡っていく。生きながら観音浄土へ、観音菩薩の浄土・補陀落世界に行く……。その信仰に魅せられて、多くの修行者や人々が小船を仕立てて太平洋の南方海上の彼方に消えて行きました。

これを「特攻隊」に重ね合わせると、飛行機の中にみずからを閉じ込めて南へ向かって飛び立ち、散っていった特攻隊の若者の行為のなかに、どこか「補陀落渡海」と通底する〝民俗の記憶〟にたどり着きます。この民俗の心という心性、精神のあり方は、死に方としてはかなり潔い。

岡安● 高潔だね。

――若者たちが最後に見る日本、南へと飛び立っていく前の最後の日本、これから〝ほんとう〟のふるさとへと還っていく日本本土の最後の地……。それが「知覧」だった。そういう言い方もできます。

岡安● なるほど。

――どんな人でも最後は〝ふるさと〟に帰る。あるいは、自分のエートス（心性）にいちばん深く根ざしているところに帰っていく。魂とはそのような志向をもっているのではないでしょうか。

岡安●〝プネウマ〟(風)だね。

死の超克

――先ほど「死の恐怖」についてうかがいましたが、ひとはいかに死の恐怖、死の不安におびえながらも、結局はそれを受け容れてゆく。いや正確にいえば受け容れざるをえない。どんなにあがこうが、あらがおうが、受け容れざるをえないのです。それが凡人の「死の受容」の姿でしょう。しかし、過去にみごとなまでに死を受容し、超克したひとがいます。

岡安●ほう。だれかね、それは……。

――山岡鉄舟(一八三六~一八八八)です。

岡安●山岡鉄舟といえば、戊辰戦争のときに、駿河(いまの静岡市)まで行って、単身乗り込んで、西郷隆盛に勝海舟の「江戸攻撃中止嘆願」の手紙を届けた人だよね。いわば江戸の町を救った英傑。

――ええ。西郷隆盛を説いて勝海舟との会談を成立させたひとで、江戸無血開城に貢献した一人です。手紙には「江戸幕府は恭順の意を表し、慶喜は謹慎しているゆえ、江戸攻撃で日本を混乱させてはならぬ」と書かれていました。

幕末に「三舟」というのがいまして、勝海舟(一八二三~一八九九)・高橋泥舟(幕臣。一八三五~一九〇三)・山岡鉄舟がそうですが、この「三舟」が幕末を終焉させ、日本の新たな方向を決定づけたといわれます。松本健一さんは『幕末の三舟』（講談社、一九九六）のなかで、勝海舟は合理主義にもとづいた政治的ビジョンとアイデアと機をつかむに優れた政治的人間として、高橋泥舟は忠義を尽くすが引き際を知って隠逸・風流に生きることも知った人、そして山岡鉄舟は政治的人間ではなく、自分に与えられた役割を一途に尽くす至誠の人として描いていました。

さて、その山岡鉄舟です。鉄舟は胃がんでした。死因は胃穿孔による腹膜炎でした。明治二一年（一八八八）七月一九日のことです。その日の明け方、カラスの鳴くのが聞こえたそうです。これを聞いて鉄舟は、「腹張りて　苦しき中に　明烏（あけがらす）」と辞世の句を吟じたということです。そして、その日の午前七時半、浴室に行って身を清め、白衣（びゃくえ）に着替え、九時に一時病床に正坐したのち、立って四尺ばかり前に進み、そこで皇居のほうに向かって結跏趺坐《けっかふざ》の形をとりました。さすがに呼吸は苦しそうだったといいます。土方宮内相（土方久元。一八三三〜一九一八）が勲記、勲章を伝授するのを拝受し、やがて周囲のすすり泣きのなかで、九時一五分、瞑目して大往生をとげたとあります。享年五三。その手には白扇を握り、顔はわずかに微笑みを含んで、弔問客はその死を疑ったといいます。

勝海舟はそのときの様子をこう語っています（勝部真長著『山岡鉄舟の武士道』）。

「山岡死亡の際は、おれもちょっと見に行った。明治二一年七月一九日のこととて、非常に暑かった。当時、正午前、おれが山岡の玄関まで行くと、息子、今の直記が見えたから『おやじはどうか』というと、直記が『いま死ぬるというております』と答えるから、おれがすぐ入ると、多勢人も集まっている。その真ん中に鉄舟が例の禅坐をなして、真っ白の着物に袈裟をかけて、神色自若*と坐している。おれは座敷に立ちながら、『どうです。先生、ご臨終ですか』と問うや、鉄舟少しく目を開きにっこりとして、『さてさて、先生よくお出でくださった。ただいまが涅槃の境に進むところでござる』と、なんの苦もなく答えた。そこでおれも言葉を返して、『よろしくご成仏あられよ』とて、その座を去った。少しく所用あってのち帰宅すると、家内の話に『山岡さんが死になさったとのご報知でござる』というので、『はあ、そうか』と別に驚くこともないから聞き流しておいた。その後、聞くところによれば、おれが山岡に別れを告げて出ると死んだのだそうだ。そして鉄舟は死ぬ日よりはるか前に自分の死期を予期して、間違わなかったそうだ。なお、また臨終には、白扇を手にして、南無阿弥陀仏を称えつつ、妻子、親類、満場に笑顔をなし、仏果の霊験を示しつつ、妙然として現世の最後を遂げられたそうだ。絶命してなお、正座をなし、びくとも動かなかったそうだ」……。

岡安● 海舟も海舟だが、鉄舟も鉄舟だね。さすが幕末の修羅場をくぐり抜けた二人。みごとだよ。

——鉄舟はつねづね「命を捨てたほどさっぱりしたことはない。維新のころ、幕府と朝廷の間に立ち、西郷に談判に行った時ほどきれいなことはなかった。からだの底から水で洗ったような気持ちがした。もとより、身命を抛捨《ほうしゃ》してかかった。『身を捨てて浮かぶ瀬ぞあり』を実験した」といっていたそうです。

＊神色自若（しんしょくじじゃく）「神色」は精神が顔に現れた色のこと、「自若」は大事のときにも落ち着いて平然としていること。

岡安●その胆力、無私の精神はどこからきたのだろうか。

――勝海舟がいうには、それは「禅理」から得た〝悟り〟だそうです。「鉄舟の武士道は、仏教すなわち禅理から得たのである。山岡も、滴水、*洪川、*独園*などの諸師について禅理を研究し、かえって諸師以上の禅理を悟り得たものである」……。かなわないですね、昔の人には。

岡安●そういう人がいたんだよ。昔は……。

――しかも、自分の始末も忘れなかった。鉄舟は貧乏でしたが、一分銀三粒を刀に結んで決して使わなかったそうです。自分の死体を始末する費用の用意だけは忘れなかった。鉄舟にとっての課題は「みごとに死ぬ」こと、そしてそれは臨終の瞬間を端正に振る舞うことにあったように見えます。

岡安●サムライの美学だろうね。

――山岡鉄舟はいま自らが建立した「全生庵」（台東区・谷中）に眠っています。入り口の右手には大きな桜の木があって、その下には孫文の揮毫した「山田良政」の慰霊碑が建っています。ちなみに鉄舟の夫人は髙橋泥舟の妹です。

他力

――正岡子規*（一八六七～一九〇二）もまた、苦悶しながらも死を超克したひとりでした。阿鼻叫喚《あびきょうかん》ともいうべき凄絶な病苦との闘いにあって、絶叫号泣しながらこう書いています。

＊滴水　由利滴水（ゆりてきすい）のこと。幕末から明治にかけての臨済宗の僧侶。一八二二～一八九九

＊洪川　今北洪川（いまきたこうせん）のこと。幕末から明治にかけての臨済宗の僧侶。一八一六～一八九二

＊独園　荻野独園（おぎのどくおん）のこと。幕末・明治の臨済宗の僧侶。一八一九～一八九五

「誰かこの苦を助けてくれるものはあるまいか。誰かこの苦を助けてくれるものはあるまいか」（傍点・子規）……。

岡安●正岡子規の病気はたしか脊椎カリエスだったね。

――そうです。その子規が『病牀六尺』（明治三五年六月二日）で、苦悩のなか、たどり着いた「悟り」についてこう書いています。

「余（よ）は今まで禅宗のいはゆる悟りといふ事を誤解して居（い）た。悟りといふ事は如何（いか）なる場合にも平気で死ぬる事かと思つて居たのは間違ひで、悟りといふ事は如何なる場合にも平気で生きて居る事であつた」……。

悟りということはいかなる場合にも平気で死ぬことではなくて、いかなる場合にも〝平気で生きている〟ことだというのです。すごい言葉ですね。

岡安●そうだね。いかなるときでも平気で生きていること……。それは死の翳《かげ》を意識しながらも、ふだんどおり淡々と生きてゆく。それがまさに子規の到達した「悟り」の心境だったんだろうね。

――この言葉にわたしは「生きる意味」を教えてもらいました。わたしは若いころから自殺念慮があったのですが、死ねなかった。自殺しえなかったのは、〝平気で〟死ねなかったからです。正直にいえば、死が恐ろしかった。それがいま「肺がん」という病を得て、死を身近に意識したときにわかったことです。

岡安●〝気づき〟だね。

＊正岡子規　まさおかしき。本名・常規（つねのり）。伊代松山の人。東京大学国文科中退。大学予備門で夏目漱石を知る。在学中から俳句を研究、新聞『日本』の記者となり、『獺祭書屋俳話』を連載して俳句革新運動を展開。さらに『俳諧大要』を執筆、また『蕪村句集』を発見して『俳人蕪村』を執筆。このころから病床に伏す。『ホトトギス』を中心に俳句活動を展開し、写生俳句・写生文を提唱。一方『歌よみに与ふる書』で短歌革新を試み、根岸短歌会を結成、後続の文学に大きな影響を与えた。句集『寒山落木』、歌集『竹の里歌』、随筆『病牀六尺』、日記『仰臥漫録』がある。

──「誰かこの苦を助けてくれるものはあるまいか」……。と書いた子規ですが、〝ある人〟から得心のいく手紙をもらったとあります（『病牀六尺』四十二）。これがまたすごいのです。それこそ「病」と「死」と真向かう〝極意〟が書かれています。読んでみます。

「今朝起きると一封の手紙を受取つた。それは本郷の某氏より来たので余は知らぬ人である。その手紙は大略左の通りである。

『拝啓昨日貴君の「病牀六尺」を読み感ずる所あり左の数言を呈し候。

第一、かかる場合には、天帝または如来とともにあることを信じて安んずべし。

第二、もし右信ずること能《あた》はずとならば、人力の及ばざるところをさとりて、ただ現状に安んぜよ、現状の進行に任ぜよ、痛みをして痛ましめよ、大化のなすがままに任ぜよ。天地万物わが前に出没隠現《いんけん》するに任ぜよ。

第三、もし右二者共に能はずとならば号泣せよ、煩悶せよ、困頓《こんとん》せよ、而して死に至らむのみ。

小生はかつて瀕死の境にあり肉体の煩悶困頓を免れざりしも右第二の工夫によりて精神の安静を得たり、これ小生の宗教的救済なりき、知らず貴君の苦痛を救済し得るや否を敢て問ふ、病間あらば乞ふ一考あれ（以下略）』

この親切なるかつ明鬯《めいちょう》平易なる手紙は甚《はなは》だ余の心を獲《え》たものであつて、余の考も殆《ほとん》どこの手紙の中に尽きて居る。……」

岡安●まさにスピリチュアルケアだね。

――ほんとにそうですね。パウロの手紙のなかの「風に己を委（まか）せきってお生きなさい」（ガラテア書5-16　井上洋治訳）と通底します。そしてこの〝風〟が「プネウマ」ですね。「お委（まか）せする」というのは仏教では「南無」で、「帰命」するという意味ですが、これは良寛（一七五八～一八三一）さんの「災難に遇う時節には災難に遇うがよく候　死ぬる時節には死ぬがよく候　是はこれ災難をのがるる妙法にて候」とも同意ですね。「災難に遇ったらあわてず騒がず災難を受け入れなさい、死ぬ時がきたら静かに死を受け容れなさい、これが災難に遇わない秘訣です」……。

さて、この〝某氏〟というのがどうやら「清沢満之《きよさわまんし》」（一八六三～一九〇三）という人らしいのです。清沢満之は東大の哲学科を卒業後大学院に進み、常に首席で特待生、東大在学中は哲学をフェノロサ*（一八五三～一九〇八）に学び、ヘーゲル（ドイツ観念論哲学者。一七七〇～一八三一）の思想に示唆を得たひとでした。弟子の暁烏敏《あけがらすはや》（一八七七～一九五四）は宮沢賢治の父・政次郎が主宰する会に講師としてたびたび花巻を訪れています。

岡安●そう、賢治が小学生のときに、暁烏敏が大沢温泉に夏期仏教講習会のために訪れている。そのとき、賢治は父親の政次郎に命じられて暁烏敏の世話を受けもち、法話の席ではおとなたちにまじって、きちんと正座をして話に聞き入っていたというね。

――ええ。この夏期仏教講習会は政次郎がたいへん力を入れていたらしく、暁烏敏のほかに釈宗演《しゃくそうえん》（臨済宗の僧侶。一八五九～一九一九）、近角常観《ちかずみじょうかん》（真宗大谷派僧侶。一八七〇～一九四二）、村上専精《むらかみせんしょう》（仏教史学者。一八五一～一九二九）など、錚々たる仏教者が来ていたよ

＊フェノロサ　Ernest Francisco Fenollosa。アメリカの東洋美術史家。ハーバード大学卒業後、エドワード・モースの紹介で一八七八年来日し、東京大学で政治学・哲学・理財学などを講じる。一八八〇年文部省に掛け合い美術取調委員として岡倉天心を助手に京都・奈良で古美術の調査。滅亡寸前の日本画の復興を提唱し、日本画家たちに覚醒を求める講演を行なう。一八八四年美術団体「鑑画会」を設立、狩野芳崖・橋本雅邦らに影響を与えた。東京美術学校設立後は美術史教授として天心とともに新日本美術運動の中心となり、一八九〇年帰国後もボストン美術館東洋美術主管として日本美術の紹介に尽力した。ロンドンで客死。

うです。

さて、その清沢満之ですが、その後、浄土真宗の東本願寺に入り、哲学から宗教への転換を図ります。それは有限相対の世界から無限絶対への転換でもありました。考えに考え、考えぬいて、かれは絶対の仏に帰依する安心の境地に達します。その境地を彼は「精神主義」と呼び、「他力信仰」の内面的深化を追求、思想界全体に影響を与えました。清沢が出るまでは「他力信仰」などはだれも問題にしていなかった。司馬遼太郎さんは「清沢満之のこと」（『歴史と小説』）のなかで、「《仏、極楽は実在するか》と問われたとき、清沢は信仰的事実である、と答える。……神仏は存在する。つまり神仏が存在するから信ずるのではなく、信ずるから存在するのである。つまり絶対的世界に神仏・極楽が存在している、というものであった」と書いています。先生はいかがでしょう。

岡安●「仏、極楽は実在するか」というのもすごい設問だけど、「神仏が存在するから信ずるのではなく、信ずるから存在するのである」というのはそうだろう。

——清沢のいう「宗教的救済」というのは。

岡安●他力本願をいっているのではないか。救われるというのだから「他力」だとおもう。

——キリスト教は「他力」ですか。

岡安●キリスト教は徹底的に「他力」だね。神を認める、神に従う、ということが基本だとすれば「他力」以外にない。ただ、キリスト教も牧師の説教の仕方によっては自力的なものになる可能性がある。とくにプロテスタントはそうだろうね。

——先生はいつから「他力」ですか。

岡安● 二三歳のときかな。肺炎になったあとからだとおもう。

言葉

——「言葉」というものは、いい表せきれない〝万感の思い〟を敢えていおうとする切なさにおいて成立するものです。そのことからいえば、患者の吐く最後の言葉は〝いのち〟を賭けたもの。宮沢賢治を引くまでもなく、全霊を傾けたとっさのできごとです。愛と慟哭《どうこく》がそうであるように、いうにいわれぬ思いを表現する。そこには無限に満ち足りぬものがあるかもしれない。自分の望みを果たそうとして果たしえなかった、人間の無念さに似たものがつきまとう。これは生への執着といってもいいと思います。

人間の発した言葉のなかで、もっとも美しいのは「相聞*」と「辞世*」でしょう。

岡安● たしかに、精神のいっさいの営みにおいて、美しさは「相聞」と「辞世」以外にないかもしれないね。

——それと「殉ずる」……。これ以外にどんな、いかなる正確な認識方法があるでしょうか。

岡安● ない。

——医師は、患者の沈黙の裏にある嘆きや悦びや誠意を忘れてはならない。心の底にうずく慟哭に鈍感であってはならないとおもうのです。松本健一さんの言葉を借りれば、「思想は論理である以上に、生きかたの問題である。主体のエートス（心性・精神）の問題である。

＊相聞　相聞往来の意で、親子・兄弟・友人間の愛情を示したもの。

＊辞世　この世に別れを告げること。死ぬこと。死に際に残す詩歌。

おもうに、ひとは思想によって生きてゆくのではなく、生きかたそのものが思想なのである。……けれど生きかたそのものに思想をみずして、どうしてひとの沈黙のなかに言葉をみることができようか。光の背後の闇をみることができようか。生者の足元に無数の死者の影をみることができようか」……。

岡安● そういうことだね。

「ラ・マンチャの男」

——とうとう対談も最後になりました。今回は「見果てぬ夢」です。いつだったか、先生と松本幸四郎主演のミュージカル『ラ・マンチャの男』を観に行ったことがありましたね。帝国劇場でした。

岡安● あったね。圧倒されるほど感動したのを覚えてる。それにしてもあなたの感動ぶりには圧倒されたな。うち震えるほどの感動にむせぶとはこういうものかと思ったよ。真のファンとはそのようなものなのだろうと思った。

——一九歳のときから、市川染五郎のときからずっと観ています。原作はご存じのとおり、スペインのミゲール・デ・セルバンテス*（一五四七〜一六一六）の「ドン・キホーテ」ですが、ミュージカルはデール・ワッサーマン*（二〇〇八年没）の脚本です。

岡安● いやしかし、ワッサーマンの脚本といい、幸四郎の熱演といい、原作の精神をいまに復活させて、心から魅了されたよ。感動してやまなかった。あとになって「ドン・キホーテ」

＊ミゲール・デ・セルバンテス　スペインの作家。マドリードの近郊に生まれ、父が貧しい外科医だったので、正規の学校教育はほとんど受けていない。一五六九年イタリアに赴き枢機教の侍僕になりイタリアの文芸に親しく接した。一五七〇〜一五七五年、兵役に服し、一五七一年「レパントの海戦」で左手を失った。一五七五年帰国の途中海賊に襲われ捕虜となりアルジェで奴隷生活を送るが、一五八〇年身請けされて帰国。一五八四年には一八歳も年下の娘と結婚し、翌年牧人小説『ラ・ガラテア』を処女出版。その後いくつかの戯曲を書いたのち、文筆を捨てて海軍の食糧徴発係や滞納税金の徴収吏となるが、そのころから執筆を始めていた『ドン・キホーテ（第一部）』が一六〇五年に出版され、世の喝采を博した。その後一六一五年に『ドン・キホーテ（第二部）』を著し、彼の名を不朽にした。

が*ウィリアム・オスラー（一八四九～一九一九）が医学生にすすめた「*ベッドサイド・ライブラリー」の一〇冊の中に入っていることを思いだした。原作を読んだころには感じなかったんだが、あのときの感動は、オスラーがライブラリーの一〇冊に入れた真意が理解できたようにさえおもった。

――なつかしいですね。すこし〝あらすじ〟をたどってみましょうか。

舞台は一六世紀のスペイン……。セルバンテスは教会を差し押さえた罪で宗教裁判を受けるため牢獄へつながれます。まわりは極悪人を含む囚人たち。そこで即興劇「ドン・キホーテ」が劇中劇として始まります。キホーテがアロンソ・キハーナになり、騎士物語を読みふけるあまり現実と物語の区別がつかなくなり、自らを「ドン・キホーテ」と名乗り、サンチョをお供にロバのロシナンテに乗って旅に出かけます。

岡安● そうだった。

「聞けや　邪なるものよ　醜きものどもよ」……。

――中略します。精神科医のカラスコ博士がいいます。「いまのこの世に騎士などはいない。三〇〇年も前に姿を消しているのだ。それが事実だ！」。キホーテは答えます。「事実は真実の敵なり」……。これを聞いた岡安先生が、「検査データは事実だが、そのひとの真実ではない」といわれました。

岡安● そうだった？

――わたしはその言葉に感動しました。そしていま肺がんの身になってみれば、ますますこ

＊デール・ワッサーマン　アメリカ・ウィスコンシン州生まれ。脚本家。名作「ドン・キホーテ」の作者セルバンテスを主人公にしたミュージカル『ラ・マンチャの男』の脚本を書いた。一九六五～一九七一年までニューヨークでロングラン公演され、トニー賞を受賞。世界中で公演され日本では松本幸四郎が一〇〇〇回以上の公演を行なっている。『カッコーの巣の上を』も代表作。

＊ウィリアム・オスラー　カナダの医学者・内科医。トロント大学で聖職者を目指したが、のち自然科学に対して強い関心を抱くようになり、医学へ転向した。ロンドン、ライプチヒ、ウィーン等で研究に従事。ジョン・ホプキンズ大学教授となる。また医学教育にも熱意を傾け、今日の医学教育の基礎を築いた。狭心症の権威。医学史家としても有名。

の言葉が輝きをもってきます。たとえ検査のデータ（事実）が悪くとも、それがわたしのすべて（真実）ではない。データという事実だけに振りまわされてはならないと……。

岡安●自分を見失わないためにもね。たいせつなのは、その奥にある本当の自分だから。

——ええ。そしてキホーテは「憂い顔の騎士」という称号をもらいます。そのとき牢の外から声が……。さて喚問か。セルバンテスは動揺し、現実に引き戻されます。ある囚人が投げかけていいます。「理想など無駄なものだ」「人間はもっとあるがままの人生に折り合いをつけていかねばならないのだ」……。セルバンテスは答えます。

「私はこれまでありのままの人生というものを嫌というほど見てきた。……息をひきとる仲間を両の腕に抱いたこともある。彼らはみな、うつろな目をして、おれはなぜこうして死んでいくのかと私に聞いていたのではない。いままでこんな人生なんのために生きてきたのかと私に聞いていたのだ。ああ、人生自体がきちがいじみているとしたら、ではいったい、本当の狂気とは何か？　本当の狂気とは。夢におぼれて現実を見ないのも狂気かもしれぬ。現実のみを追って夢を持たないのも狂気かもしれぬ。だが、いちばん憎むべき狂気とは、あるがままの人生に、ただ折り合いをつけて、あるべき姿のために戦わないことだ」……。

岡安●クライマックスだ。それにしても四〇〇年前もいまも、人間の本質は変わらないね。

——劇は終盤。キハーナは病床にいます。げっそりとやつれ、目はうつろ。もはや騎士遍歴もただの夢……。そこにサンチョがやってきます。眠っていたキハーナがサンチョに気づき、「おまえはことわざのいっぱいつまったこえた袋じゃったな」。そこにドアをたたく音がし、

＊ベッドサイド・ライブラリー
①旧・新約聖書
②シェイクスピア
③モンテーニュ『エッセー』
④プルターク『英雄伝』
⑤マルクス・アウレリウス『自省録』
⑥エピクテトス『要録』
⑦トマス・ブラウン『医師の信仰・壷葬論』
⑧セルバンテス『ドン・キホーテ』
⑨エマソン『エマソン選集』
⑩オリバー・ウェンデル・ホームズ『朝の食卓』シリーズ

アルドンサが現れます。しかしキハーナは彼女が誰だかわからない。

「わたしを覚えてないの?」「わしは長らく病気でな……」

「あんたはわたしの何もかもを変え、ドルシネア姫と呼んでくれたひと……」

アルドンサは静かに歌いだします。

「ドルシネア……わが思い姫ドルシネア」……。

その歌にキハーナの記憶がよみがえり、「あれは夢ではなかったのか」……。

「あんたはわたしに夢の話をした。騎士遍歴……どうして戦をするのかや勝ち負けは問題ではないとか……」「話してくれ」……。アルドンサが歌います。

「夢はみのりがたく　敵はあまたなりとも　胸に悲しみを秘めて　われは勇みてゆかん」

それにつづくようにキハーナは歌います。

「道はきわめがたく　腕はつかれはつとも　遠き星をめざして　われは歩み続けん」……。

すべてを思い出したキハーナはキホーテに戻ります。

「騎士にとって病などなんであろう。負傷などとるに足りぬ。倒れてもかならず起き上がるのだ……。いくぞサンチョ!」……。そういって立ち上がり、歌います。

「聞けや邪《よこし》まなるものよ
醜きものどもよ
いまや来たれり
汝らの崩れ去るときが

われこそドン・キホーテ
ラ・マンチャの騎士
われを呼ぶさだめ」

……が、病には勝てず、「ああ！」といってくずれ落ち、力つきます。

悲嘆にくれるサンチョに、アルドンサは告げます。

「ドン・キホーテは死んではいない。……わたしの名前はドルシネア」

芝居が終わり、セルバンテスは裁判に召喚されます。そのとき牢名主がいいます。

「ドン・キホーテはおまえの兄弟か？」

「おお、神よ！　救いたまえ。われら二人とも、ラ・マンチャの男です」

岡安先生、ぼくたちはラ・マンチャの男ですか？
岡安●ああ、そうかもしれないね……。

わが青春譜

【想亡友】

新治《にいばり》という駅だ
こんな駅があるなんてことを
ぼくは気がつかなかった
そうだ　君はもちろん知っていたろうね
ほんとに今どこにいるんだい　君は
筑波山が目の前なんだよ
いったいどこへ行ってしまったんだろう
去年の夏　君はたった一人のみちづれと
ここを通ったはずだ
あすこの林も
ここらすすきの原も
君はきっと二人で見ていたはずだ
それだのに　今日
君はどこへ行っているのだろう
《新治筑波をすぎて幾夜かねつる》
やっぱり　それでは
あんなにしたっていた尊い方の
後を追ってしまったのだろうか
あの峰の白雲のむこうをもう
旅立ってしまったのだろうか
《夜には九夜《ここのよ》　日には十日を》
尊い方の歩まれた道を　君は
どこまでもあゆもうとしているのだろうか
そんなにきびしく　はるかな道を
どうして歩いて行かねば
すまされないというのだろうか
ああ　また雲が昇ってゆく
けれども　ぼくはもうここを離れなければ
ならないんだ

（故・鳥海俊雄追悼）

【一九五二年の恋愛】

これから五千年もたつと科学も信仰も
たいへん進歩して　化石をほりだしながら
その人間がどんなこころをもって
生きていたかさえわかるようになる
そのような時になって
私と妹とを掘り出す人が
どんなにお互いの
ほんとうの幸福《さいわい》を祈りながら
愛しあっていたか
たまげるほどになってみたい

【晩鐘】

あじけなく生くる人のみ多き日は
まなじりさけんごとく山みる

あかつきを富士は真白にそびえたり
くにをいやさん男児《おのこ》道ゆく

【飢餓陣営】

『天高く馬肥ゆる秋』

私らがかつて経験してきた秋は、多少の差こそあれ、かく実りの旺盛を喜び歌ったものであった。

しかし、今、吾々《われわれ》の秋、そして冬とはいかなるものであるか。

この国の歴史において飢餓という言葉が、かくも大きく、しかも深刻な響きをもったことはかつてなかったであろう。私はこの折、よせる現実の大波に対《むか》い、あたふたとさ迷うのである。しかし、一日混雑と塵埃《じんあい》の中にもまれ、夕暮一人家路をたどるとき、私ははげしいなつかしさの内に宮沢賢治の詩《ことば》を祈りをこめて想わないではいられなくなる。そしていまはこれが一つの習慣にさえなってしまったのである。

それはきまって不思議にも新しい力と輝かしさとをもって、いつの間にかすべてを包んでしまう。そしてその時、私はもう迷妄からはほど遠い現実への意欲の中を歩んでいる。

こんなことは自分でもなかなか説明し尽くせることではないが、次のことだけは確言し得ると思う。

すなわち宮沢先生は現代人にとって切り離し得ない深刻な問題をもっているということである。であるから、先生に対する勉強はいろいろな方面から深められねばならないと思っている。そして私はここでは、先日の『宮沢賢治追悼の夕』に太平山の野外演劇にて行なったコミックオペレット『飢餓陣営』を選んだことにも関連して最も切実なこの方面を共に考えてみたい。

宮沢賢治年譜に

「明治三十九年　十一歳（一九〇六）

△日露戦争後の東北地方凶作続きに、欠食児童多かりき」

という条《くだ》りがある。また松田甚次郎氏はこのことが先生の後生に深い影響を及ぼしていると付け加えている。

正しく宮沢先生の生涯はここに始まったと言ってもよいのであって、先生とイートハーヴォの凶作、それはかなしいまでに堅く結ばれた運命なのである。かの『グスコーブドリの伝記』に克明に記されている。ブドリの生涯を私らはもう一度たどってみたい。

イートハーヴォの数年にわたる冷害凶作、そして当然その被害を受けねばならなかったブドリの家の悲惨に始まるあの童話を、今日よむものは、きっと異常な切実さを感じるであろう。しかしまた少年ブドリの険峻な一歩一歩を深く深く注意しつつ、ブドリが自ら受けたものに対して将来いかに働きかけていったかを見て行くなら、私らはブドリの悲惨への共感にもまして強烈なものを、自らの言うに言われぬ純潔な望みとしてもつことであろう。

けだしそれは彼が悲惨を悲惨そのものとして正しく受けとり、何らそこに反抗的な転化を試みることなく、善意に輝く男らしさをもって歩んだことであるし、そしてまたそれを可能にした正しい意味での基礎《グルンド》となり、尖端《スピッツェ》となって輝いていることが、私らの心をとらえるからであろう。

コミックオペレットとしての飢餓陣営も、多くのユーモアーに色どられながらなおも切実さをもっているのは、かかる真剣なグルンドをもっているからなのだと思う。

そして私らはグスコーブドリとは宮沢先生その人であったことを想ってみたとき、たしかに先生は現代人にとって切り離し得ない深刻な問題を提示しておられると感ずるのである。

私ははじめに述べたごとく、先生を回想し、その文また教えた道をたどることを想うとき、いつも暗い現実そのものさえ希望に輝いてくる。

おお朋《とも》だちよ　いっしょに正しい力を併せ　われらのすべての田園とわれらのすべての生活を一つの巨《おお》きな第四次元の芸術に創りあげようではないか――。

（宮沢先生、農民芸術概論綱要中の農民芸術の綜合より）

【農民芸術概論随想 Ⅰ】

『正しく強く生きるとは、銀河系を自らの中に意識して、これに應じて行くことである』

右にかかげたものは先月号の「地人」にのせた序論中の一節である。私はかつてこの抽象的な言葉をただ世界観の組み立てとして軽々しくあつかっていた。しかしまた一方抽象的なるがゆえにこそ、青春の夢に通うものとして、自らのもののごとく、強く感鳴することもあった。

しかし、そのような見方、感じ方というものは畢竟《ひっきょう》私の空念仏《からねんぶつ》なのだといえる。すなわち空念仏というものは、自らにそれだけの地盤もないのに、観念的に自分のものとしてまとめ上げてしまい、その後ではもうのっぴきならなくなるものである。

この種の空念仏は、いと高きを装いながら、最もの罪業である。いわゆるバリサイ人的罪業である。私はこれまでキリスト教に対し、これ神道に対し、そしてまた宮沢賢治に対して、この種の罪業をおかしたことを悔やんでいる。そしていまさらながら祖国日本の負うべき運命と通ずるを思い感無量なのである。

『純潔とは批判精神をごまかさない意志のことだ』（地人断想）

私は破れた、純潔を見失ったがゆえに、批判の意志を失ったがゆえに、私は破れた。しかし私はまだいい加減に破れている、私はもっともっと破られねばならない。そして烈《はげ》しく自己を知らねばならないのだ。

『幸福なるかな心の貧しき者。天国はその人のものなり』（マタイ伝第5章3）

これは私が少年時代心がけていた聖句である。しかし私は今にして思う、キリスト教の神といい、また『祈祷』ということが、徹底する批判を通してでなくては、かえってキリストその人に対する恐るべき不義であることを現代人は知らねばならないということを。

『エロイ　エロイ　ラマ　サバクタニ』

——父よ　父よ　何ぞわれを見すて給う——

人はこれを十字架の救いといい、贖罪という。この絶叫こそ、自己否定の極限の烈々たる叫びであることを感じねばなるまい。そして救いといい、贖罪ということが、自己否定の極限への志向でなくては、むしろ十字架を冒涜するものであることを深く深く心に刻まねばならないのだ。強く烈しく自己否定の極限を志向してこそ、キリストの輝く生命は見出されるであろう。

現代人にとっては、教会や聖書を知らない方が、どれだけキリスト、その人に近づけることかとさえ私は空想するくらいだ。そして私らは真から『心の貧しき者』との覚悟に立たねばならない。

とにかく、徹底する批判を通すということは、鵜呑みにしないのは勿論であるが、またキリスト教を自分の対者として批判する（あるいは唯物的に、あるいは哲学的に）いわゆる精神というものよりは高次のものをさすのであって、『批判精神をも批判しよう』（地人断想）というかの冷厳な自己否定の極限への志向をもつということである。

ここで私は再び宮沢賢治の言葉を聞こう。

『正しく強く生きるとは、銀河系を自らの中に意識して、これに應じて行くことである』

この一種特別な表現法に私らはいつまでも幻惑されていてはならない。私らはもし破れようとも一歩ふみこんでゆこうではないか。

春である。花は咲き鳥は歌う。いかに敗戦のそれであるとはいえ、播かれた麦はのびる外はないのである。肥料の不足が致命的減収を予想させようとも、それはあくまで人間の側においてである。見よ、麦は自らの命を最後の段階においてもなお生きんとするであろう。これこそ生物の意志であり、春の本能である。われらまた自然の子、どうして春の本能を忘れ、生物の意志に違うことがあろうか。

けだしわれらは意志するものであるゆえに、常に正しく意志することを希願せずにはいられない。

私はこれから本号掲載の『農民芸術の本質』に関連を保ちつつ地人塾の性格の一端を述べたいのである。しかし私はこの論述がその意義を正しく表現し得ているか否かについては、今後とも反省と批判とを積みたい。

けだし農民とは、生産といういとなみを通して、自らの風土的性格を、最も強く帯びるものである。農民がその本質的条件として素朴で、生真面目であるということはまさしくこのことであって、農民芸術が「宇宙感情の地、人、個性と通ずる具体的なる表現である」というとき、その可能性は実にこのいとなみにかかっているのである。われらはこのいとなみなしには人生と自然との交流を持てないために、かつていかなる風土的性格をも持ちえなかったことをまず考えておかなければならない。

しからば、われらモンスーン的風土の特殊形態としての日本に、その風土的性格を見出していたものが、世界史的な転換、敗戦というかつてない契機においていかなる自覚にせまられたか、そしてわれらはここにいかなるいとなみを持たざるを得ないかを考えよう。そしてこのいとなみは、皮相的には農民の業としての生産とは、多少異なってはいても、それが、冬荒涼の祖国に、自らの命《いのち》の種をまくことにおいて充分本質的生産であり、生真面目でありうるのである。（これがとりもなおさずわれらが農民芸術を云々するゆえんである。）

私は現代人のいとなみとして次の二重性を見る。それはモンスーン的風土と沙漠的現実である。このことをもっとも顕著に示すものとしては、今日の都会人（あるいは日本人すべてといってもよい）の土への復帰がある。これはいわゆる食糧確保という皮相面にのみとどまるものではなくて、その実、自然との交流においてモンスーン的風土に自らを位置しつつも、沙漠的現実をになうことにおいて世界史的であることである。この国の歴史において今日ほど、人間性の自覚を迫られたことはあるまい。これは和辻哲郎氏が『風土』のなかに述べている。沙漠の性格にまさしく通ずるであろう。

すなわち「人が自然において見るところのおのれは死である。死を見ることによって、人は生を自覚する。すべての『生産』は人の側にあり、したがって外なる自然の生産は『恵み』として待ち望むことはできない」と。

このことは特に現在の伝染病の流行においても感じられることではないか。このようなことは政治面において保守であるとか、急進であるとかいう以前の問題である。わたしはこの政治以前を深く深く噛みしめねばならないことを、現代人の使命と思っている。そして今日このことを怠るならば、いっときはいかに華々しく見えようとも、ついには消えるべき運命にあることを忘れてはならない。

われらの現実がかくも沙漠的色彩濃厚であることは、過去の風土的性格の破局であることは充分に真実であるが、私はこのことが、モンスーン的人間の沙漠への転化になるということではないと断言できる。そのようなことは、しょせん可能ではないからである。人間に真の意味において転向ということがあり得ないように、風土的限定を持たない精神の自覚はいかなる意味からもありえないのである。

すなわち、われらは沙漠的現実をになうことによって、より広きあるいは世界大の、換言すれば、自覚された風土的性格を帯びるであろうことを信ずる。私は新たなる農民芸術が、すなわち宇宙感情を現実に過不足なく感得し、地、人、個性と通ずる具体的な表現としての芸術が、現代人に可能とされるのは、ただ以上のような険峻を通してのみであることを思う。そうであればこそ「その実生活を肯定しこれを一層深化し高くせんとする」ということばがなんの距離もなく、身近く感じるのである。

詩人はしばしば預言するというが、祖国の今日の破局も、その意味からすれば、二〇年前に詩人の胸中に映じていたことを思わずにはいられない。われらが宮沢賢治を師父と仰ぐも、またこうした意味において充分実質的でありうるのだ。

春である。害虫は今を盛りと繁殖するであろう。しかし、われらは自らを売ることも、またもう一度寒さの中に逃避することもしてはならないし、またできはしないのだ。われらにはただ精進の一途がのこされているだけである。時ならぬ風は、われらの成長を根こそぎ破壊するかもしれない。しかし、この時こそわれらは自らの掛値ない力を知るであろう。

【農民芸術概論随想 Ⅲ】

――農民芸術の分野――

さる七月二八日（昭和二一年）晩の地人塾夏祭にわざわざおいで下さいました杉靖三郎先生ははじめに「私は芸術とはよほど縁の遠い科学を専攻しているものであって、芸術をうんぬんする柄ではありませんが」と話しながらも、長時間にわたってご謙遜なうちに話を進められました。すぐれた美しい芸術品は科学的にももっとも合理的であることが証されるということから、芸術と科学の世界をお話し下さいました。私らは先生のお話そのものさえ、どんなにか私らの心の底を揺さぶり、かの透明なイーハトーヴォの気圏を想起させてやまなかったかを、そして「科学する心」の美しさを感じたことかを今さらにありがたく思っております。先生の言われるように「科学する心」と「芸術する心」は「心身一如」、まめまめしいまごころにおいて本来相同のものではなければならないと思います。

いわゆる科学が西洋においてのみ発達したということは、西洋人が東洋人より優秀であるということではなく、東洋人と西洋人とは精神活動の方向を異にしていたということでありましょう。しかし西洋にて科学は（抗信条的）antidogmatischに発達をとげたことにおいては、現在においても未だその価値はantidogmatischなものをあまり出ていないとみても大した間違いにはならないでしょう。科学がantidogmatischなものであるうちは、限られた少数のもののみに栄光はあっても、人類の大多数は混迷と悲哀とを感ずるのみであります。しかし、西洋においては、科学はこのような運命をたどらざるを得なかった。そして西洋人とは、その悩みに耐えて今日を成し遂げている人たちであります。西洋の偉大さは革命にあるといえますが、かれらは唯一に革命にあこがれ、また悲惨な目にあってもあえて実行しなければならない使命を有しています。東洋にももちろん革命はあったでしょう、ことに現在はそんなものを感じます。しかし、東洋人はかつてかくも（西洋人のごとく）強烈に未知への夢を人間に強いることはしなかったようであります。西洋人が他に楽しみを求めたとき、東洋人は古びた自己に楽しみを見出そうとしました。東洋に革命ありとしても、それは「温故知新」の域を超えていないようであります。私らが敗れた日、それは「新世界」への誕生の日であり、また「東洋の哲学」への復古の日でもありました。

底知れない東洋の深と高鳴る西洋の饗宴が私らめぐっています。今後西洋人はいかに進まなければならないかは彼ら自身に考えてもらうとしても、東洋人、そして気圏日本に生をうけた私たちの進む道は、私ら自らに問わなければならない性質のものでありましょう。

雑誌『農民芸術』に高村光太郎先生は「第四次元の願望」という題で次のようにお書きになっています。

「日本は国を挙げて生活即芸術の方向に進んで、人類最善の理想国をやがて樹立せねばならないが、その基本となるべきは自然を常住の相手とする農そのものである。天然からうけた不可思議な『いのち』の表象である種をまいて耕せば一粒万倍となるという事実だけでも、それは神のみ業への参加であり、その生成の過程をつぶさに見守って無限に深い天然の理法の未知の領域を寸分でも吾等の知恵の境にもたらすことほど大きな喜びはなく、その喜びを日常生活として生きることはすなわち芸術の法悦に生きることである」。

「元来、農事そのものの中に、かの『帝力我において何か有らんや』というような太平楽の自負力がひそかに具備されているところに、かえって新しい第四次元の精神的展開の契機があるのである」と。

【唯従自然】

唯従自然ということは、偏愛偏知によって得られるものではないが、また勿論無知でも得られない。真の知というものは行を通さねば得られない。また行は知によって賦活され意志される。

『知行合一』＝『唯従自然』

だからまた無為ということは辨道によってこそ現成されるので、辨道なくしては無為はあり得ない。

『辨道無為』＝『唯従自然』

人間において最もいやしむべきは無知である。そして現代人は原始古代人以上に無知であることを考えて見なければならない。現代人はその環境がいかに非生理的であるかを知らない。彼らはその中に自らを沈溺し自らを危地に追い込んでいるのである。

かつて古代人が尊んだ制約が破棄されたことだけで現代人が向上したとでも考えるのであったら大きな過《あやま》りである。

新たなる時代には、新たなる人間の、真知にもとづく制約が出来なければならない。そうした制約をつくるためにだけ科学はその進歩を期待されているのである。

『新制約』＝『唯従自然』——蛙先生行状記より——

〈対談〉　感動はどこまでＱＯＬを高めるか

ターミナルケアと感動

聞き手●佐々木久夫（人間と歴史社代表）

誰のためのＱＯＬか

――日本ではこれまで「クオリティ・オブ・ライフ」（Quality of life：以下ＱＯＬ）を高めるという考え方はなかったですね。

岡安●そう、ＱＯＬという考え方がなかったんですね。日本でＱＯＬが出てきたのはリハビリの分野からです。ＡＤＬ（日常生活動作）だけでは真のリハビリの目標に合致しておらず、ＡＤＬからむしろＱＯＬ（生活の質・療養の質）を考えなければいけないということで、たとえばからだを動かせなくてもその人が趣味をもっているとしたらその趣味を生かす工夫をする。ほとんどの日常動作、食事や排泄などを人にしてもらわなければならない状態でも、何らかの方法で絵を描いたり詩を作ったりすることで、その人のＱＯＬはそれなりに高くなりうるわけです。これらのことを包含したものがリハビリの目標にならなければいけないと考えられたのが、一九七〇年代の終わりごろからです。そして一九八一年の「世界リハビリ大会」でQOLが強く打ち出されました。

――それまでの医学は救命か延命かといった、いわば生と死の医学でした。延命といってもそれは生物的、物理的な時間の延長にすぎず、患者の「ライフ」というのはまったく無視されていました。

岡安●まったくといってはどうでしょうか。でも、これがきっかけで当初はリハビリに関連する分野だけでしたが、「ターミナルケア」の領域でQOLがいわれるようになったのはこの七、八年の間のことです。はじめ、淀川キリスト教病院の柏木哲夫先生が、ロンドンやアメリカのホスピスを視察したさい、「QOL」という言葉をよく耳にし、帰国後、ターミナルケアにおけるQOLということを口にするようになった。そして、ホスピスとはがん患者さんのQOLを高めるためのプログラムだと……。一方、現在北里大学にいらっしゃる医事法学者の唄孝一先生は、「QOLを判断するのは誰なのか」という問題提起をされています。本来、QOLは患者さん自身によって判断されるべきなのに、それを医師が独断的に判断するとしたら、それは「生命」に対して、「個人」に対しての差別になりかねない。そうすると、もっとも人間にとって大切な「SOL」（生命の神聖）をないがしろにしてしまうだろう。だからQOLはSOLを根底にもったうえで主張されなければならない、ということを強調されたわけです。

――SOLというと価値論の話になってくる。むしろQOLはより日常的で、生活や生きるうえでどれだけ豊かになれるかという話かと思います。医療におけるＱＯＬと感動の問題は、どちらかというと日常性に近いですね。

岡安●そうですね。価値論のほうに持っていくと、とくに宗教学や哲学の立場ではややこしくなりますね。医療の世界における感動とＱＯＬは、より日常的です。また、日常と離れたところで議論しすぎると、ＱＯＬとＳＯＬを対立したかたちでとらえてしまうという気がしますね。

——医療を受ける側も、より日常的なほうがわかりやすい。

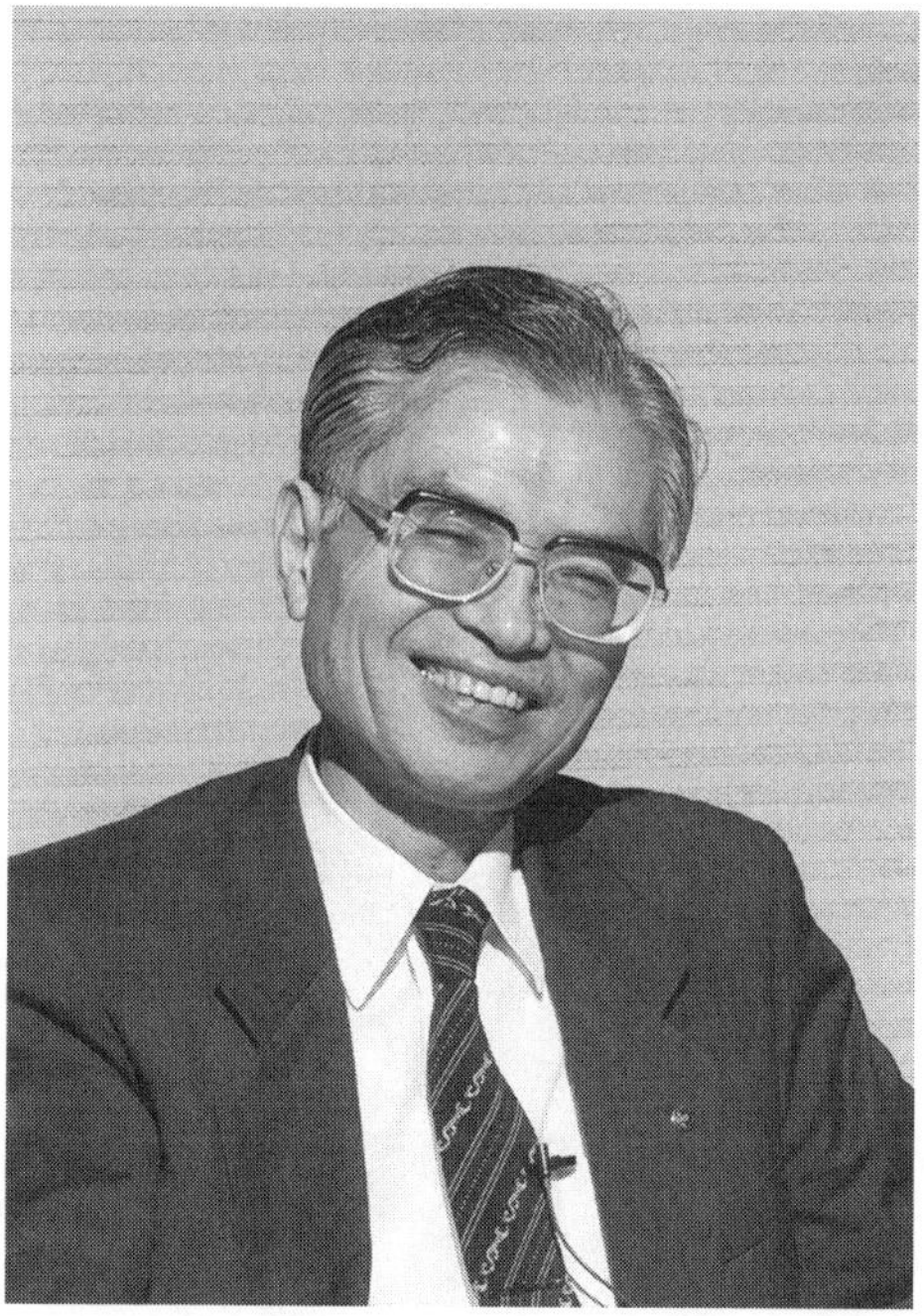

著者：岡安大仁（写真提供：毎日新聞社）

岡安●わかりやすいし、日常的に感動するわけです。たとえ、ある宗教的な面があったとしても、それ自身は患者さんにとっては日常的なものとして存在するのです。

——医療におけるＱＯＬや喜びというのは、その人自身が感じればいいことだし、判断すればいいことでしょう。

岡安●そういうことです。

——日常におけるQOLには、失われているものを補完していくという考え方と、いまある状況をより高めるという考え方の二つがあると思います。

岡安●そうですね。たとえばリハビリの面からいうと、健康で普通の生活をしていた人が、ある事故や病気のために日常の行動がほとんど不可能になって、やっと日常生活行動を可能にしていくという、ADLをなんとか保ち、さらに「生活の質」(QOL)を保っていくということは補完でしょうね。あるいは病気でひどい不自由な状態になったけれど、さらに人生の意義を見いだしたり、生きがいをもつために工夫をしていくということがあります。ですからおっしゃるとおりでしょう。

感動は死の直前まで享受できる

——先日テレビで、札幌の脳外科病院のリハビリのドキュメントが放送されました。植物状態といわれ、見放された患者さんを、看護婦さんたちが主体的に方針を立ててケアするのです。するとだんだん回復して車椅子に座れるようになり、看護婦さんたちに何か意思表示をするようにまでなった。これは見ていてわたしも感動しました。

岡安●それは患者さん自身の姿勢が大きく関わっているのです。ある肺がんの患者さんで、呼吸困難が強くもう助からない状態になっていた人がいました。その人の娘さんはクリスチャンで、病院にくるたびベッドのそばで「何とか父を助けてください」と祈りを捧げていました。けれど患者さん自身は苦痛が強く、「なぜ自分がこんな目に」とか、看護婦に「ひと思いに死なせてくれ」とまでいうほどで、その祈りを素直に受け入れられなかった。しかし娘さんは父親の顔やからだを拭いてあげたり、起こしてあげたりというケアと同時に、一生懸命父親のために祈っていたのです。

何が効果を出したのか、ある日、やや呼吸困難が治まったときに、その患者さんが急に「もうわたしのことを病気が治るようにと祈ってくれなくてもいい。わたしはおまえが教会に行くことをやめろといったり、悪いことばかりいっていた。悪かった。いまはただ天国に行けることだけ祈ってくれないか」と娘さんにいったというのです。

その患者さんは、娘さんのケアを伴う祈りによって、あるとき「アッ」という感動を心に覚えたのだと思うのです。と同時に、それまで自己中心的で閉じこもっていた心が開放され、初めてそのとき、もう治ることは無理だという事実を受け入れた。そして素直に人生の最後を送りたい、そして永遠の中に抱き込まれていきたい、そのことだけを祈って欲しいといったのでしょう。

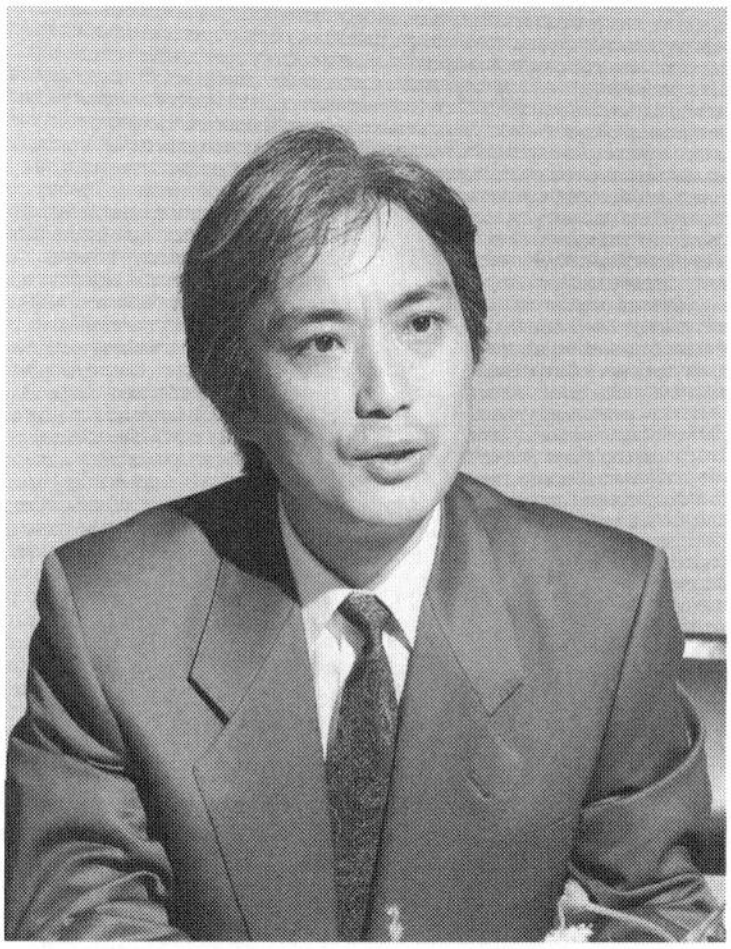
聞き手：佐々木久夫（写真提供：毎日新聞社）

そうすると今度は、その言葉が奥さんを感動させ、娘さんを感動させた。そのことが娘さんの信仰を確かなものにし、自分の生き方に対して父親から確認を受けたことで、親子の愛、家族の本質が、より高い〝かたち〟になったということでしょう。そして医師であるわたしをも感動させてしまった。これをＱＯＬのとらえ方からみれば、ただ呼吸困難が止まったことだけの問題ではない、大きな動かしと、爆発的なものがそこに存在したといえます。

ターミナルは、患者さん自身にとってはみじめの極限であるのですが、自分を大きく展開させ、人生を完成させる時期でもあります。そしてその完成させる過程において、今度はケアする側が非常に大きなものを得られる、というものだと思うのです。だからターミナルケアは、心が優しい人にできるというものではなく、むしろそれを行なうことで優しい心が育てられ、「ケアリング・スピリット」が賦活されていく。ケアする側のＱＯＬが、患者さんによって高められていくものだと思います。

感動こそＱＯＬ

——患者さんだけのＱＯＬではなく、周囲の人々をも取り込んでアウフヘーベン（止揚）していく。その核になっているのが「感動」なのだと思います。そしてそれが、人間を成熟させるのだと。

岡安●感動とＱＯＬの関わりをいえば、感動こそＱＯＬを高める根拠になっているのではないかと思います。もちろん、痛みを止めてあげる、食事を食べさせてあげる、排泄をうまくやって、褥瘡（じょくそう）をつくらないようにするというのは当然あることです。そういう行動のなかに、患者さん自身が受け入れがたい「死」をあえて受け入れていく。また、それまでうつ状態で、まったく喜びさえ表してくれなかったような人が、ある時期自分の死を受け入れ、感謝のしぐさ、感謝のまなざしをしてくれるようになったとき、ケアする側の人を感動させるのです。そのことによってまた、ケアする人たちのＱＯＬが高まると思います。

先日、聖母病院の寺本松野婦長といっしょにセミナーを頼まれたとき、寺本さんはこういう患者さんの例を話していらっしゃいました。

以前、ある病院で婦長をやっていた方で、乳がんがかなり進行していた。その人は、手術をずっと拒否していたそうです。そしてやっと手術はしたのですが、今度はいろいろなところに転移していったときに、その患者さんはただ「死なせてくれ」ということを神にさえ祈ったといいます。ところがこういう患者さんに対し、兄弟や親が一生懸命お世話をしている。また非常によくできた家族で、皆で時間の分担を決め、とてもよくケアしてあげたらしいのです。あるとき、その患者さんが医師に、「わたしはもう死なせてくれと考えるのはやめます。あんなに一生懸命、兄弟やその家族がやってくれるのを見ていたら、できるだけ生きようと心に決めました。これからは、これはといういいことをどうぞやってください」といったのだそうです。それを聞いた寺本さんは、非常に感動した。そして、これこそターミナルケアであり、ターミナルケアにおけるＱＯＬだとおっしゃっていました。

結局、その方は亡くなるのですが、あれだけ死ぬことのみ考えていた患者さんが、いのちのあるかぎり、まわりの人の好意に報いたいという気持ちに賭けていったこと。またそれに感動した周囲の人も、自分たちのやってきたことに対し喜びを感じ、亡くなったあとも家族はある満足感をもったという事実ですね。そして、寺本さんのお話しに聴衆も深く感動しましたね。

——本当の感動というのは、自分の心を開かせると同時に、まわりの人の心をも開かせていく。しかも、それは持続的で表現を伴った行動へとつながっていく。

感動のサイン

岡安●感動が外に何も表れないということはない。何かで〝表す〟ものです。ただ表れているものを、見届けられない接し方をしている場合が私たちにはあるのです。たとえば元気な人は、患者さんの日常のささいな動きについても、そのことの大きな意味を察知しない場合があります。しかし患者さんが感動している場合には、何らかの〝サイン〟が送られていると思うのです。まして大きな感動を覚えている場合は、そのサインはそのひとの〝全力〟が指一本の動きにも込められていると思います。

——そのとおりだと思います。感動しているときにはその人の本性が表れています。むしろ、全身から放射されているといってもいい。ただそれがなかなか伝わらなかったり見すごされてしまうことが多い。そのことで思い出したのですが、ノンバーバルコミュニケーションのなかに「メラビアンの法則」というのがあって、それによると「どんなに気持ちを込めて話しても、言葉そのものはわずか七パーセントのメッセージしか伝わらない」というのです。むしろ声の大きさとか、声の質、イントネーションといった言葉の周辺の情報が三八パーセント、そして残りの五五パーセントは表情とか体の動きといったものがもっとも大きな比重を占めるというのです。感動には必ず〝表現〟を伴いますから、行動科学的にも研究する価値があると思います。

また、日常性とは何かと考えると、一昨日のことを昨日も今日も、明日も明後日も、同じようにやる。それが日常性です。それを退屈と思う人もいる。しかし一方で、同じことの繰り返しでも、たとえば毎日決まった時間に花に水をやるというのは、ある意味で〝祈り〟に似た行為です。それを感じられるかどうかが問題なのです。だから感動という行為も、そういった積み重ねが自分の中にないと引き起こされないし、持続できないと思います。センチメントな感動は持続しませんし、テレビを見て起こった感動が持続しないのと同じです。やはり自分がナマで得た感動とは違うでしょう。

岡安●もちろんそうです。生身に感じなければね。本当に自分の人生、そして生命の価値に響いてくるようなものというのは、テレビの映像からではとても得られるものじゃありません。

――医療者側も、感動させようとしたときにはエセ（似非）でしょう。それを目的にしてしまうと。

岡安●そうさせようとすれば、エセでしょうね。

――ターミナルケアなどでも「こう導くことによって感動体験が得られます」というのはエセですね。もしそうなら患者として模範生であって、「わたしは医学者だから医学に従って死ぬ」というのとまったく変わらないと思います。

岡安●そうですね。逆にいえば上にあげた二人は医療者を困らせた方であるし、はじめは医療行為を素直に飲み込めなかった方です。ところが素直に飲み込めないということは、自分をとても大切にしていたと思う。そのためになかなか自分の殻から出られなかったのでしょう。そういう人は非常に懊悩するし、煩悶すると思うのです。煩悶が大きければ大きいほど、すなわち求めるものが強ければ強いほど、ある時期に爆発的に受け入れるわけです。これが大きなその人の感動、変容の時期をつくるのではないかと思う。

医療における感動

――そこで問題なのは理知的であるということと、自分の感情に素直であるということがあると思います。理知的であるということは、拒否する能力を持っているということでもある。反対に、感情的であるということは不合理で、行動や思考を歪曲させると考える人もいます。

岡安●わたしは理知的であることを否定するわけではありません。「このような方向で自分は終わってみたい」といった場合、それはそれなりにその人のＱＯＬを支えるものであることもあるのです。そういう生き方に対して医療者が、ある近代的な方法を用いれば苦痛がもう少しやわらぐとか、いのちが長引くかも知れないと考える。けれどその人は受け入れないで生涯を完成させたとします。ある医療者は「まったく困ったことだ」というだろうし、ある医療者は「やはりあの人は、理知的な自分自身を全うした」という感動を覚える可能性もあります。

それから、患者さんの肉体的な強い〝苦痛〟を人格を介して取り除く場合は、そこに人と人との交わりにおける感動が生まれる可能性があります。ところが、この苦痛をただ薬剤や機械によって取り去るということでは、おそらく感動には結びつかないと思う。やはり、「あなたの痛みを何とか取りたい」という医療者の熱意と、薬剤や医療技術が一体となって患者さんに関わるときに、感動が生まれる可能性が強いと思います。だから、いかにいい薬であっても医療者の与え方が悪ければ、痛みは取れるかもしれないが、そこに感動が起こることはむしろ無くなることさえありうる。わたしは、それが医療の意味するものとさえ思いますね。

――それは医療者の言葉も、心が込められていなければ、たんなる薬で終わってしまうということですね。

岡安●そうです。

――そうした医療者の多さを先生は嘆いていらっしゃる。

岡安●患者さんのためを思ったいい言葉、やさしい言葉、時にはきつい言葉があれば薬が要らないというわけではなく、薬の力以上のものを〝お互い〟のために期待することができると思うのです。

——薬はあくまでも、生体内の情報のバランスをとるためのものです。しかし、それで終わりでしょう。

岡安●そうね。だから、そこに人がいることによって、患者さんは単なる薬剤を超えた、人間としての結びつきによる喜びがあると思うのです。人間は孤独では喜びは生まれないんじゃないでしょうか。

——それは、中世ドイツのフレデリック王（フリードリヒ王）が、言葉もかけない、触りもしないで赤ちゃんを育てたら、みな死んでしまったという話と同じです。孤独というのは、人間の本性をもっとも抑圧しますし、その能力すら奪ってしまいます。

岡安●そういうことです。ターミナルの患者さん自身がいちばん恐れるのは〝孤独〟であること、一人だけ未知の世界に旅立って行かなければいけない、あるいは最大の〝疎外〟への恐れです。それが非常につらいわけでしょう。

それは心の痛みとして現れる場合もあれば、激しい肉体的痛みの場合もあります。その肉体的痛みを取ってくれる医者や医療者の薬剤を介したそれ以上の行為に対し、患者さんが感謝の気持ちをもつ。その交わりのなかにこそＱＯＬが存在しうると思うのです。「死」というものを目前に控えたときというのは、人間をこれ以上に高め、興奮させることはない時期なのです。だから非常に強いインパクトがある。

——そう。死の意識のない感動は未熟といってもいいと思います。それともう一つは、死を意識しない老人問題、高齢化問題は、どこかで失策すると思う。

岡安●「寝たきりにしない運動」というのは、たしかに大切です。しかし、いつまでも寝たきりにならないということはあり得ない。最後には寝ることになるのです。だから、あまりにも「寝たきりにしない運動」で、その後のことをまったく見ようとしない老人医療というのは、ある意味で片手落ちだと思います。だけどいわなくても、お年寄り自身はわかっています。

——地域医療や政策には、それが入っているでしょうか。

岡安●少しずつは入ってきているのでしょうが。いやなのじゃないですか、そのことに触れていくのが……。というのは、いままで触れ方が悪すぎたからじゃないですか。

——触れ方が悪いというのは。

岡安●先ほどの婦長さんの例を見ても、いかに死の時期に、貴く重要なことを人に教えるものであり、そのことからまわりの人間が大きなものを得るという、そういった知識や経験が非常に少なくなっていったのです。

ロンドンのホスピスのグリフィスという医師が八年前に来日したとき、そのことをいっていました。五〇～六〇年前までは、瀕死の患者さんはとっても大切にされた。それは、老人が大切にされたということと似ています。なぜかといえば、いちばん重要なことを教えてくれる時期にある人だからです。だから大切にされた。ところが治癒の医学が発達したために、診断と治療、せいぜい延命ということにだけ、医療が結びついていってしまったと。

感動はＱＯＬを高める

——科学や技術を知識で持っていると、どこかで心身が歪んでいくということでしょう。歪んでいることに日常の中で気がつかない。しかし、どこかで気づくのだと思うのです。自分が見えなくなるといったかたちで……。私自身もそうですが、どこかで心身的な歪みがあるとしたら、そういった変化とまったく無縁でないと感じます。

岡安●それはあるんでしょうね。そういうふうに、〝歪み〟として出てきてしまうんじゃないですか。見なければならないものをあえて見ようとしない。人生というものは、誕生があり、成長期を経て完成期、そして死を迎える。それが人生だということを正直に見ようとしない時代でしょう。

——客観化、数量化することでしか物事を判断できないでいます。

岡安●たとえば「この手術をすると、六〇パーセントの人は治るけれど四〇パーセントの人は駄目なのです。だから手術したほうがいいと思うけれど、いかがしますか」というような行き方だけが進んでいくと、たえず数量の中で判断し、理知的な行き方だけを志そうということになる。その理知的なものが破滅せずに行くのかというと、そうは行かないのです。これは理知の世界の最後に、その理知とともに〝諦観〟というか、見通しを持ち、そうした数量の中に人生を投げかけてしまう冷静さや徹底さがないと、これはできるはずがない。それができる人がいれば希有な人格者でしょう。むしろ、私たちは大きく迷い、悲しみ、喜ぶ存在なのですから、そうした数量というものには、あるときそれが自分の問題となったときに「何と頼りにならない、頼りにしてはいけないものだった」ということを、大きく孕んでいるのです。

――科学も技術も客観化も数量化もすべて他人のもので、自分のものじゃない。人間が自然とのバランスを崩してしまったのに、まだそうした理知的な考え方を基準にしようとしています。これから必要なのは〝調和〟を身につけた人です。自然と調和できる、人間的な人間です。それがいま求められていることに私たちは気づくべきです。

岡安●先日、心身医学会が札幌でありましたが、そのときに広島の方で「生きがい療法」をやっている柴田さんという医師が「終末期医療における笑いの問題」というテーマで話をされました。これは上智大学のデーケン先生もおっしゃっている「ユーモアの価値」というものを追及したものです。「笑い」によってどんなことが生体にプラスになるかを吉本興業のお笑いを見せ、何日かかけて笑っている間にエンドルフィンのような生化学的なものがどう変わるかをみた。そうすると、ある程度笑いによってホルモン的にも賦活されるということをデータで紹介していました。

しかしわたしは、「だから笑わせればいい」ということになってもいけないと思うのです。それだと、人生つくられたものになってしまう。終末期にある患者さんを笑わせればいい、それによって少し活気が出てくる。そういうことを目標にしたものであるとしたら、わたしはあまり価値をおきたくはありませんね。そうではないと思いますが……。

――もしそうなら〝何か〟が欠けていますね。感動というのはそういうものじゃない。

岡安●そう、感動というのは、〝アッ〟という間に出てくるものなのです。

――ええ、しかも爆発的で瞬間的で、変容が大きい。あっという間に変容します。だからこそ生命の輝きがある。

岡安●感動というのははたから見たのでは、他愛のないことなのです。とくに末期の患者さんは、水がちょっと飲めたというだけで非常な喜びをもつのです。水を飲むなどということはなんてことはないことです。日常茶飯です。トイレに行くこともそうです。ところが、末期で身動きできなくなって水を飲めるということに、本当の喜びをご本人は感ずるし、飲んでくれたことに家族も本当に喜びを感じる。水を飲むことがそんなにすばらしいことだと感じるのは、その瞬間以外にありません。日常の中できわめて重大なことを発見するのです。日常性の中にとても高貴なものが含まれていることを、私たちは忘れているのではないかと思うのです。それが失われたときに、人間は初めて〝気づき〟を与えられるのです。それがある意味ではターミナルケアにおける〝お互い〟なのです。そしてその気づきの中に、価値のすべてが宿っていることも知らなければなりません。

――その〝気づき〟がその人の独自性であり、全内容であり、ＱＯＬなんですね。

発見と感動の連環

――さて、感動はＱＯＬを高めるのは確かですが、どうしたら感動させられるかを考えるうえで大切なことは何でしょう?

岡安●感動を目的にするのではなく、その患者さんが〝いちばんいい状態〟に置かれることと、これを目標にして努力していく。その努力の過程において、患者さんはこちらの期待しているものでないことで感動する場合もあるし、こちらがこれがいいと思うものに合致して感動する場合もあります。患者さんがとんでもないものに感動したときでも、医療者は「こういうことで患者さんは私たちを受け入れたのか」ということで、新たな発見をして感動し、QOLを高めていくということにもなるわけでしょう。

——いま先生がおっしゃったことは、パターン化されないほうがいいと思います。

岡安●パターン化はパターン化であっても、人間はパターンによって動くものではないということでしょう。

——認識のパターン化をナマの人間関係に持ってくるとよけいなあつれきや拒絶反応が起こります。

岡安●そうです。しかしそれをやる人がいる。ところが、そういう人は生身の患者さんからはあまり好かれなくなります。

——ターミナルケアの事例を読んでいて、上手に死なせたことを強調する方がいますが、あいうのはどうも疑わしい。

岡安●「上手な死に方」というのは患者さんにとってであって、医療者にとってではないのです。

なのか。

——それこそ迷惑な客観性です。安らかに逝かなければいけないのか、暴れまくっては駄目なのか。

岡安●そういうことですね。暴れまくったって、泣きまくったって、その人にとってそうせざるを得なければそれでいいのです。ただそれが、医療者側の間違った行動のために泣いたり苦しんだりするのはもちろん避けなければいけませんが、それ以外のことではあまりルートをつくりすぎると困る。

——もう一つ、ターミナルケアをドクターが非常にジャーナリスティック、つまり話題性を重んじるようになっているように思います。

岡安●それは、医学の世界では新しい発見をしたということは非常に重要なことで、とても価値ある大切なものとされてきたのです。そういう教育の中で育ち、ターミナルケアの世界にもそれが持ち込まれれば、当然、話題性の高いものが尊重されるようになると思います。ところが、本当のターミナルケアというのは話題性はないのです。それは日常的なものであって、話題性が高いも低いもそんなことは問題にすることでもありません。本当のターミナルケアというのは、「近代医学が科学偏重で、あまりにも機械論的になり、生命に対しての慎重さがかけてきている」という気づきから始まったことなのです。人間というものは、本来こういったものだということを、お互いに知ろうということで始まったのです。だから話題性などというものはなくてあたりまえで、ある意味では話題になったこと自体、間違いだったと思いますね。

――先生が引いた例は、みんな家族のコミュニケーションのあり方です。そこに心理療法士やドクターが入ったとしても、それは他人事ですからやはり迫力が違う。

岡安●そうですよ。わたしは家内のことでつくづく感じました。他人は他人なのです。わたしと家内の間に「死」という問題が起こっている。その深刻さというのは他人では絶対理解できない。慰めはいえるが、いってから道路の向こう側に行ったときには、その人は別のことを考えている。ところがわたしにとって、何をしようと家内の死の問題は変わらない。それがある意味では夫婦の、そしてわたし自身の十字架なのでしょう。

――根本的には医学も科学も、他人の科学であり医学であることをどこかで私たちも知っておいてから死の問題をやらないと、ドクターだけにそのことを求めるのはおかしい思う。そのためには自分で識別することが必要で、それには正しい情報が必要です。

岡安●そう。わたしはいま夫婦のことをいいましたが、それでもわたしは家内にはなれないのです。それをはっきり知ったのは、家内が〝がん末期〟でホスピスに入っていて、もう飲み込むことができなくなった。それをわたしは知っていながら、ある牧師から連絡があり、「今度の日曜日、聖餐式の後病院にうかがい、パンとブドウ酒の聖餐を差しあげたいと思う」とおっしゃった。そのときわたしは「ぜひ、お願いします」といってしまったのです。そのあとに〝ハッ〟と、家内はもうのみ込めなくなっていることに気づいたのです。これはもうわたしは、家内自身ではない。家内自身だったら、いわれたとたんに自分はのみ込めないとわかるのですから……。わたしはわかっていながら、家内自身ではないので「お願いします」といってしまった。だから夫婦でさえ、その人自身にはなれないのです。それが人間というものなのですね。

生まれるときもひとり、死んでいくときもひとりなのです。その人でなければわからない。だからそういう人のＱＯＬということをしっかり見つめなければ……。他人がＱＯＬをいうことがおこがましいということを、しっかり見定めなければなりません。最終的に、ＱＯＬというのは〝その人のものなのだ〟ということをここで強くいわなければならないと思います。

――そうですね。

岡安●夫婦といえども、まったく超えられない〝個人〟なのです。

――子どももそうです。先生は奥様が亡くなられたとき、「自分が何であんなこと（彼女と結婚できなければ一生一人でいようという気持ちだったと葬儀のあいさつでいった）をしたんだろう」とおっしゃっていましたが……。

岡安●あれはいま考えても「何で？」という感じがします。あれは緊張状態だったからね。

――「自分らしくない」とおっしゃってた。

岡安●そうね。喪主がいうべき言葉じゃないんだろうけど。そのあとに若い医局員がわたしを食事に呼んでくれたときにその話が出ましてね。その中の一人の奥さんが葬式に見えていて、帰ってからその話だけをとても強調して話すんだそうです。わたしの後任の堀江教授も「家内が感動していました」というんです。わたしは感動させるつもりでいったんじゃないんだけど……。

――いや、だから感動するんですよ。先生はあの話のなかで「一体化」ということを考えておられたと思います。

岡安●家内は五四歳で亡くなったのですが、結婚してからは長い年月が経っていました。わたしが二六、七歳のころ、医者になって山梨の韮崎というところに出張していました。そのとき彼女はまだ中学の二年生でした。教会の日曜学校に彼女も来ていて、そこで知り合ったというより、お互い「ただ会った」というだけでした。その後、彼女は高等学校へ入り、洗礼を受けたのですが、彼女が洗礼を受けたときに、わたしは彼女と結婚できなければ「一生、一人でいよう」という気持ちだった。

そのことを、まあ、お葬式の参会者へのお礼のなかでいったんですよ。そこで、そこの教会で結婚式を挙げ、二人の子どもは次々にその教会で幼児洗礼を受け、そしていま彼女はここで葬儀をやることになった。そういう意味で、私たちの交わりに対し、彼女に対して感謝したい。これから先も私たちは人の交わりを主として生きていこうと思うので、今後ともよろしくということでお礼の言葉にしたのです。でも考えてみれば、喪主が女房の死んだときに、彼女と結婚できなかったら「絶対一人でいる」なんてことをいうバカもいませんよね。

――いるじゃありませんか、ここに。しかし、そうやって素直に話せた先生のことが皆さんうらやましかったと思いますよ。

岡安●その話を聞いていた女性の宣教師が、「いいお話しでした」といってましたが、わたしは別にそんなつもりで話したのではないんです。でも、日本人はとくに公の場ではあまり素直に自分の気持ちを出さないでしょう。まあ、一生のうち一度くらいは本当のことを口にするのもいいんじゃないかと思っていましたが……。もう言えないですよ。

――一回いえたから、いいじゃないですか。

岡安●そうね。でも佐々木さんからいわれて、自分の昔からの感動をいろいろ思い返してみましたが、家内が死ぬ間際の感動と比較したら、それまでの感動は「か」にも入らない。その重みがないのです。そして「悲しみ」についても、あの悲しみはほかに比較ができません。それまでのものと強さが違う。感動においても同じことがいえるので、やはり〝肉親の死〟というのは比較すべき何ものもないくらいです。

――本当の意味で「一体化」できたという充実感があるからじゃないですか。他人だから一体化できるので、一体化しているものには一体化は存在してないわけですから……。

感動とは何か

――しかし、どうしてこれまで、こんなにプリミティブな「感動」というものを放っておいたのか、と思いますね。

岡安●わたしも佐々木さんから「感動」というテーマを聞いたときに、「本当に忘れていたな」と思いましたよ。昔はそれなりに感動していた時期もありました。感動というものがいろいろな書き物ににじみ出ていたと思います。ところがいまはエモーショナルなものはあるかもしれないが、感動がつくられたものであったり、もっと快楽的なものであったりして、日常的にあふれているでしょう。

――それが感動と思っているふしがある。つくられた仮想現実を現実のものと思ってしまうことがこわいです。ですから感動も何が本当のことなのかという問題意識がないと、つくられたものに乗せられてしまう。

岡安●そうですね。

――さて、あらためて感動とはなにか……。ここで少し整理しておきたいと思います。まず、「感動」とは情動のひとつであり、外界の刺激によって急激に起こり，激しい身体的症状を起こして，間もなく消えていくもの。そして感動は情動に属しながら、より深いところに根ざしていて、身体的よりは全人的な影響を与える〝特異〟な情動ということができます。快感も喜びも〝情動〟から起こりますが、感動はわれわれの人格・魂の底から起こり、その人の考え方，行動に影響を与え、しかもそれは一過性でなく、比較的長く続くもの……。それが感動ということができるかとおもいます。

岡安●そうね。まさしく感動は人格的、全人的なものでしょう。

――だとすれば、感動はそのひとの内的能動性を高め、心を開かせ、自己を拡大し、成長し、発展し、成熟させるモチベーション（動機づけ）となり、自分の心を解放させるばかりでなく、周囲の人々の心をも開かせて、自己中心の狭い考え方から脱却させ、深い同情と認識を精神化することができる。また感動は、行動を容易にして、自然や人間同士のコミュニケーションを能動的にすることができる。すなわち、感動は人間と人間、人間と自然を補完し合い、敵対から〝共生〟へと修正するきっかけを与えてくれるのではないかと思うのです。

岡安●そうでしょうね。感動は行動を伴うきわめてポジティブなものです。その意味でも感動をテーマに取り上げたことはとても意味があるとおもいます。

——感動するかしないか、感動が持続するかどうかは、その人の生きる姿勢に深くかかわっています。なぜなら感動は自発的であり、主体的であり、その人の価値観にかかわっているからです。

岡安●そのとおりです。ですから、自分のなかに求めるものがなければ感動はおこらないでしょうね。内的な欲求があって、たとえそれを自覚しなくても、何かがそこに触れると「これだ!」というものが出てくる。感動はそういうものでしょう。しかし現代生活にもっとも欠けたものかもしれません。

——日常というのは平板で、浅いですからね。いまは面白ければいい、快感・快楽であればいいという価値観が支配的です。

岡安●そう。だからもっと深いところに根ざしたもの、心をゆさぶるような本当のものが必要になる。それが感動ではないでしょうか。

——〝快感〟が表層的、感覚的、平板的とすれば、〝感動〟は深層的、立体的、人格的です。

岡安●まさしくそうです。

——この違いは現代において〝アイデンティティ〟を見失った、快感・快楽優先の考え方に一つの発想の転換を迫るものだと思います。また感動には精神を活性化させ、われわれの心的エネルギーを高めて〝行動〟を容易にさせる作用があり、またわれわれを発展させ、創造させる力をもっています。ですから「わたしは感動しました」といっても、つぎになんの行動も起こさないようでは本当の感動とはいえません。

岡安●そう、どこかじっとしておれないところがある。

——それは、感動が人間の〝本性〟に根ざした、本当の意味での自由だからだといえます。

岡安●本当の感動は〝行動〟を伴うということだからね。

——ええ。行動を伴わない感動は本当の感動ではありません。単なる〝センチメント〟にすぎません。これは現代において重要な意味をもっているとおもいます。感動はターミナル（終末期）にある患者・家族を、その孤独感・疎外感から救い出す可能性があります。それは先ほど先生が紹介してくださった肺がんの患者さんの例をみてもあきらかです。

岡安●ひとりの感動が波動のようにまわりのひとを感動させる。

——しかも瞬間的・爆発的に……。また、感動は〝人間性〟を復元し、自己の内面の世界を〝再構築〟する動機づけとなり、それ自体が〝創造性〟の根源となる可能性があります。それに感動は精神神経免疫学から自己免疫力、自然治癒力を高めるというメカニズムが次第に明らかになってきました。これは病気になったとき、それに耐えていく生命力・免疫力が増し、自らの力で乗り越えて行けることを示唆しています。このことからも感動ある生活、感動を求める人生は、生きる意欲と力を生むことになろうかと思います。

岡安●それは確かでしょうね。

ＱＯＬと非合理性

――話を戻します。先生は先にリハビリの話をなさいましたが、それは失われた機能を回復させるという合理性で、そこには〝何のために〟という目的の部分が見失われているように思いますが……。

岡安●それは、持っていた〝ありのまま〟が壊れてしまったから、もう一度何とかそれに近いものをつくろうということでしょう。それにはどういう組み立てがいいかというのがリハビリで、それが「合理性だ」と佐々木さんはおっしゃっている。しかしそれはあまりにも理解が身体的です。もちろん合理性だけでリハビリを理解することも成り立ちます。ところがもっと非合理なのです。そしてＱＯＬそのものも、もっと非合理なものを含んでいるのです。どうしてもまわりで客観的にレールを敷きたがるが、レールから外れたところにかえって望むものが存在していたりするのです。

――いまのリハビリも医学も、一定の閾値というものを作って、そこからはみ出したものは統計上入ってきません。ところが、人間が望んでいるのは統計上の問題じゃない。身体上の欠損や欠陥を取り戻すには統計は役立つけれど、先生がおっしゃる非合理性というのはそれを越えたものですね。

岡安●そう。反対に極端なことをいえば、「体なんてどうでもいい。わたしはこれだけを成就させればよい。これがいちばん重要だ」というものを人間は持とうとするのです。それについての理解がないとＱＯＬはわかってきません。片麻痺になったら、こうすれば矯正できる、より有効な行動ができるというレールだけが目に見えて、それがＱＯＬだと思いすぎてしまう。「そんなことはどっちでもいい。本当にわたしの欲するものはこれだ」というものについて、謙虚に「人間というものはそうなんだな」と知っていなければならないと思いますね。

――そのために医療に携わる者はみなその人の人生に関わることを〝覚悟〟しなければいけないということでしょうか。

岡安●いえ、そういうものが人間だということを謙虚に認めて、他人に関わることの思いすぎをしないことが大切だということです。

――なるほど、そうですね。

岡安●しかし医者がこういうのもおかしいですが、人間の生き死にというのは、ほとんどその人が持って生まれた〝寿命〟ですよ。

――「死生、命あり」ですね。

岡安●家内が亡くなるときに、わたし自身が感じたのは「心中」ということです。というのは、一緒に死ぬということは愛の極致であり、もっとも幸福だという気持ちが理解できたのです。

――「心中」……。響くなあ。それは他者が入り込めない唯一の方法ですね。真実の証拠を相手に示すことですから。

岡安●中国では「心中」というのは「心を同じくする同志」という意味なのだそうです。日本でいう心中は「純情」というそうですね。家内の死を通して「心中」、あるいは「殉死」というのはこういう気持ちなんだとわかりましたね。そしてその死は「自己たらしめる死」なのだと思います。ある規定を課した「自己の死」です。

――「自己たらしめる死」……。深いなあ。それは転ずれば自己存在証明ということでもありますね。死のアイデンティティ（自己同一性）でもある。「心中」というと、私はどうしても「曾根崎心中」（近松門左衛門）を思い浮かべてしまいます。

此の世のなごり。夜もなごり。
死にゝ行く身をたとふれば。
あだしが原の道の霜。
一足づつに消えて行く。
夢の夢こそあはれなれ……。

私はこの「夢の夢こそあはれなれ」というのが好きなんです。夢の中で描く夢……。不治の病と知りながら、治ったあとの夢を描く。叶わぬ夢の中に夢を描くなんて、はかなくもせつなく、なんと美しいかと思います。それこそ人間にしか描くことのできない夢です。これこそ〝あはれ〟だと思うのです。生に対する執着は感動の元ですね。

岡安●マルティン・ルターの言葉らしいといわれているもので、「明日この世が滅びるとしても、今日わたしは林檎の木を植える」「明日いのちを召されるかも知れないが、今は全力を尽くして永遠に生きるかのごとく生きる」という言葉が残されています。感動が生を支えるものだとしたら、この言葉を伝えて話を終わりましょう。

――ありがとうございました。

（『毎日ライフ』、毎日新聞社、一九九三年三月号を改題・補筆）

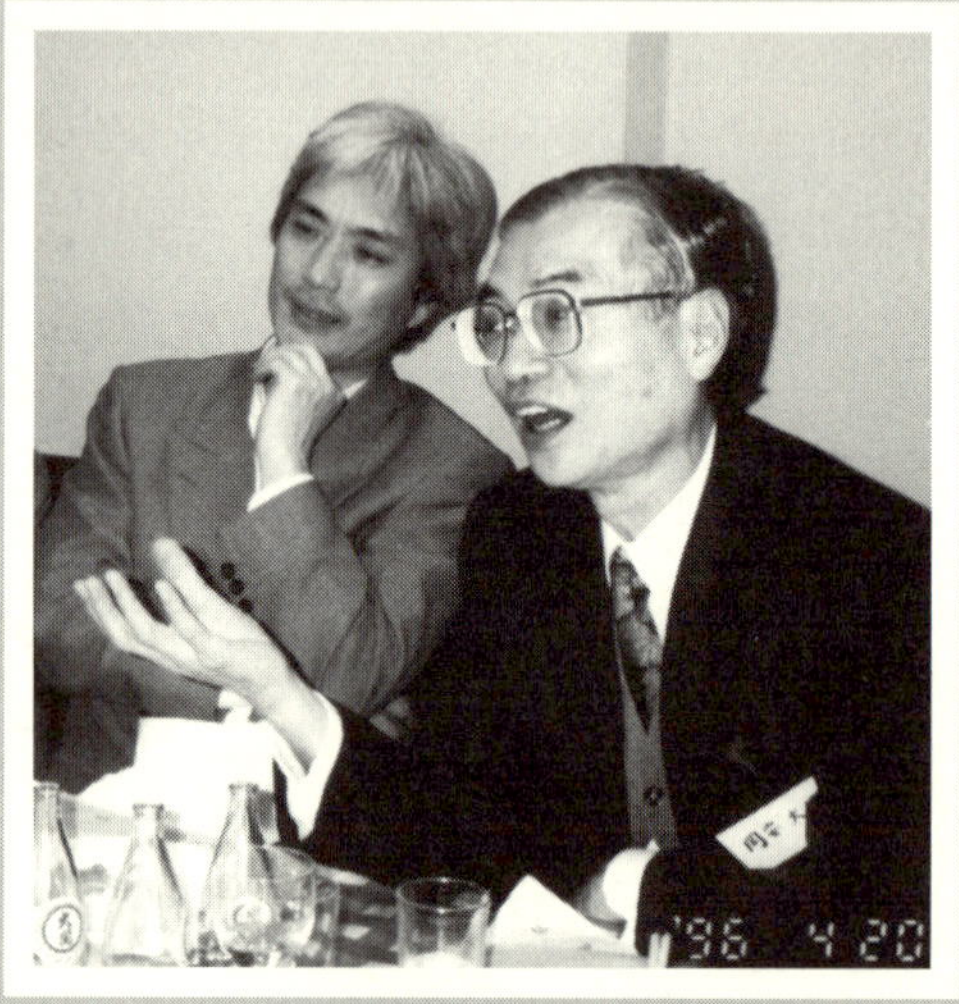

よく語り、よく呑みました
（写真提供：岡安潔仁氏）

〈講演〉
生きるための医療

治療が目的

医療とは、多かれ少なかれ身体に対する「侵襲行為」を伴うのが原則であり、それ自体が本質的に危険な行為です。したがって、日本の医師法でも法律上、医療を一般的には禁止さるべき行為として扱っています。つまり、医療とは身体に針を刺したりメスを入れたりするという、人を傷つける行為であり、また確実にはプラスになるかマイナスになるかもわからない薬を服用させるわけですから、それ自体が危険な行為になります。ですから、法律上は、医療を一般には禁止さるべき行為としているのです。

医師法の一七条には、「医師でなければ医療行為をしてはならない」という法律条項があります。これは医師を守るため、あるいは医師だけが医療によって収入を得るために、ほかの人たちに医療行為をやらせないといった営利的なものが法の中心になっているわけではなくて、医療がこのような「危険行為」であることから出発しているのです。しかし、ともすれば医師も医療を受ける側も、それを忘れがちです。

では、医師の行為が法的に医療行為として認められる条件とは何でしょう。それは、「治療」を目的としていることです。そして医学上、一般に承認された手段・方法をもってなされます。たとえば、盲腸炎をおこし、化膿して腹膜炎までおこしているだろうとの判断のもとであれば、手術という方法をとることは一般に承認された方法であり、一般の人々も承服できるものです。しかし、なかには一般に承認されているといえるかどうかという行為もあります。

たとえば「治験」、臨床治験がそうです。今日の医療においては、日々新しい薬剤や技術が次々と開発されています。そのような新しい医学的方法を試みる場合です。医師の仲間でも、「それでいいのか。そんな方法を使っていいのか。そんな薬剤を使っていいのか。無理なんじゃないか。われわれは試したことがない」などの意見が出てきます。そして治験を受ける患者側もそれをどう受けるべきなのか、また家族はどう受けとめるべきなのか、そうした問題がおきてきます。それと患者の「承諾」の問題。昔から医師法の中では、患者が嫌がっている場合はやってはいけないことになっています。しかし、かつて日本の風習では、患者が「手術なんかいやだ。苦しいことはいやだ。メスなんか入れるのは絶対いやだ」といっても、家族から「先生、ぜひ、やってください。そうでないと命にかかわりますから」といわれると、医師は患者本人の意向よりも、客観的に見る家族、保護者の意向を重視してきた傾向があります。以前から「患者の承諾があることが必要」ということはいわれていたものの、いまほど厳格ではありませんでした。

わたしはここで、お互いに成長、病気、ケガ、老いを背負って、しかも「生きる」という視座に立ってみて、現代の医療にかかわる五つの視点をとりあげて考えてみたいと思います。

インフォームド・コンセント

「ニュルンベルク倫理綱領」（一九四七年）というものがあります。これは第二次大戦のときに、ナチス・ドイツが捕虜を使って行なった「人体実験」に対する深い反省からつくられたものです。

以前、わたしはドイツへ行ったことがあります。旧東ドイツのある地方にまだ戦争の傷跡が少し残っている場所があり、そこで「強制収容所」を見学しました。その強制収容所は、かつてのまま残されていて、そこがまたドイツのよさでもありますが、この強制収容所ではユダヤ人ではなく、捕虜やドイツ人の政治犯などが六万人も殺されたそうです。その説明のなかで、囚人たちに水に入れたチフス菌を飲ませ、どれくらいの濃さでどの程度発病をするかを調べるという「人体実験」をやっていたという具体的な話を聞きました。このような経緯から、ニュルンベルクの裁判のあと、「ニュルンベルク倫理綱領」ができました。

ある薬剤なり、治療法を開発しそれを人に施す場合、その効果と副作用を受ける側に十分に話して納得してもらう。もしそれを〝いやだ〟といった場合には、その「拒否権」をきちんと認める。すなわち「患者の人権」を認めるということです。欧米でいう人体実験を、日本では「臨床治験」ということばを使っています。臨床治験というのは、新しい薬を患者さんに飲んでもらい、それが本当に効果があるか、副作用はどの程度で終わるかということを動物実験のあとに人体に応用していくことです。

これに対し、どの程度の副作用があるのかを説明し「私はそのようなものは使ってもらいたくない」という場合には絶対に使ってはいけない。人体実験あるいは治験において、医師は患者に対して「十分な説明」に基づく「納得・同意」を得なければならないということが、ニュルンベルクから約二〇年後の世界医師会において宣言（一九六四年）されました。これは、そのうち人体実験あるいは臨床治験だけでなく、医療のすべての場面においてそうしなければならないという方向になってきました。これを「インフォームド・コンセント」

といいます。

インフォームド・コンセントは、日本では「説明と同意」と訳されます。しかし、この訳はよいようで悪い。つまり「不同意」というものが抜けています。「コンセントしたくない」という〝拒否権〟も認められなければなりません。説明と説明に対する納得、そして同意か不同意か、選択まで含めたものがインフォームド・コンセントであり、「説明と同意」という訳は決して適訳ではないのです。そこでインフォームド・コンセントというカタカナを使っているのはそのためです。インフォームド・コンセントは、ここ数年では医療の基本だという理解が一般化しつつあるのではないでしょうか。

医師中心から患者中心の医療へ

一九六〇年代、ベトナム戦争の最中のアメリカにおいて、人種差別に対する反対運動、女性の権利の拡張や性差別の反対、医師と患者間の上下関係の反対など、強く主張され始めました。「がん告知」も、一九六〇年代はまだアメリカでも約八〇パーセントの医者はがんを告げていなかった。ところが一九七〇年代になると、八〇パーセントの医者が患者に「がん」と告げるように変わりました。そしてその一〇年間に、病気そのものの診断と病気そのものを治す知識と技術はどんどん進んでいった。その技術を使わなければがんは治らない。技術を使えば五〇パーセントの〝がん〟は治る。だから、その技術を受ける側の患者は当然その医療に従うべきだろう。従ってこそ、少なくとも五〇パーセントの効果が得られるのではないか。そういう考えだけに集中していった。

これはアメリカにおいてそうであったように、日本においてもほぼ同様と理解してよいでしょう。この現状を直そうとしているのが現在であります。新しい検査・治療だけに目を当てるのでなく、患者さんの心情を見つめ、患者さんの痛みや希望を見つめることを忘れないことこそ、これからの医療者としてのもう一つの大切な使命だということです。また、それを受ける皆さんたちも、自分たちの立場で治療を受けていかなければならない。これが、これからの課題ではないかと思うのです。

このような流れの中で、だんだん医師も看護師も、とくに看護師の側から「患者中心の医療」に目覚めなければならないという発想に変わってきました。その起点となったのが、看護師・アブデラたちの「患者中心の看護」の調査からの主張でした。それは、病気で医師にかかっている場合に「どのようにしてもらいたいか」「どのような不安があるか」という患者さんのニーズ、さらに患者さんの生活環境などを全部出して、それを整理した。そのなかで看護師のやるべきことを判断する。医師のやるべきこと、臨床心理士のやるべきこと、あるいはソーシャルワーカー（社会福祉士）のやるべきことをも対応させながら、患者のニーズを中心にして整理すべきだと主張したのです。

従前の医師・医療者中心の医療システムから、患者のニーズを中心とした医療への方向転換――。このような考え方が医師のほうにも普及してきたわけです。こうした面においては、医師よりも看護師が先手を取ったとわたしは理解しています。

最近、マスコミなどで「患者中心の医療」という言葉がいわれておりますが、「とんでもない。ぼくのかかった医師は、ぼくの気持ちなどほとんどおかまいなしに進めていった」と思われる方はまだ多いと思いますし、わたし自身もそうではないとはいいきれないのです。しかし、方向としてはそうなっています。またそうなることを、これからの医療のために私たちは双方向から努力して、良い医療、またその医療を受ける方の幸せにつなげていかなければなりません。ある病院では、医師は診察した記録を患者のそばにそのまま置いていくそうです。それを患者はいつでも見ることができる。患者さんの深刻な問題や具合などについては別な部屋できちんと説明し、「ここへひと通り経過を書きます」ということで、それをそのまま置いておく。このような時代になったということは、この五〇年間で医師と患者関係がいかに変わってきたかを示しています。

しかしそのなかで、医師がいかに戸惑っているか……。昔のままのほうがよかったと思う医師もいれば、これからの医師は「もっと患者と一緒にあるべきだ」という気持ちになっていく医師もいる。混在の状況といえるでしょう。ですから、いい医師にかかることができれば幸いですが、それにとどまらず、古風な医師を良い医師に直していくのも患者側の役目かもしれません。お互いの役目でもあるといえるのではないでしょうか。

「リビングウィル」の重要性

近年、医療のなかで「脳死」「植物状態」などへの関心が高まっています。アメリカやオランダ、ドイツのように、患者本人の「死の迎え方」について生前の意思が重視される「リビングウィル」が法制化されている国もあります。そこで「リビングウィル」について考えてみたいと思います。

たとえば「寝たきり」の状態になったとします。意識はほとんどなく、鼻からチューブを入れて栄養を補給されている状態です。何をいっても応答がなく、誰が来てもわからない。ただ、物を入れてあげれば飲み込むことはできる。いちおう呼吸も自分ででき、心臓は動いている。このような状態を「植物状態」（遷延性意識障害）といいますが、このような状態が三カ月も続いてしまう。ところが現在、病院では〝三カ月以上はいては困る〟というので他の病院に移される。そして三カ月、また他の病院に移る。特別養護老人ホームならばそのまま長くいられるかもしれませんが、特別養護老人ホームはなかなか空きがない。このような状況になると「在宅」で看なければならないという問題が出てきます。

植物状態になったときに家族はどうしていいか困ります。体は温かい、呼吸もあり、脈も触れる。かといって、もう何をいってもまったくわからない。そういう状態であっても、とにかく心臓が止まるまで、あるいは呼吸が止まるまで、そのままもたせて欲しい……。そういう意思が家族に働くならば、家族は〝延命〟を願うでしょう。また、時に少し体が動いたとか、あるいは話がわかったように涙を流したということが「生ける印《しる》し」として家族に感じられる場合には、栄養補給を止めてしまうことは家族としてはできないし、本人がどうしてほしいかを確かめていない以上、医師も家族にもこれは判断しにくい問題です。

そこで、その人自身が自分の命をどのようにしてもらいたいのかという「リビングウィル（生前の指示）」（最近では「アドバンス・ディレクティブ」ともいいます）が重要になってきます。自分の意思で、自分の最期をどのような終わり方にしてもらいたいか。たとえば、「私は、交通事故などで意識がなくなり、元に戻らないという状態が二カ月以上にわたって続くような植物状態になった場合、それ以上延命の処置で生かしてもらうことはお断りしたい」ということです。

現在、日本では「日本尊厳死協会」などでこれに関係したことをやっておりますが、日本尊厳死協会がいいという意味ではなく、皆さん自身がそうなったときに、自分の生きる姿を、最後の姿をも含めて希望し決めておく。その必要性を医師のほうでも今日では肯定せざるをえない時期ではないかと思います。

さて、「脳死」の診断というのは、やれるところとやれないところがあって、なかなかむずかしい。簡単にあそこでやったから、脳死ではないのに脳死になってしまったなど、いろいろな問題がおこるほどに、この診断は検査の機能に複雑さをもっている。しかし、だいたいのことは経過を見ていれば推定はされるとわたしは思います。というのは、レスピレーター（人工呼吸器）を用いて呼吸していて心臓も動く状態の方の場合に、レスピレーターを止めたときにどうか――。自然呼吸が出てくればこれは脳死ではありません。それがまず一つで、もう一つはレスピレーターを止めてしまったら呼吸が出てこないとなれば、脳死かもしれない。「脳死と考えたほうがいい」という状態だとわかります。そういう場合には「レスピレーターを外してください」という自分の意思を表明しておくのが、自分の「事前の指示書」です。

ここにリビングウィルすなわち「アドバンス・ディレクティブに関する日本の医師の意識調査」があります。その結果を紹介します。「先生は今までに、『リビングウィル』や『尊厳死の宣言書』などの言葉を聞かれたことがありますか」という問いに対し、「よく知っている」「聞いたことがある」を合わせて九五パーセントになっています。

「一般に、患者さんは、交通事故や病気のために将来自分で判断できなくなったときのことを考えて、あらかじめ治療について事前の意思表示を行っておいたほうがよいと思われますか」という質問に対しては、「非常にそう思う」「まあまあそう思う」合わせて八三パーセントの医師がそう思っている。これからみれば、医師はこれらについて拒否的であったり、すべての判断は医師がすると考えているわけではない。また、「事前の意思表示があったほうがよいと思う理由について、教えてください」という問いの答えでは、九五パーセント近い医師が「患者さん本人の意向を尊重した医療ができるから」を理由にあげています。自分の最期を自分として〝生きる視座〟に立った〝場〟とすることを医療はとり入れているといえましょう。

ホスピス運動について

現代ホスピスの始まり――シシリー・ソンダースさんとの出会い

かつて「感染症」は非常に大きな問題でした。たとえば「結核」は、患者さんが家にいればつぎつぎ感染して、石川啄木の家庭ではないですが、一家全滅という家庭が少なくなかったわけです。わたしの小学生時代は、前の家の八人家族の家庭が、長男が東京から結核をわずらって帰ってきて、それから三年ほどの間にほとんど家族全員が結核になって全滅したという悲劇的な時代でした。それが「抗結核薬」などでどんどん治せるようになり、乳児死亡も抗生剤や栄養のおかげでどんどん減っていったのです。

このように医学が、診断においても技術においても、薬剤においてもどんどん進歩していった。ところが、今日でも「がん」の患者さんはなかなか治癒しにくい。手術したあとに再発する。あるいは化学療法をやるが、化学療法というのは命と引き換えぐらいに非常に大変な副作用があることが多い。このようなことで、がんの患者さんの苦痛は二〇世紀末の重大な問題として大きく取り上げられるようになりました。

当然ながら、新しい薬剤、新しい治療法、手術法に医師や看護師の目が向いていきました。一般の人もまた、新しい治療法、新しい薬剤に目が向いていきました。しかし、がん患者、とくに治る見込みのなくなった患者さんの〝痛み〟の激しさについての関心が薄かった時期があったのです。がんの痛みがあるのに、もうこれ以上の治療法がない「終末期」になると、医者も看護師も見放し、孤独なうちに病室も個室、あるいは一般と離れたような病室で終わるといった、患者さんの不幸な状況があったのです。これは欧米先進国でも、日本でもほぼ同様でした。このことに強く気づいたのがシシリー・ソンダースという、イギリスの女医さんです。ソンダースは、そうしたがんの患者さんの苦痛を取るべく、まず痛みを取るにはどうしたらいいか、あるいは呼吸困難を取るにはどうしたらいいか、さらに精神的な苦痛にはどのように対応してあげたらいいか、そういうことに心を注ぎました。

ソンダースは、はじめ看護師になりたかったが、親が反対してオックスフォードで政治経済などを勉強しました。その後、第二次大戦が始まったときに、緊急の看護師養成所に入り、親の反対を押し切って看護師になりました。そして終戦を迎えたわけですが、看護師になってから、自分が脊椎が弱いために患者さんを担いだりできなくなった。そこでソーシャルワーカーになり、患者さんのプラスになるような支援の道を歩みました。ソーシャルワーカーになって第一番目に受け持った患者さんが、デビッド・タスマというユダヤ系のポーランド人でした。肝臓がんの末期で、余命二カ月でした。その人が入院した場所がソンダースの勤めている場所ではなかったので、ほとんどボランティアとして彼女はその患者さんの苦痛を取り、慰めてあげるべく通ったのです。

その間に、彼女のそうした献身的な愛情にデビッド・タスマは非常に感激して大いなる愛を彼女に感じ、人生の意味をも彼女の献身に感じました。一方、ソンダースは、がんの患者さんの苦痛を取るにはどのようにしていったらいいのか、患者は何を望んでいるのか……。もちろん薬剤もある。痛みを取ってあげることも大切だ。しかし「心の苦しみ」はどうしてあげるべきかに心を尽くしたのでした。

二カ月してデビッドは、自分のような患者さんを収容する場所、ホスピスですが、「ソンダースさん、あなたがつくるときにはそのホスピスの一枚の窓にしてほしい」といって、なけなしの遺産、五〇〇ポンドを託して亡くなりました。デビッド・タスマ自身は本当にソンダースに会うまでは孤独な人でした。そのようなことから、デビッド・タスマの死を「無駄にしたくない」というソンダースの思いはホスピス運動に展開して、今日にいたっているのです。一時、身体をこわしていたソンダースは、身体のほうがよくなって看護師の仕事に帰りました。そして彼女は、医師や看護師にがん末期患者への対応を強く訴えましたが、なかなか聞き入れられなかった。

そんなおり、ある外科医がシシリー・ソンダースにいった。

「みんながあなたのいうことを聞かないのは、あるいはあなたは自分が看護師だから聞いてもらえないとでも思っているだろう。もしそうだとしたら、いまがんの末期の患者さんの苦痛を見過ごしているのはドクターじゃないか。むしろ医師になってこれを改革したらどうですか」……。

そこで彼女は、二九歳になってから医学校へ入り、医師になっています。そして痛み止めをどう使ったらいいか、モルヒネをどう使っていけばずっと痛みは取れるか、患者さんの精神的苦痛とはどんなものか、それを取るにはどうしたらいいか、というような勉強に入った。そしてソンダースは「聖クリストファー・ホスピス」という、がん末期医療の実践と研究と教育を兼ねたホスピスをつくったのです。

ホスピスの歴史

ホスピスの歴史を追っていくと、一八〇〇年の当初アイルランドのダブリンで、マザー・メアリー・エイケンヘッド（一七八七～一八五八）というシスターが「ホーム」をつくり、そのホームが「ホスピス」（hospice）という名前に一八七九年に変わりました。

アイルランドというのはご承知のように、カトリックとプロテスタントがなかなか融和できない。プロテスタントのほうはイギリス、いわゆる英国国教会の力が絶大で、カトリックは数も少なく、非常に貧しかった。そのなかで、行き倒れの結核患者を収容して「ホーム」をつくったのです。マザー・エイケンヘッドはカトリックの尼さんですから、これは救済事業であり、福祉の出発といってもいいのかもしれません。そしてその同じ派のシスターが一九〇〇年に、今度はロンドンの郊外に「聖ジョセフ・ホスピス」、そのホスピスの前身であるホームをつくった。そのホームはやはり貧しい者、行き倒れの末期の結核患者がほとんどでした。

このようなホスピスの伝統は、もっとも古くは十字軍の時代にエルサレムの巡礼者に対する各地の修道院が建てた「宿」でした。それを聖書の中から言葉をとって「ホスピス」と呼んだのです。このようなホスピスの流れのなかで、近代では結核患者の「ホーム」が「ホスピス」という名前に変わり、しかもシシリー・ソンダースは現代医療のなかでがん患者の痛みを取り、精神的な痛みをも取るという、医療のあり方としてのホスピスを提示したのです。

たとえば、「わたしはこんな人生を、どうして生きている価値があるのだろう。ただ痛く苦しいだけじゃないか。わたしが何か前に悪いことをしただろうか。今までいいこともせず、迷惑ばかりかけてきたからだろうか。人生というのはすべてこんなふうに何の意味もないものなのか。でも外を見ると子どもたちは楽しそうにたわむれ、若い人たちは本当に元気そうに歩きまわっている。健康な人はぜんぜん苦痛を感じずに仕事に励む。それに引き替え自分はこんな身で、何の意味があるか」……。そういう精神的というか、さらに人間の生きる価値、生きる意味ということの悩みをも含んだ苦痛に対応する医療に、シシリー・ソンダースは現代のホスピスの意義を置いたわけです。

ホスピスが、はじめは貧民病者救済のようなかたちで「福祉」として始まったことからしても、わたしはホスピスは「福祉と医療」の合作であり、これからの福祉と医療の合作の見本ではないかと考えます。とくに高齢化社会における今日の医療は、医療だけで対応するにはまったく限界があり、また福祉だけで対応できるものでもありませんでしょう。

医療と福祉の共働

「ターミナルケア」というのは、人生のターミナルにおける医療であり、ケアです。最後のその人の生を〝その人らしく〟生きるための支援がターミナルケアなのです。いまは「ホスピス」の代わりに「緩和医療」「緩和病棟」という言葉が使われています。わが国では一九八〇年から医療保険が適用されています。医療のなかに緩和医療がある、医療のなかにホスピスがあるという理解になるかもしれません。

しかし、すべての人に「ターミナル」はあります。慢性の患者さんにとっても、だんだんターミナルになっていく人がいます。寝たきりになる、あるいは苦痛のなかにただ一人でいる人さえいます。病院で強い苦痛のなかで終わっていく人もいます。そのような方々まで含めるならば、ホスピスというものをたんに「がん」に限ることのない、「福祉と医療」の合作としてとらえる必要があると思います。

「ホスピス」がたんにがん患者のものだけでなく、すべての慢性疾患の終末期をも助け、支援していく……。こういう見方が当然あっていいのではないかと思っています。患者さんが元気なうちに、〝がん〟になったらホスピスを望むのか、あるいは在宅ケアを望むのかなど、あるいは入ったり出たりするといった選択肢を増やしておき、その中から本人に選んでもらうようになるべきでしょう。また、ご自分が元気なうちにそのようなことがおこった場合、「どうするか」という自己選択をして、家族や友人に伝えておくこともきわめて重要であると思うのです。選択不能な人については、今後の課題としては「代理人制」など、法的にも検討していかなければならないし、これは福祉の方々とともに対策を早急に講じていく必要があります。

わたしは現在、デイケアサービスとリハビリのある小さなクリニックに関係しています。そこには脳梗塞のあとの片マヒを残している中高年の方がこられます。この方々は脳梗塞を発症した急性期のころは病院の医療を中心にしておられたといってよいでしょう。しかし片マヒを残し、回復を目指してのリハビリテーションは長く、病院にいる必要もなく、福祉の立場を利用した日常の生活やデイケア、通所リハビリが適当となりましょう。いい換えれば「医療と福祉」の橋渡しのなかでの生活を保ちつつ、回復を願っていっているわけです。ご家族もそれらを利用しつつ、ご家族の役割を保っておられるといえましょう。

認知症のある高齢者などには、福祉を中心とした適時の医療のサービスが必要でしょう。いい換えれば、これからの高齢時代の日常生活ないし療養には医療と福祉の〝共働〟による支援が不可欠というべきでしょう。

結論的にいいますと、以上にあげた現代の医療の課題に対して、医療者の努力ももちろんですが、患者さんおよびご遺族の側も遠慮せず、積極的に医療者に対して話しをする。王様と家来ではなく、お互いに「王様」として、そしてお互いに「家来」としていうべきことをいい、聞くべきことを聞きながら、よい道を探していく……。行政に対しても〝共働〟して対応していく時代がきているといえましょう。福祉についても同様なのではないでしょうか。

（『生きる。——生きる「今」を支える医療と福祉』を改編、二〇〇四年、人間と歴史社）

近代ホスピスとわが国の経緯　作成・岡安大仁	
1830年	アイルランド・タブリンのマザー・メアリーエイケンヘッド(1787～1858)「愛の姉妹会」ホームを創める
1879年	マザー・メアリーエイケンヘッドの「ホーム」を「ホスピス」Our Lady's Hospiceと改称
1900年	同じ「愛の姉妹会」ロンドン郊外に聖ジョセフ･ホスピスの前身「ホーム」創設
1967年	C.ソンダース聖クリストファー・ホスピス創設
1968年	E.キューブラー･ロス著「死ぬ瞬間ー死にゆく人々との対話」(邦訳)
1972年	座談会「死にゆく患者の看護」看護学雑誌
1973年	柏木哲夫博士ら淀川キリスト教病院でOCDP開始
1974年	河野博臣著「死の臨床ー死にゆく人々への援助」
1975年	カナダ・モントリオールのロイヤル・ビクトリア病院にB.マウントPCUを創設
1977年	第一回死の臨床研究会(阪大病院) 鈴木荘一　大田区・大森でミニホスピス開始 R.ラマートン著「死の看護」(邦訳)
1978年	日大ターミナルケア・ミーテイング開始
1980年	P.グリフィス博士(聖クリストファー・ホスピス)第4回死の臨床研究会で講演
1981年	聖隷三方ヶ原病院ホスピス棟開設 厚生省研究助成金「晩期がん患者の精神的および肉体的苦痛緩和(terminalcare)に関する研究(水口班、大原班、発足)
1982年	R.ラマートン博士(聖ジョセフ・ホスピス)来日講演 A.デーケン教授、第1回「生と死を考えるセミナー」(上智大) チーム医療セミナー「総合援助としてのターミナルケア」
1983年	政府「対がん10カ年総合戦略」の「がん患者に対する終末期医療のあり方に関する研究」(芳賀班)発足
1984年	淀川キリスト教病院ホスピス棟開設
1987年	WHO編「がんの痛みからの解放」(邦訳) 第1回日本がん看護学会(東京)
1988年	第1回日本サイコオンコロジー学会
1990年	厚生省保険局「緩和ケア病棟認定」
1991年	全国ホスピス・緩和ケア病棟連絡協議会発足
1993年	ピースハウスホスピス創設(我が国最初の独立型ホスピス)
1995年	第1回日本臨床死生学会(東京) 第1回アジア太平洋地域ホスピス連絡協議会(東京)
1996年	第1回日本緩和医療学会(札幌)
1997年	シシリー・ソンダース氏来日、大阪と東京で講演

〈コラム〉インフォームド・コンセント

医学の歴史からみるかぎり、かつてはインフォームド・コンセントとはかなりかけ離れた倫理が尊重されてきた。たとえば、医聖といわれるヒポクラテス（前四六〇年頃〜前三七五年頃）の言葉に「現在の症状や予後について、とくに経過が悪いときには、何事も告げるべきではない。真実を告げると死に追いやられるからだ」があり、アンリ・デュ・モンデヴィーユは「それが患者の利益になるなら外科医はうそをつくことをためらってはならない」という、フーフェラント（ドイツの医師。一七六二〜一八三六）の『医戒』にも「時にはむしろ患者の病を軽いものとし、いろいろな重い病状もおおいかくすようにしなければならない」とある。

そして、これらの言葉こそ、最近まで「医師の倫理」とされてきたのである。事実アメリカにおいてさえ、一九五〇年代までは「医師にすべておまかせ」という傾向であり、一九六〇年代では八〇パーセントの医師はがんを告知していなかった。それが一九七〇年代には八〇パーセントの医師ががんを告知するようになり、現在ではほぼ一〇〇パーセントががんを告知するようになっている。このような著しい変化をきたした契機は、以下のように理解されている。

第一は、第二次大戦中に行なわれた、ナチスの残虐きわまる人体実験を裁いた「ニュルンベルク裁判」であり、その綱領は「研究対象となる人間の自発的承認が絶対に重要である」に始まる。これを受けて世界医師会では、『人間における生物医学的（biomedical）研究を行なう医師の手引のための勧告』（ヘルシンキ宣言、一九六四年）において、「人間を対象とするいかなる研究においても、研究対象となることが予想されるものはだれでもその研究の目的、方法、予期される利益、起こるかもしれない偶発事ならびにそれがもたらすかもしれない不快については適切な説明を受けねばならない。……かくて医師は自由に与えられた、説明されたうえでの同意を、できるなら【口頭でなく】書類の形で得ておかねばならない」とした。これらは、どちらかといえば、人体実験（わが国では多くの場合「臨床治験」と呼んでいる）の際の被験者の人権といった角度からだけ強調されていたが、その後、考え方の基本にあるインフォームド・コンセントが医療の現場において漸次明確にされるにいたった。とくにアメリカでは、ベトナム戦争の時代に入り、人種差別の撤廃、男女同権、その他の権利意識の強調にともなって、『患者の権利章典』（一九七三年）がアメリカ病院協会から発表されるまでになった。その章典は一二項あるが、その第二項には「患者は、自分の診断・治療・予後について、完全な新しい情報を、自分に十分理解できる言葉で伝えられる権利がある。そのような情報を【直接】患者に与えることが医学的見地から適当でないと思われる場合は、その利益を代行する適当な人に伝えられねばならない」。また第三項には「患者は、何かの処置や治療をはじめる前に、知らされた上の同意（Informed Consent）を与えるのに必要な情報を医師から受け取る権利がある」とある。

さらに、一九八二年のアメリカ合衆国大統領委員会は、次のような報告書を発表した。「インフォームド・コンセントの概念は、本来、法律上のものであったが、倫理的な性格をもつ」、「インフォームド・コンセントは、一部の知識階級の患者にのみあてはめられるものではなく、すべての患者について、またいかなる医療の場面でも適応されるべき概念である」、「医療従事者は、ただ単にその情報が好ましくないという理由だけで、情報の提供を拒んではならない」などである。インフォームド・コンセントについてのアメリカの基本的な考え方は、このようにかなり格調の高いものではあるが、実際には、診療過誤裁判に対する防衛的診療の一部であるともいわれている。いずれにせよ、インフォームド・コンセントの基本には患者の自己決定権の尊重があり、医師には説明の義務があるということである。

一方、わが国をみると、かつては医師が患者に病状や治療法について「説明」するということはほとんどなかった。患者が薬名を医師にたずねても、「そのようなことは知る必要はない。まかせておきなさい」が常識であった。入院治療を受ける場合でも、「入院に際していかなることがあっても異議は申し立てません」という一札を入れ、たとえ不満があっても文句もいわなかったのである。しかし戦後、とくに公害訴訟などを契機として医療に対する患者および家族の関心の高まりとともに、医療および医師への不信が新聞やテレビに報じられるようになった。さらに、がん患者の増加とともに「がん告知」をめぐる話題がアメリカの実状との対比において社会的関心事となってきた。

医師側については、前述のヘルシンキ宣言（一九六四年）のあとを受けて、一九七四年には世界医師会総会が東京で開催され、宣言の改訂がなされたが、インフォームド・コンセントについての関心は、わが国の医療者間ではほとんど示されなかった。やっと一九八九年に「医薬品の臨床試験の実態に関する基準」（厚生省）が通達され、一九九〇年に至って日本医師会生命倫理懇談会の『説明と同意についての報告』が提示された。もっとも、この報告では医師の説明義務については強調されているが、インフォームド・コンセントの基本である患者の自己決定権については彼我の国民性の違いなどを考慮したためか、低調となっている。

いずれにせよ、アメリカのような医療を一つの契約としてとらえ、患者本人と医師との間を権利・義務の関係で合理性をもって考える立場と、〝甘えの構造〟との批判はあるにせよ、患者・医師関係に情的信頼を期待する我が国の立場との違いは今後とも課題として残るであろう。しかし、このようなやや混沌とした現状をありのままに止揚してこそ、インフォームド・コンセントがわが国においてもよりよく理解され、実践されるにいたるものと思う。

医療は、患者の訴え、あるいは悩みを聞くことから開始され、それに応じて医療者が診察することによって実行される。診察した医師は、その結果を患者あるいは家族（とくに小児や意識障害者にとっては主体となる）に説明し、さらに必要な処置ないし治療の説明におよび、納得したうえでの同意を得て治療が実行されることになる。これらの間に行なわれる説明は、医療者が一方的に告げるということではなくて、患者の理解できるような言葉と方法をもってその内容を伝え、納得を得るものでなくてはならない。

次に、いくつかの場合に応じた説明から【実践目標】をさぐってみたい。

①診察結果に基づいた現在の疾病の正しい説明

まず、診察の開始にあたって、直接患者に触れる場合にはそれ相応の言葉によって了解を求めねばならない。診察中でも患者に苦痛や嫌悪を感じさせることがあれば、その都度相応の説明と了解を得る必要がある。これらを怠ると結果的によりよい同意に達しなくなることも予想しうる。診察が終わった時点においては、現時点での医師としての判断に基づいて「結果」を説明することになる。この際、医学用語は極力ひかえねばならない。ただ、最近ではテレビなどの情報がゆき渡っているので、一方的に子供に話すような言葉で説明するのはかえって失礼になることもある。その点は患者との会話の間で言葉を選ぶ必要がある。

また、もっとも問題なのが「悪性疾患」についての説明である。一見して悪性と判断できる場合に〝どのような説明が正しい説明か〟は必ずしも簡単に決められない。偽りの説明はインフォームド・コンセントに相反するし、後日に問題を大きくしやすい。慎重に言葉を選んで必要な検査、あるいはとりあえずの処置につながるような症状ないし徴候のわかりやすい説明をまずすべきであろう。段階をふむことも、よりよい説明の一つである。

②治療に必要な検査の内容と目的の説明

一般の血液検査や尿検査などはあまり説明を要しないことも多いが、歯科治療にきた患者にとって血液や尿の検査の必要性は理解できないこともありえよう。Ｘ線検査やその他の特殊検査についてはその内容と目的を簡単かつ平易に説明し、とくにＸ線については一般に検査上行なわれる程度の放射線の影響は問題にならないことなど、患者の心配事を問いつつ説明すべきである。造影剤注入や放射性物質使用などの場合、その副作用ないし危険性についてはそれへの対応策を理解させることを目標とすべきである。内視鏡検査などにおいて十分な説明のうえでの拒否は、当然、患者の意向にまかせるべきであるし、後刻再説明の機会をもつようにすべきであろう。ただし急を要する場合は、家族はもちろんであるが、対診医や看護婦その他の強調された説明が必要となろう。それでも納得されない場合は、当然、その検査はすべきではない。そして、拒否している原因についての配慮を重視すべきである。

③治療の危険性と成功の確率の説明

治療については、医師は多くの場合成功を強調するし、患者・家族も成功率についてだけ期待をかけやすいものである。しかし治療には危険を伴うことも少なくないし、成功よりも失敗のほうが後日に問題となる。もっとも、危険性を告げることで、せっかくの治療の可能性がなくなってしまうことは可及的に避けねばならない。このような場合に、患者と医師の信頼関係が大きく影響する。ただ、いかに信頼していても選ぶのは患者側であることはインフォームド・コンセントの基本であることを忘れてはならない。

④その処置、治療以外の方法についての説明

推挙したい治療法以外の処置や治療法について、まったく説明しないでおくことは患者の「選択の自由」を奪うことになるので、これらを可及的に説明し、患者をより公平な同意に導くようにすべきである。ただし単なる羅列は無意味であるし、患者にとって不幸である。

⑤あらゆる治療を拒否した場合の説明

医師が推挙するどのような治療をも拒否した場合には、当然、その後の成り行き（予後）について伝えておかねばならない。しかし、それが治療への強要にならないようにすべきで、患者の一時的な拒否なのかどうか、あるいは対応する医師との関係なのかをも含め、冷静かつ謙虚さを失わずに、しかも愛情をこめて説明すべきである。

以上であるが、同意については重大な検査や手術などでは「同意書」を書いておいてもらうのは当然ではあるが、日常的な診療においても説明と納得・同意とを実践することによってこそ、個人的にも、また医師全体としても患者・家族の信頼を得て、より理想的なインフォームド・コンセントに至るものといえよう。

〈コラム〉老医の微笑

わたしは一人の老医です。新老人の基準にのっとっても、年だけは十分です。そんなわたしは視力の衰弱と運動時の息切れは自覚していますが、六〇歳代のときの半分くらいの仕事はしているかなと思っているのです。ピースハウスホスピスに週一回、当直を兼ねて所沢から出向いていったころのようにはいかなくなりましたが、それでも近くのホスピスには毎週一度は出向いて、医師やナースの相談にのったりしております。

わたしの家の近くにかろうじて残された森があります。その森の中に小さなクリニックが建っていて、わたしは半年前から週に三日は午前中だけ手伝っているのです。そのクリニックはデイケア、あるいは通所リハビリテーションを主にした新しい試みともいえるクリニックなので、若い医師よりはわたしのような老医がいればこと足りるといってよいところです。従来のクリニックは、街の中の人通りの多い目立つところに建てて、種々の多数の患者さんを効率よく診療するのが、使命のうえでも経営上でも、必要だったといってよいでしょう。

ところが、わたしの散歩道でもある森の中のクリニックは駐車場だけは患者さんの送迎のため、かなり広くとってはありますが、まったく目立たないのです。まるで宮沢賢治の、「野原の松の林の蔭《かげ》の小さな萱葺《かやぶ》きの小屋」のようなのです。わたしは散歩の途中で、初めてこのクリニックの中を見せていただいたとき、建物の約七〇パーセントがリハビリテーションの部屋であることに悦びを感じました。高齢者時代のクリニックは「こんなふうなのがいいな」と思ったからです。

もっともこんなクリニックでは医師を満足させ、また運営ができるのだろうかと危ぶみました。案の定といいましょうか、それから間もなく副院長の理学療法士が「医師が辞めるというので」とわたしの家に相談にこられました。あれこれ対策を考えましたが、結局、家から三〇〇メートルしか離れていないので、「わたしが手伝ってあげましょう」といってしまいました。

毎朝送迎車で集まってくる患者さんは約二〇名で、ほとんどが片麻痺の方です。痴呆の方もおられます。副院長の理学療法士が中心となり、看護師やヘルパー七名が朝一〇時から午後四時までリハビリとお世話をしております。ゲームや音楽、そして昼寝の時間もあります。

わたしの前に勤めていた整形外科の若い医師は、「カラオケの音がうるさい。こんなクリニックでは診療できない」といって辞めてしまったそうです。いままでの医師ならば当たり前かな、とわたしは思います。しかしそのクリニックには、聴診器を用いて真剣勝負のような気持ちで診断しなくてはならない患者さんはほとんど来ないのです。むしろカラオケのほうが大切なのです。

万緑にそまりながら、医療と福祉の真っただ中で、老医はわずかに微笑んでいるのです。

〈講演〉
リビングウィル

新たな医師の倫理

医学は本来、人の健康を保持し、病気を予防し、また病気を癒すことを目的としてきました。そして、人の生命を一刻でも長く保つように努力することを、医師はその使命としてきました。そのような医学の目的のもとで、近代医学は病気の診断や治療に大きな進歩を遂げてきたことはご存じのとおりです。とくに最近の「蘇生術」(息の絶えたものの息をふきかえし、心臓の停止したものを再び拍動させるなどの医療技術)や「延命法」(種々の内臓疾患のため生命を保つことが困難になっている場合に、人為的にあるいは人工的に栄養や水分を補ったり、酸素吸入や人工呼吸器などを使って生命を保ったりする医療技術)の開発や普及は目覚ましいものがあります。

しかし、そのような蘇生術や延命法の発達の反面で、大きな問題が生ずるようになりました。その代表的な例が、一九七五年のアメリカの「カレン・クインラン事件」です。たしかに、意識がまったく消失した「遷延性意識障害」といわれる状態(植物状態)でも、自然呼吸があったり、自然呼吸がない場合は人工呼吸器(レスピレーター)によって呼吸を保持し、栄養や水分を補給してあげると数カ月はもちろん、年余にわたって生存を保つことができるのです。

口からの栄養補給が不可能の場合には、鼻孔栄養（鼻孔から細い管を食道に入れ、それを通して栄養を補給）や胃に直接外から人工の穴を設けて（胃瘻《いろう》造設）補給することもできるようになりました。しかも、大脳の機能が失われていて本人はまったく意識を失っていて、その時点では自分からそのような生命の有り様を拒否することも、賛成することもできないのです。

その状態が年余にわたった場合、医師はどうするべきか、家族はどうしたらよいか――。

「カレン事件」の場合には父親が裁判所に訴え、父親に人工呼吸器を外すことが許可されました。しかも、人工呼吸器を外したところ、自然呼吸が開始したというのです。その後も意識消失のまま数年生きていたということですが、その裁判の判決の根拠とされたのは、カレンさんが生前友人たちに自分の「生命のあり方」についての希望を話していたという、生命の終わり方へのカレンさん自身の言葉が重視されたと聞いております。

従来から医師は一刻でも生命を延ばすこと、生命を維持することを使命としてきました。もちろん、近代医学の発達以前ではそのような医師のあり方こそ尊ばれ、問題は生じませんでした。しかし今日では、カレン事件ばかりでなく、生命をただ長引かせるということが、病人にも家族にもかえって苦しみを与えてしまうという状況が多く見られるようになったのです。

そこで医師の「生命倫理」が改めて論ぜられるようになりました。ただ、病人あるいは事故者の生命を長引かせることよりも、病人本人がどのような「生命のあり方」（生命の質）を望んで〝いる〟か、あるいは〝いたか〟に重点をおくべきであるという立場です。

「生命倫理」は多くの学問的社会的立場に立った、新たな考え方の尊重です。とくに、当事者の意思、本人の意思を最優先にすべきであるという「自己決定権」は、人権重視と平行して医療の分野でも強く主張されるようになりました。医師自身も、長期の延命の中にある病人や家族の苦痛、苦悩への対応に困っていたこともあり、解決の道を探していた医師たちも少なくありませんでした。

病人自身の選択、個人の自己決定の優位という立場は、ある面では医師の責任を軽くすることともいえます。しかし、それは医師の責任逃れではないと思います。もし、遷延性意識障害（植物状態）その他の状況での、生命を左右する権限が医師だけに与えられていたならば、それはむしろ人間の生命の尊厳の侵害となりかねません。ここに患者の自己選択、「事前意思の尊重」という、新たな医師の倫理が生れてきた根拠があるといえます。

しかし、とくに事前に何も意思表示もしなかった人については、医師がいかに対応すべきかは、現状ではかなり不明確です。法的な代理人の問題、倫理委員会の必要性などが求められていますが、わが国の現状では家族の意向を尊重した主治医の対応がまだ一般的とさえいえましょう。ここに医師・患者関係、医師・家族関係、すなわち医師との信頼関係が倫理的にも大きな影響をもっていることも否定できません。

自分自身としてのリビングウィル

「リビングウィル」については、わが国では「生前の意思」「事前指示書」「事前意思表示書」「生前発効遺言書」などと訳されています。リビングウィルは北米やドイツ、オランダなどではすでに法制化をみておりますが、わが国ではまだ法制化されてはいません。

しかし、自分自身の問題として考えたとき、脳内出血や交通事故などでとつぜん遷延性意識障害になった場合、すなわち自分からはすでに何の指示も出せない状態を考えた場合、どうしておくべきでしょうか。また、たとえば〝がん〟などで手術や放射線療法や化学療法を行なって、一時は効果があったけれども、再び悪化し、もう手術も放射線も化学療法も生命を縮めるだけというような場合、すなわち「終末期」（ターミナル）になった場合、どうしてもらいたいか——。いろいろな医療技術を使ってでも〝延命〟してもらいたいのか。その場合、苦痛はやむを得ないとしても、〝延命〟を希望するのか。それとも痛みなどの苦痛はできるだけ除いてもらうが、栄養や水分の補給などによっての〝延命〟をはかってもらいたくないとするのか。

このような〝がん〟の場合などは時間的にも余裕があるので、その時になって家族や医師と話すこともできないことはありませんが、相互に心情的に困難になることも少なくないといえます。ですから、むしろ健康なうちに家族や教会内で「リビングウィル」を自分自身の問題として、お互いに語り合っておくべきだと思います。また書面にしておいたほうがよいといえましょう。のちに何回でも書き改めてもよいのですから……。

「リビングウィル」は書面にされたものをいい、口頭などでの事前表示を含めてすべてを「アドバンスディレクティブ」というようです。アドバンスディレクティブにしてもリビングウィルにしても自分自身の意思なので、リビングウィルに反対の意見をもっていても決して非難されるものではないでしょう。「自己の意思」こそがもっとも重要とされるからです。

しかし、いかに本人の自己の意思でも、あまりにも医学的判断に反することや、一般通念に反することをも、医療者あるいは家族が当人の意思に従わねばならないということにはならないと考えます。積極的な安楽死の指示とか、その幇助《ほうじょ》の指示などは別個と考えるべきでしょう。本人自身がそれをリビングウィルとするならば、その指示には従えないという医療者や家族の倫理も成り立つということです。

リビングウィルとわが国の医師の現状

リビングウィルが医療界ばかりでなく、一般市民にも問題とされるようになったのは、前述したように一九七五年の「カレン事件」以来であり、一九七六年にはすでにカリフォルニア州で法制化をみるという動きはアメリカ市民の「人権意識」のはげしさにもよるともいえましょう。

わが国では「日本尊厳死協会」（一九八三年）がリビングウィルに類する宣言書を作成しており、その後、同類の団体もできていますが、一九九一年の「東海大学病院事件」以来、急激にリビングウィルへの関心が強まったといってよいでしょう。また日本医師会においても、第三次生命倫理懇談会（一九九二年）はその報告書に「患者本人の意思がはっきりしない場合にも、生前にその意思が何らかの形で表明されている場合には医師はその意見を十分に尊重し、患者が利益や幸福と考えるところに沿うようにすべきである」と述べています。

しかし、医療の現場ははたして〝どうなのか〟が問題といえましょう。これについての調査はほとんどみられないのですが、最近の朝日新聞の記事では、日本尊厳死協会の遺族へのアンケート結果によると、リビングウィルを提示した遺族の九〇パーセント以上が「（主治医に）尊重された」と答えていますが、相反する結果としてN大学のM医師が別個に同じ遺族の主治医に調査したところでは六九パーセントが「（リビングウィルを示されても）自分の治療は影響は受けなかった」としているとのことです。これは医師たちがリビングウィルそのものの意義をそれほど認識しているとは思われない結果ともいえましょう。

しかし一九九七年に、赤林朗らが（「日本医事新報」、No.03842、一九七九）内科、外科を中心とした診療科の医師にアンケート調査したものでは、約九五パーセント（六八名）の医師はリビングウィルや日本尊厳死協会の宣言書という言葉を知っており、患者・家族からリビングウィルを実際に提示された経験をもつ医師は一二パーセント（九名）で、そのうちの五名はその指示どおりに従ったといいます。

患者が事前の意思表示を行なっておいたほうがよいかどうかの問いには、約八〇パーセントがそのほうが「良い」と答え、一〇パーセントは否定的であったといいます。さらに、「よい」と答えた医師の九〇パーセントは「書面で残しておいたほうがよい」としています。

法制化については「必要がある」が三割、「必要がない」が六割強でした。事前の意思表示を「よいと思わない」二〇パーセントの医師の約六割は、「治療方針はその場で決められるべき」「意向がその時点でも同じであるとの保証がない」「家族間で意見が分かれる」「家族がいない時に困る」などを選択していました。

さらに、赤林朗ら（「生命倫理」、7巻1号、一九七九）が東京近郊の二つの総合病院の人間ドックの男性受診者をアンケート調査した成績では、二一〇名中、約八〇パーセントが「リビングウィル」を知っており、リビングウィルを肯定的にとらえているものが約七〇パーセントで、否定的なものが一八パーセントあり、否定的な人たちは「その場にならないとわからない」「その場になって家族や担当医に決めてもらえばよい」などの意見でした。

これらの報告は、わが国の全体の医師の傾向や市民の傾向を代表しているとはいえないでしょうが、ここ一〇年来では卒前・卒後の医学教育においても「リビングウィル」についての教育はなされているうえに、日本医師会の「医の倫理綱領」（二〇〇〇年）も患者本人の意思の重視が強調されているので、リビングウィルについては医師は以前よりは認識を強めていると考えてよいと思います。しかし現状では、上記のように、二〇～三〇パーセントの医師は否定ないし無理解である可能性があることもふまえておく必要がありましょう。

そこで、医師・患者関係、医師・家族関係への両者相互からの配慮、すなわち「信頼関係」の向上がわが国の現状では大切であろうと思います。もちろん、わが国の医師の生命倫理への理解と努力こそがさらに重要であるといえるところです。

私はこう思う

「あなた方はそれぞれ、賜物を授かっているのですから、神のさまざまな恵みの善い管理者としてその賜物を生かして互いに仕えなさい」

（ペトロの第1の手紙　4：10）

わたしは一九五〇年に医師になりましたので、医師になってから五二年になります。医師になったころは「肺結核」が国民病といわれるほど蔓延していました。そのころは結核患者の半数は五年以内に亡くなっているというほどでしたから、内科医で、しかも呼吸器を専門とし始めたわたしは多くの患者の「終末期」と「死」に立ち会ってまいりました。

ただ当時は、患者の生命を一刻も長く保つ努力が医師の使命であり、倫理であると信じていました。もちろん、長い苦しみにある患者さんへの同情はありました。そのような患者さんご自身や、ご家族の方々の想いは複雑なものであったと思っています。なかには死を願う方、自殺を企図する方もありました。

さて、その後「抗結核剤」が開発され、普及するようになった昭和三五年（一九六〇年）ころには、結核は〝治る病気〟として、医師も市民も認識するようになりました。その反面、「がん」が年とともに増加し始め、その終末期の苦痛とともに医師は苦悩し、市民は不安と恐れを感ずるようになりました。そして現在では、がんは国民死因の第一位となり、年間約三〇万人の死亡者をみるようになりました。

一方で、手術療法、放射線療法、化学療法の開発も目覚しいものがありますが、このような療法さえ限界に達して、苦しい、いわゆる「終末期」（ターミナル）の患者への「ケア」（医療支援）が大きく取り上げられるようになりました。疼痛を除き、できるだけその患者さん本人の生命を患者さんの意向に沿って最後まで支援しようとする「ホスピス」（今日では「緩和医療」ともいいます）が大きくクローズアップされるようになりました。

わたし自身は呼吸器内科医としての自分の歩みの自然の〝なりゆき〟として、このような医療の流れの中を生きてまいりました。そのなかで、イギリスやオーストラリアなどのホスピスでは、点滴や高カロリー輸液などはほとんど行なわないことや、酸素吸入は用いずモルヒネで呼吸困難も取るなど、わが国のホスピス医師の対応と異なっていることも知りました。

一方、大学病院で長く勤務しておりましたので、脳出血後に遷延性意識障害（植物状態）になった患者さんの経過を鼻孔栄養で保ち、長期にわたればわたるほど、ご家族と共に苦悩していたことも少なくありませんでした。なかには、はげしい喘息発作のあとに無呼吸状態で入院し、大脳の機能が失われ、意識は消失し、人工呼吸器（レスピレーター）に接続したままの状態がいつまで続くのかと案じつつ、毎週の回診を数カ月以上続けたこともありました。いいにくいことではありますが、患者さんの心臓が衰え、肺炎を合併し、亡くなるとむしろよかったのではないかとも思い、ご家族からも悲しみとともに、率直に解放されたことを喜ぶ言葉を聞くこともありました。

さて、従来の医師の倫理の中にいたわたしではありますが、わたし自身がそのような状況になった場合には、「どのような選択をするか」は前述のような医師としての経験があったので、カレン事件についても、日本尊厳死協会の発足についても全面的に肯定というわけではなくても、現代医療の中で「仕方のない選択」と感じておりました。

ただ、単なるヒューマニズムや法的な立場、「自己決定権」という生命倫理の立場とキリスト者、そして老医師キリスト者の立場が同一なのかどうか、キリスト者はいかにあるべきなのかがわたしの課題となりました。キリスト者の信仰からはもちろん、自分の生命は偶然の産物でもないし、また両親から授かったというだけのとらえ方ではなく、神から授かった〝賜物〟というべきものです。そして、医師はそれをふまえて、他人の生命への医学的介入をすることを「使命」として許されていると再確認しました。

人は神に与えられた自分自身の「恵みの善い管理者として、その賜物を生かし」「互いに仕えなさい」とあります。すなわち、自分自身の「善い管理者」となることが、まず各自にゆだねられ、命ぜられているといえるでしょう。そして「互いに仕える」というところに、医師であるわたしには「医学的介入」がその仕事とされているといえるでしょう。

しかし、医学・医療の進歩の影の部分として、医学的介入が「善い管理」につながらない場合がしばしば生じているのが今日であります。そこに、人には「自己管理」としてのリビングウィルの必然性が生ずるし、医師にはそれをふまえて医学的介入の有りようを〝より適切に〟することが、「仕え合う」という聖書の立場の現代的実証ではないかと思うようになりました。

リビングウィルが「延命の中止」を望むというだけのものではなくて、人によっては死ぬまでできるだけの延命法を続行してもらいたいと求める人も、それも一つのリビングウィルであり、すべてを家族にゆだねるというのも、すべて医師にまかせるというのもリビングウィルではありましょう。しかし、それがどのような困難な状況を伴うかといったところが問題なのです。であるからこそ、できれば健康なうちにこそ「リビングウィル」を忌み嫌わずに夫婦間、家族間でまた信徒間、教会内で率直に語り合う機会を持つべきであると、わたしは思っているのです。そして、ＥＬＣＡ（アメリカ福音ルター派教会）のステートメント（声明）をはじめて読んだときにも、「新しい医師の倫理」「いのちの倫理」を強く感じたわけなのです。

（『リビングウィル――尊厳ある死を選び取るために――』、二〇〇三年、東京聖文舎）

〈講演〉
ホスピスケアとボランティア

病いの中の癒し

わたしは昭和二五年（一九五〇）から医者をやっています。ですから今日まで四九年、まもなく五〇年になります（一九九九年現在）。わたしは内科の医者で、呼吸器を専門としますから、呼吸器の話ならばそれなりに話しやすいですし、経験も長いのでいろいろの話ができると思うのですが、「ボランティアと癒し」というような課題では、むしろ皆さんのほうがよくお考えになっていたり、あるいはご自分をその中で見いだしておられるのではないかという気もしています。

お集まりの皆さんがヘルスボランティアのアンケートをお書きになっていますが、これを拝見させていただきますと、たとえば「ボランティア活動について」ということでは、現在活動している方が一七名、過去に活動したことのある方が一一名、五六名中二八名（五〇％）の方が現に「ボランティア」をやっておられます。「活動」の状況を拝見しても、ボランティアの仕事に満足している方が多いようですし、受け入れ態勢についても、このごろはいろいろな医療機関その他でボランティアを受け入れるところも増えてきていますし、まして福祉施設や、それに関連したところではボランティアのはたらきを期待しているようになっているとも思います。

「これからどのようになっていくか」――ということについては、皆さんのお答えにもあるように、「ボランティアは増えていく」と書いておられる方が多いですが、わたしも同感です。たしかに、日本においてもボランティアの活動はなくてはならない存在になっていくだろうと思います。これは阪神・淡路大震災も大きく影響しているかもしれませんが、医療の中でのボランティアについては、皆さんもご存知のように、日野原重明先生が二〇年以上も前から取り組んでこられました。たとえば血圧測定指導とか、最近では模擬患者の養成コースまでやっておられ、たいへん広いボランティアの養成と実践を展開しています。とくに、ライフ・プランニング・センターの「ピースハウスホスピス」では、ティータイムのサービスあるいは車イスを押して患者さんに富士山を見せたり、あるいは音楽を聴かせたり、また病院バスの運転や手芸その他のアートプログラムのはたらきなど、レギュラーメンバーとしては六〇人くらいのボランティアがそれらに関わっておられます。そういう意味で、実際的なはたらきがすでになされているわけです。

さて、ホスピスにおられる患者さんやご家族は思いもかけないような重大な病気に遭遇して、不安や悲しみや絶望のなかにあることは、どなたも想像しうることです。悲しみのなかで、人は他からの思いがけないはたらきで心が解放されることがあるといわれております。それは「癒し」といってもよいでしょう。それは人からのこともあり、花や空や風景や、あるいはもっとはるかな大きなものからのこともありましょう。

今日は、ボランティアのはたらきと「癒し」とを結びつけて話すようにいわれたのですが、確信をもってお話しできるわけでもありませんが、皆さんといっしょに考えていきたいと思います。

治癒と癒し

フランスの外科の医者で、アンブロワーズ・パレ（一五一〇〜一五九〇）という人がいます。彼の生きた一六世紀という時代は、宗教的な意味でも文化的な意味でも、こんにち大きな関心がもたれています。宗教のほうでいえば、ルター（ドイツの宗教改革者。一四八三〜一五四六）とかカルバン（フランスの宗教改革者。一五〇九〜一五六四）とが出たころで、その後のルネッサンス運動につながっていくわけです。パレは近代の「外科」を確立したといわれている人ですが、この人の残した言葉で、いまでも医者にとって重要な言葉があります。

「私が包帯をし、神がこれを癒し給う」……。

包帯をするのは私かもしれない。膿を出すのは私かもしれない。しかし、最終的にそれを癒し給うのは神だというのです。有名かつ有能な外科医でありながら、こういう言葉を残している。この場合の、「癒し給うのは神」だという場合の「癒し」というのは、医療技術、たとえば膿《うみ》があるのでそこを切開して膿を出してしまう、あるいは肺にがんがあるのでその部分をうまく取ってしまう、それを治療して、そして治癒させたという、いわば人間側の、あるいは外科的な技術、その治癒というものと、パレがいっている「神がこれを癒し給う」という「癒し」の概念とはどこか違うとわたしは感じます。

われわれは治療する、そして治す。患者さんの側からすれば「治療して、治してもらった」。外科の医者からすれば「肺にあったがんをうまく取って、完全治癒に導いた」といい、また感じるでしょう。しかし、パレはそのような治癒のなかに、もっと謙虚に自分のはたらきを位置づけているといえましょう。それは宗教がかったとらえ方で、一六世紀の理解の仕方をいつまでも引きずっていると思う人もいるかもしれません。それはそれで仕方ないですが、しかし一般的な「治癒」と「癒し」とを同等に考えてしまうことは、どうも少し浅はかなものがあるのではないかと、わたしは思っているのです。

慰めはいつでもできる

それと同時に、このパレの言葉なのかどうかわからないといわれてもいるのですが、ソクラテス（前四七〇〜前三九九）とか、フローレンス・ナイチンゲール（イギリスの看護師。一八二〇〜一九一〇）もそれと同じことをいっているとか、あるいはエドワード・トルドー（アメリカの医師、結核研究の先駆者。一八四八〜一九一五）の言葉ではないかともいわれているのですが、もう一つ有名な言葉があります。

「時には癒すが、またしばしば和《なご》めることはできる。しかし、慰めることはいつでもできる」……。

ときどきしか治すことはできない、完全に治癒させるなどということはたまにしかできないことなのだ。これは一六世紀にあっては痛切に感じたことだと思います。いまだって、ある意味では、がんの患者さんにしても、そんなに簡単に根治して再発もさせないということをやれるわけではなく、ときには治癒させることができる、そしてときどきは症状を和らげたり、進行を止めたりすることはできます。しかし、慰めることはいつでもできるのだから、この〝いつでもできる〟ことを大切にすべきだということです。これも有名な言葉です。「いつも慰めることはできる」というところに重きがあります。

ところが、どうしても医術というものを強く追求する、あるいはそれに執着すると、ときたましか治せないことに全力を集中してしまい、「ときどきは和めることはできる。しかし、いつもできる慰め」ということを忘れてしまったというか、熱心でなくってしまった。これが現代医学の大きな欠陥ということです。がんの治療においても、抗がん剤で何とかなるということについては非常に熱心であり、あるいは手術ということについては非常に真剣で、そして看護師さんも一生懸命にそれを手伝う。しかしがんの治癒率は、総合的にいえばよくて三〇パーセント、多く見積もっても六〇パーセントでしょう。がんの種類によっては、手術後三年生存が一〇パーセント以下というものもあります。そのような場合、あとの九〇パーセントの方々は、痛みや種々の症状を伴って三年以内に亡くなるわけです。種々の症状をとること、すなわち「緩和」することはしばしばできるでしょうが、現在でも苦痛な終末期を迎えている、その終末期にある患者さんに対して「いつでもできる慰め」を、つい最近まで医師も看護師もおろそかにしてきたといってよいでしょう。

〝症状を緩和する〟ということについても、最近まで努力が少なかったのです。痛みがあるのに「モルヒネ」をなかなか使わず、せいぜい痛いときだけ使って、一日に二回以上使うと中毒になったり、悪い影響があって「命を縮めますよ」というような言葉だけで対処していた。

シシリー・ソンダースの実践

このような欠点にいち早く気づいたのがシシリー・ソンダースで、一九六七年にロンドンに「聖クリストファー・ホスピス」をつくりました。彼女はなぜそのようなことを思いついたかといいますと、ソンダースさんはもともとは看護婦になりたかったのですが、親の反対で看護婦になりはぐねて、オックスフォード大学に入って、法律や経済などの勉強をした。そして第二次大戦のときに、看護婦が少ないというので志願して、臨時の看護婦養成所に入って看護婦の資格をとり、戦後も看護婦の仕事をやっていたのですが、脊椎の病気があって、どうも看護の仕事に耐えられないというのでソーシャルワーカーになった。ソーシャルワーカーになって、いちばん最初に受け持った患者がユダヤ系のポーランド人で、がんの末期の人でした。ナチスに追われてロンドンに亡命していた「デヴィット・タスマ」という、四〇歳の孤独な男性だったのです。

ソンダースさんは、初めはソーシャルワーカーとして対応していたわけですが、タスマ氏が入院したのは別の病院だったこともあって、最後の二カ月はソーシャルワーカーとして、というよりも一人のボランティアとして、タスマ氏に接したといってもいいでしょう。あるいは、より強い友情をもって彼に接したといってもいいでしょう。そのなかでソンダースさんは、がん末期の患者さんのニーズはどんなものか、願いはどんなものか、何をいちばん望んでいるのだろうか、ということに真剣に目を向けたのです。

相手のタスマ氏のほうは、初めて親身になって自分のことを考えてくれる人に出会い、事情が事情であったから、よけい人の愛に飢えていたのでしょうが、がんの末期の苦しさの中にあったわけですから、切実にソンダースさんに苦痛を訴え、心の悩みを訴え、ソンダースさんのほうも親身になってそれを聞いてあげた。ソンダースさんはタスマ氏が亡くなったあと、しばらくの間は虚脱状態にあったようですが、それから立ち直ったあとは、ソンダースさんは終末期のがんの患者さんのために生涯を捧げようという気持ちになり、その後、ある時期からまた看護婦に復帰したのです。

しかし、末期のがんの患者さんに対して、精神的な苦悩に対してはもちろんですが、痛みに対しても、医師はほとんど親身になって考えてあげてはいないことを再確認せざるを得なかったのです。また看護婦も、治りそうな患者、あるいは外科の手術をやったばかりの患者、その時の急性の変化に対しての関心は強いのだけれども、もう治らなくなり亡くなるほかないという患者さんのところには行きにくいし、いつの間にか避けているといった状況でした。これは日本の病院でも最近まではまったく同じでした。ソンダースさんはそこに大きな不満を感じて、そのことを看護婦にも医師にもそれではいけないと要求したのです。

そのようなある日、以前からソンダースさんに理解を示していたひとりの優れた外科医が、「あなたは看護婦だからあなたのいうことを聞いてくれないと不満なのだろうが、がんの末期患者を見捨てているのは医師なのです。だから、あなた自身が医師になって、それを改革したらいいでしょう」……。

そう、忠告したのです。ソンダースさんはそれから三三歳で医師になることを決心し、三八歳で医師になった。そして除痛の研究や臨床の研修を重ね、しかもそのあと近代的ホスピス「聖クリストファー・ホスピス」をロンドン郊外に設立し、世界のホスピス運動の先駆けとなったわけです。

ソンダースさんとしては、「時に癒す」ということに全力をかけるだけでなく、あるいは「しばしば和《なご》ませる」ことに力を用いるだけではなく（それも大事なのですが）、「慰めることはいつでもできる」ということ、症状を軽くするためにいろいろな努力をし、さらに慰めることに力を尽くすことの重要性を主張し、実践したといえるでしょう。もちろん症状を軽くすることの大切さについても、従来にないほどの努力を重ねることを主張し、研究もし、実践したのです。

さて、日本ではまだ「がん」と告知されていない（「告知」という言葉はいい言葉ではないですが）、がんを〝がん〟と知らされていない患者さんがかなりいるわけです。また、知らせたくない医師もかなりいるのです。それにしても、だんだんと患者さん自身はわかってきてしまう。そのような状態にある患者さんへの〝慰め〟は重大だといえましょう。かといって、慰めは〝癒し〟にいたるものなのでしょうか。少なくとも一時ではあっても、悲しみをぬぐうことのできるものなのでしょうか。〝慰め〟はどんな解決につながるというものなのでしょうか。皆さんと一緒に考えたいと思うのです。

包容がもたらす癒し

〝癒し〟については、キリスト教では、「キリストによる癒し」という言葉が聖書にはよく出てきます。「多くの病人が癒された」とか「足萎えの人が癒された」とか、癒しを抜きにしてはキリスト教というのは成り立たないと考えてもよいでしょう。「癒し」を英語聖書では〈heal〉と書かれているのがふつうでしょう。全部の箇所が〈heal〉かというとそうでもなくて、〈complete well〉という語になっているところもありますし、〈cure〉と訳しているところもあります。

「キリストによって癒された」を〈cure〉とか〈complete well〉〈heal〉とあるわけですが、ギリシア語の聖書から英語に訳しているのですから、ギリシア語の聖書にどうなっているかということがないと、本当のことはつかめないかもしれません。聖書の箇所ごとに明確な使い分けがなされているのかもしれません。しかし、いずれにしても、〝癒される〟というのは、もちろん身体が治っていくということもあるのでしょうが、身体の治ることと同時に、精神的にというか、心の状態をも含め、〝解放される〟というときに〈heal〉（癒された）という言葉が使われているようです。あるいは〝心の解放〟によって、身体のことはもはや問題でなくなってしまい、そして〈complete well〉になったという理解もできましょう。

もっと突っ込んでいいますと、病いの床にあって、そして死を迎えざるを得ないような状態になったときにも、死ぬべきものでありながらも、キリストの十字架の贖《あがな》いを通して永遠の希望に満たされて癒される。そのような意味において「癒し」という言葉の本質があるといえましょう。

このような、自分を超えた大きな力に頼ることによって癒されるという点では、仏教においてもまた、他の宗教においてもどこか共通した面があるといえるかもしれません。癒しということをわたし自身がもっとも関心をもって学んできたのが聖書なので、聖書の癒しに触れました。

シャーマニズムにみる癒し

話は変わりますが、先般、日本心身医学会が弘前で開催されました。その学会で、「津軽と沖縄のシャーマニズムにみる癒し」という特別講演がありました。津軽や沖縄ではいまでも「シャーマニズム」（イタコ、ユタなど）が盛んであって、そこで癒しが行なわれているという話でした。話そのものを皆さんに紹介しようということではないのですが、少し触れてみたいと存じます。

「シャーマン」というのは「超能力者」といえばぴったりするのかもしれませんが、神がかりになったり、生霊といいますか、死霊といいますか、そういうものと交流できる能力を持つようになった人のことで、それを伝えながら治療儀礼を行なって、災害とか煩（わずらい）、あるいは病気で訪ねてきた相談者に接して答えてあげるという治癒体系のようです。宗教現象というか、これが「シャーマニズム」といわれるものだそうです。いずれにしても、いまでもシャーマンを中心とした〝癒し〟の現象が行なわれているようです。それは世界的にもあるのですが、東アジア一帯が非常に多いのだそうです。その地方の基底になっている文化にそれが乗っていて、その地域の文化を生かしていきながらシャーマンの仕事はなされているそうです。

結論的には、人類のもっとも古いころからの〈healing〉ということで、このシャーマンの存在が〝再評価〟されているという紹介でした。とくに演者が強調していたことは、その地域固有の世界観とか、あるいは因果的なものの見方を地域の「コスモロジィー」（cosmology）を十分にわきまえながらシャーマンはやっていて、シャーマンになるような人はそれをよく追求しているそうです。

またシャーマンになるような人は、だいたいシャーマンになる前に苦労しているというのです。かなり苦労して頭がおかしくなったあとに、あるいは生きるか死ぬか、自殺寸前の思いをしていて、その経験の中からいまの自分の能力を出すようになってきているそうです。

そういう苦労は、その地域の中の、あるいはその因果関係の中での苦労なので、目の前にきている病人、あるいは災いに遭った人を見たときに、「こういうことなのではないか」「こういうことがあるのではないか」「こういう思いなのではないか」ということを次々と顔を見ながら、相手のいうことを聞きながら引き出していくというのです。それはいまの「精神分析療法」とか「箱庭療法」と同じような治療メカニズムをシャーマンは行なっているのだそうです。

シャーマンのやっていることをよく分析してみると、いまの精神療法の基本につながるものをもっているから成功している、癒しに結びついているのではないか、ということを語っておられました。そしてある時期になると、その人の意識をあおり立て、あるいは一緒になって太鼓をたたく、あるいは一緒になってその土地の昔からのメロディーを口ずさむ、自分を忘れていまの悩みを振り切るように一緒に踊ったりして、〝目覚めた自己〟というか、自己の〝治癒機能〟を生き生きとさせていくようだと述べていました。

それともうひとつ忘れてならないのは、シャーマンというのは、その病人または相談者に対して非常に優しく、親切だというのです。その〝優しさ〟が相談者を取り込むという。だから、相談者はその優しいシャーマンに会って、いままでになかったように自分の本心を次々と打ち明けながら介護されていくというのです。

だいたい、そういうところへ相談に行く人というのは、たとえば家では相談する人がいなかったり、嫁姑でどうにもならない状況になっていたり、あるいは息子に背かれて苦悩のなかにあったりしているのに、話し相手がいない。知人に相談したらもっと状況が悪くなったというような、だから自分の中に隠して悶々としていたり、だんだん衰弱してきたりした人がこういうところへたどり着いてくる。そういうことを忘れさせるような包容のされ方、優しさに出会う。だから現代の医療、とくに西洋医学にのっとった診断や治療の行き方、治療とは違う方向があるということが重要であるというのです。

シャーマニズムというと、何か次元が低いように思いがちだけれども、多くの人はまだこのようなシャーマニズムの助けを得ようと思っている。病院にかかっていながらも、現に助けを求めているのだということを見つめてもらいたいというのが、その講演の結論でした。

ボランティアのもつ意味

なぜわたしがこのような話をここで紹介したかというと、じつはボランティアというのがその意味で非常に大きな役目をもっているのではないかと思うからです。たとえば、患者さんにとっては医者は病気を治してもらうためにある、苦痛をとってもらうためにあるというわけで、医者や医療者への目的意識がきちんとしている。その目的を達成してもらうためには、患者さんや家族はある意味では受け身あるいは下位にある、情緒の面で劣位にある。患者さんというものは自己本位になっているからだという見方もありますが……。

そこで医者やナースのご機嫌を損じたくなかったり、こういうとまずいのではないかと気をつかったりすることになります。まだ痛いのに、医者の前では「かなりよくなりました」といったり、眠れなかったのに「少しは眠れました」といったりする。そういう〝取引〟をしながらの対応をするわけです。しかしボランティアに対しては、患者さんはそういう対応をしないですむのです。それからボランティアのほうも、そういう意味での責任性をもたないで対応しているわけですから、両者は同じ平面にあるということでしょう。これが、ボランティアの意味として大切なのではないかと、わたしは思います。

日本でも、最近はいろいろな病院でボランティアを受け入れるようになってきました。二年前にフィンランドに行って、ある老人ホームを訪問したとき、婦長にフィンランドのボランティアについてたずねたのですが、「フィンランドにもボランティアは少しはいる」という程度の答えでした。

イギリス、カナダ、アメリカはボランティアがとても多いです。とくにイギリスは、一つのホスピスにボランティアが九〇〇人もいて、経営的にも大きく寄与しているという活動があるのですが、フィンランドでは医療は国営で、しかも社会福祉も充実しています。必要な医療は国で整えているためにボランティアの数は少ないようです。ただ、教会から派遣される奉仕者はいます。その老人ホームの責任者は、「ボランティアがもっと来てくれるとありがたいのだが」とはいったあと、「あの部屋の患者さんには家族がボランティアとしてときどき来てくれます」という言い方をしていました。

「家族の方が来てみてくれるのですか」と聞いたら、「そうです。ボランティアとして身体の清拭に来てくれるのです」という。つまり、ボランティアという意味が日本とは違っている。その施設の職員でなければ、家族であっても自分の任意で来てくれるのであれば、それを「ボランティア」といっている。国によって考え方に違いがあるものだと思いました。日本の場合は、家族がその患者に対してやっている場合は「ボランティア」としてやっているとはいいません。むしろ当然のことのように思いますね。「あのご家族は来てもくれない」とかいいますね。

ボランティアの喜び

さて話は変わりますが、現在「ピースハウス」でボランティアをしている方たちの感想を聞いてきましたので、それを少し紹介したいと思います。以下のようなアンケートに答えていただいたのです。

「あなたがボランティアとして働いていて、患者さんあるいはご家族に心から喜んでいただいたと思うことが何度かあったと思いますが、そのうち一つか二つを書いてください」

「そのときのあなたの仕事の種類は何でしたか」

「患者さんあるいはご家族のそのときの状況について簡単に記入して下さい」

――などというようなものでした。

ある方が記入されたものを紹介してみましょう。状況は、「入院して病院に到着された直後」です。

「患者さんあるいはご家族は、どのように喜びあるいは感謝を表現されましたか」という質問に対しては、「そのときからずっと時がたってご家族の方から、あの時の一杯のお茶がどんなにおいしかったか、あんなにおいしいお茶を今までに飲んだことはありませんでした、といわれました」と書かれていました。

「あなたはそのことによってどんな気持ちになりましたか」という問いに対しては、「その言葉をうかがった瞬間、びっくりしてしまいました。不安な気持ちで病院にたどり着かれたあとの一杯のお茶にホッとされたのだと思いました。ふつうの日本茶を差し上げただけなのですが。どんな小さなこともそれぞれ役割があることを痛感いたしました。それからは大切にていねいにお茶を掩れるようにしています」というのです。一杯のお茶によって患者さんも家族も本当に喜ばれたのです。

「あなたはご自分のボランティア活動を通して、どのような期待あるいは今後の希望をもっておられますか」については、その方は、「とくに期待や希望はもっておりません。ボランティア活動は私の日常の一部です。そよ風のような活動であればと思っています」と書いています。いいですね、肩が凝らずに……。こういう一杯のお茶によってそのご家族は、ある意味では癒されたのですね。

ひと掬《すく》いの雪

わたしは二〜三年前には、週一回、ピースハウスの夜の当直をボランティアでやっていたのですが、ある女性の患者さんが〝がん〟で、腹部にはひどい転移もあり、すでに最後の段階になっていて、ほとんどものも食べられない状態でした。その方はご主人を亡くされて、二人のお嬢さんのうち一人も亡くされて、もう一人のお嬢さんが付き添っておられました。わたしが当直の夜、病室に行きましたところ、衰弱してつらそうで、虚無的といいましょうか、何の望みも失ってしまったように見受けられました。付き添っているお嬢さんも本当に疲れ果てて、それでも付き添っていなければならない、しかも自分ひとりになってしまうという、見るからに心細そうな感じでした。

わたしはその夜、医師として一度診察をしましたが、吐き気もほぼおさまったようだということでした。夕方から降り出した雪は積もりに積もって、その夜、大雪になっていました。しかし、朝起きてみたら雪はやみ、陽が差して、あたり一面真っ白ですばらしい朝でした。わたしはその方の病室へ入って行って、

「いかがですか」とたずねました。

「昨日よりは楽です」といわれます。

あまりに外がきれいなので、「雪がとてもきれいです」といいますと、「そうですか」というような感じで外のほうをご覧になったのです。わたしはとっさにドアを開いて、というのもピースハウスホスピスは病室から直接庭に出られるのです。そこに行って、降ったばかりの雪を手にすくって部屋へ持ち帰って、患者さんにあげようとしました。そのとき、付き添っている娘さんがそばにあった〝お盆〟を差し出してくれたのですが、わたしは首を振って断って、患者さんに直接手渡すようにしました。患者さんは両掌を椀のようにまるめて受け取って、「雪がこんなに軽いなんて、生まれて初めて知ったわ」……。

そういって、喜んでくれました。わたしとしてもその〝喜び〟によって救われた感じがしました。というのは、吐き気を止めるための医学的な対応はある程度できるのです。医師として症状をコントロールすることはある程度できるのです。しかしそうかといって、それが患者さんの本当の回復につながるものでないことは患者さん自身がいちばんよくわかっておられるし、こちらもわかっていることです。

そういう状態のなかでは、医師としては患者さんの前でただ佇むしかないのです。ご家族と同じようにもどかしい、むなしい思いにすら駆られるのです。しかし、何か慰めるすべはないものかと……。それが〝ひとすくいの雪〟によって、目の前に患者さんの喜びが実現されたのです。わたしも喜んだし、看とりをされていた娘さんも喜ばれたのでした。

宮沢賢治の詩を想って

このような行為をしたことには、わたしにはひとつの思いがあったのです。それは、真っ白なすばらしい雪景色だったことが第一ですが、皆さんは宮沢賢治の「永訣の朝」という詩をご存じでしょうか。最愛の妹

（とし子）が亡くなるとき、その日に降った最期の雨雪を取ってきて妹にあげ、「どうかこれが兜卒の天の食に変って」という詩文になった。

これは最初、賢治は「天上のアイスクリームになって」と書いたのです。西洋では「天国では天のアイスクリームが食べられる」という話があるので、そのような表現がなされていたようなのです。宮沢賢治は国際的といいましょうか、モダンな青年でしたから、そういう知識もあったのでしょう。しかしそれを推敲して、「兜卒の天の食に変って」という仏教的な表現に変えてしまいます。そのほうがよいとわたしも感じますが、何はともあれ、わたしは雪を見たとたんに、賢治の「永訣の朝」がサッと頭に浮かんだのです（60頁参照）。

そこには医師としてのわたしでなく、ボランティアとしてのわたしの自主性とでもいいますか、いわゆる〝ボランタリー〟があると思うのです。「雪がこんなに軽いものだとは初めて知ったわ」といわれたこと、あんなにも手にした喜びが強かった。それは何なのでしょうか……。わたしはそのあとすぐ部屋を出たのですが、あとから部屋に入った看護師がいうには、患者さんと娘さんが涙をこぼしていたということでした。この方は、次週にわたしが行ったときにはもう意識をまったくなくされてしまっていました。

先ほどの「一杯のお茶」というのも、このようなことではなかったでしょうか。これが白衣を着た看護師もしくは病院職員が、「どうぞ」といって差し上げたのでは、そんな〝感動〟は生じなかったかもしれません。もっとも、ふつう病院では看護師や職員がお茶を出して患者や家族を迎えるなどということはほとんど見られないことですが……。

病いの中にある「日常」のもつ意味

次のようなお答えもありました。

「節分のときの写真係でした。三年前の節分のさい、廊下側と庭側の入り口から豆を持った善良の人と鬼が同時に進入し、患者さんも大喜びで豆を鬼にぶつけていました。そのときの喜んだ患者さんの笑顔がすばらしかったのでシャッターを押しました。その方は、現像してお渡しした数日後に亡くなられました。家族の方から焼き増しを頼まれ、その際にも『もう長いこと笑ったことなんかなかったのに』とたいへん感謝されました」……。

質問の「患者さんあるいはご家族はどのように感謝されましたか」については、

「しばらく笑ったことのなかった患者さんが童心に返って大笑いされた。家族の方はその笑っている情景に感動をおぼえた」……。

「あなたはそのことによってどんな気持ちになられましたか」については、

「健康なときには何でもないような節分というようなことも、たいへんな喜びを与えると同時に、そのことが家族の方に安心感と、ピースハウスに入院してよかったと思っていただけるひとつの機会になったことを感じた。その笑顔を見て喜ばれる家族の方々のご様子から、ボランティア活動をして少しでもお役に立てたことがうれしかった」……。

話は変わりますが、わたしはピースハウスのほかに、清瀬市にある信愛病院の二〇床のホスピス棟にも週に一回行っています。そこではわたしは診察をする医者としてというよりは、相談に乗るという程度の関わり方をしているのです。

先週行ったとき、ある患者さんに「どうですか」と声をかけたところ、「ここへ来てよかったです」といわれました。それは、ホスピス棟というのはふつうの病院にくらべれば静かですし、療養環境はいいのです。郊外にある病院ですから緑は豊かです。しかし、窓の外のすぐとなりにマンションが見える病室もあるのです。

ところが、そのマンションのベランダに干し物が干してあった。その患者さんはベランダの干し物が見られて「とてもうれしい」と、わたしにいうのです。わたし自身はそんな気持ちは味わったことはありません。ささいなことといっては何ですが、ふつうでは感じないようなことがホスピスの患者さんやご家族には大きく心に響くことがあるのです。

家族をもっていた一人の主婦だった人が、まったく動けなくなって他人の手を借りなければならないような状態にあるときに、ベランダに洗濯物が干してあるのを見て、懐かしい家庭がそこにあるのだ、遮蔽された病院とは違って社会の人々とのつながりの中にいるのだということをいとおしみ、喜ぶというような気持ちは、健康なときにはまったくわかりようのないものなのではないでしょうか。もっとも、その反対に暗い気持ちになる方もいるでしょうね。

いのちの最期

それから次は、音楽療法に携わっているボランティアの方のお答えです。

「患者さんは両眼失明されて、寝たきりの状態です。患者さんはライアー（竪琴のような楽器）の美しい音をご自分で出せたことを涙を流して喜ばれました。唱歌のリクエストはご家族がされて、歌を歌いながら『本当にありがとう』とお礼をいってくれました。音楽を使ってボランティアをしている喜びを強く感じます」

……。

もうひとつ。

「薬のために眠くて仕方がないので、聴くだけだといって参加された。歌のメニューが進むにつれてご自分でも歌われ、その声は次第に大きくなった。三〇〜四〇分のプログラムが終了したとき、ニコニコしておっしゃった。『思いのほか声が出ました。久しぶりに声を出して歌を歌いました』。旅立たれる三日前のことでした」……。

皆さんどうでしょう。絵を描いたり、俳句を作ったり、歌を歌ったりして、それから三日後に亡くなったということをよいことだったとして評価しますか。どうでしょうか——。これは非常に重要なことなのです。

あれはたしか一九八〇年だったでしょうか。わたしと季羽倭文子《きばしずこ》（「ホスピスケア研究会」代表）さんとで、先にお話しした近代ホスピスの創始者、シシリー・ソンダースさんを日本にお呼びしようとしたのですが、ソンダースさんのご都合がつかず、同じ聖クリストファー・ホスピスからピーター・グリフィスという医師が講演に来られたのです。そのときにグリフィスさんが講演で、「この絵は、がんの終末期の一人の患者さんが最後に残したものです。この患者さんはこの絵を描いた次の日に亡くなられました」と述べられました。

それをお聞きしたとき、わたしはそのような絵を描いた次の日に亡くなられたとはどういうことなのかという気持ちがありました。そうしたら、講演後の質問で日本の一人の医師が、

「前の日に絵が描けた患者さんが次の日に亡くなるというのは何かケアに欠陥があったからではないですか」

といいました。一般に、医師や看護師は特に日本ではそう考えますね。それに答えてグリフィスさんは、

「ケアがよかったから、前の日まで絵が描けたのです」

と、はっきりおっしゃいました。みなさん、どう思われますか。どちらに軍配を上げますか。

最後まで何かができて、さっと亡くなるようなケアか、それとも点滴や高カロリー輸液などの医療を受けながら、いのちを長引かせて、そして亡くなられるか。日本の場合は後者が断然多いと思われます。昨日まで絵が描けるほどの力があったのに、今日亡くなったというのはケアの面で何か見落としているものがあるのではないかという見方をするか、それともその人自身のいのちの尽きるその瞬間まで何かがやれた、次の日には起こるべきことが起こったというように理解するか……。どちらがいいかということをわたしはここであえて申しませんが、ぜひお互いに話し合っていくべきことだと思います。

身に受ける喜びと癒し

次の方ですが、「アートプログラムの押し花に参加して、とてもいいものができたと私の手を握って喜んでくださった。身に余る感謝をいただいた」……。このボランティアの方ご自身は、「私の老後の趣味にもできるので、ここでこのプログラムをやらせていただいていることがありがたい」と書いておられます。患者さんによってここまでの喜びが与えられることは、医者にはどうでしょう。無いかもしれません。看護師にはあるのかもしれませんが、ボランティアほどあるのでしょうか。

もう治してあげることができなくなった医者に対して、せめて患者さんが望むことは痛みをとってもらいたいとか、吐き気をとってもらいたいということです。そのような症状がとれたからといって、患者さんにとってはある意味では〝当たり前〟なのだとさえいえましょう。とれないほうが不備でしょうね。とれたからといって医師を喜ばすほどのものではないでしょう。ところが、ボランティアのやってくれることは、損得なしに、期待なしの状況のなかで、人間としての「友情」ですね。そして、人間としてのお互いの心を確かめ合えたという思い。看護師さんにもあるとは思うのですが、多くの医者にはまずないでしょうね。

ホスピスで終末期にある患者さんが医者に感謝するというのは、わたしにいわせればその前の医者が悪すぎたのではないか。痛いのに放っておくとか、逆に次から次に検査や化学療法ばかりをやりすぎるとか……。医者が親切に診てくれて、痛みや苦しみだけはとる努力をしてくれたからここのホスピスの医者はよかったと思うだけで、本当の人間としての解放感を伴う喜びではないと思うのです。本当の癒しではないことがほとんどでしょう。このことは、わたしにしても、医師としては反省すべきことと思ってはいるのです。あるいは医師という立場での限界であるのかとも思います。

次は俳句の会「いなご会」をやっているボランティアの方からのレポートです。

「月に一度の会に最初出席され、あとの二回は病状悪化でご自分でつくった句を寄せられました。会を追うごとに深い思いの句を寄せられるようになりましたが、三回のお付き合いで旅立たれました。病室を訪ねると、いつでも枕元にメモ用紙と鉛筆が置かれていて、作句に励んでいる様子でした。その方が他界された数日後、奥様は二人のご子息とご挨拶にみえましたが、『主人はここで俳句と出会い、最後の一カ月は作句に没頭して時を過ごしました。それでどれほど苦しみから救われたことでしょう』といわれました」……。

この患者さんはこれまで俳句をつくったことなどなかったようですが、亡くなられる一カ月前に初めて句会に参加され、没頭して、病気を忘れるくらいの気持ちで取り組まれたのでしょう。

「アートプログラムの一環である俳句の会が遺族から感謝されるほどの癒しの力をもっていたことに驚くとともに、参加者がたとえ一人であっても続けようという気持ちになりました。この患者さんの作られた一句をご紹介しましょう。

椿ひとつ落つるや廊下の闇ゆらぐ　　健司

ピースハウスでボランティアとして経験するさまざまの出会いを大切にし、いままでやったことのないことでも果敢に実践することによって、これまでの人生で見えなかったことが見えてくるような気がします。それを楽しんでいるというのが本音だと思います」……。

患者さんから予期しなかったような喜びや感謝をいただく。ボランティア自身が自分の生命に目覚めるというか、自分の人生でなすべきことに目覚める。自分がいま生きていることの意味に目覚める。そんなことがボランティアのみなさんのアンケートに書いてありました。「give and take」（ギブ・アンド・テイク）というよりも、むしろ患者さんやご家族から与えられることの大きさ。愛が向こうから舞い込んでくる。癒されるのはむしろボランティアのほうであることさえあると思います。こういうことがボランティアの本当の意味なのではないかと思います。かといって忘れてはならないのは、現実の役目と自分の体力、あるいはいろいろな問題をあえて自分で見つめようとせず突き進んでしまうと、ボランティアを行なうことに無理がくる可能性があります。そこだけはご注意されたほうがいいと思います。

灯としての存在

最後に、わたしと亡妻がボランティアの方から受けた、大きな慰めの〝想い〟をお伝えしようと思います。

わたしの家内は、胃がんの再発のために平成三年（一九九一）に、清瀬の救世軍のホスピスで亡くなりました。食道の狭窄が強くなってしまって、食事もほとんどとれなくなってしまっていました。胸に詰まってしまって、おりていかないという状態でした。

そんなある日の午後三時に、ボランティアの方が「今日はこんなものを作ってみましたの」といって、緑色と桃色と白の三色の小さなシャーベットをきれいなガラスの器に盛って病室に持ってきてくださいました。

家内は、「おいしそうだわ。いただこうかしら」といって、緑色のシャーベットを少しずつスプーンでとって、「ほんとにおいしいわ」といって食べ始めました。そして、「もういいわ。あとはパパどうぞ」と、わたしにすすめました。わたしは残りの二つを食べました。冷たく甘いシャーベットでした。

そしてその次の日から、家内はもう何も口からはとれなくなりました。家内は一カ月、ホスピスにいて亡くなりました。あのときの三色の小さなシャーベットは、私たち夫婦の「最後の晩餐」だったと、わたしはいまも思っております。あのときのボランティアの姿をわたしはいまも思い出すのですから、帰天の家内にはそれ以上の思いとして残ったことだと思います。

期せずして宮沢賢治が「永訣の朝」のなかで、「これが天上のアイスクリームとなって」とうたったそのことが、一人のボランティアによって私たち夫婦にももたらされたことを不思議な恩寵として思い出します。

星は夜空に輝く……。しかし、太陽の照る中では星の存在はまったくわからないのです。それが夜の役目であり、星の役目なんだろうと、わたしは思います。太陽の照るときには〝わからない存在〟でありつづける役目もあるのだろうと思います。ホスピスボランティアにはそのような役目が、そしてそのことを知ることの恩寵も与えられているのではないかと、わたしには思われるのです。

（『こころを癒す——ホスピスケアとボランティア』、一九九九年、ライフ・プランニング・センター）

〈コラム〉妻の死

わたしは一九九一年（平成三）に家内を「胃がん」のため亡くした。その旨、家内には病名も告げた。

手術の二年後にリンパ節および肺転移で再入院したおりに、家内がいつもと変わらない落ち着きとほほ笑みをもってわたしに対するので、家内は自分の予後を、そして死を自覚しているのかどうか疑う気になっていたときがあった。

しかし、彼女は入院後、小さな手帳に見舞者の名や、その日の病状の片々を付けていたが、その手帳を初めて見たのは、彼女の意識が失せかけた死の一週前であった。そしてわたしが彼女が予後や死をどう感じているかを疑っていたその時期に、彼女は次のように記していたことを知った。

「神のみこころのうちに、すべて心も身も主にゆだねます」

そして手帳の最後のメモには、

「痛みのコントロール、息苦しい時には少しでも苦しさをとって、延命処置はしない」

「○○牧師先生へのお礼○○、教会へのお礼○○、婦人の方々へお礼○○。日本茶、コーヒー等はこちらで用意、お手伝いくださる婦人、教会の方のための菓子類、多めに用意。おべんとう、パン等も」

と葬儀のことまで記してあった。

彼女としてはこの手帳をもっと前にわたしに渡そうとしていたのであろうが、ＰＴＣＤ（経皮的胆汁排出術）後の予想外の痛みのあと、手帳を記すこともできず、忘却したのかもしれない。

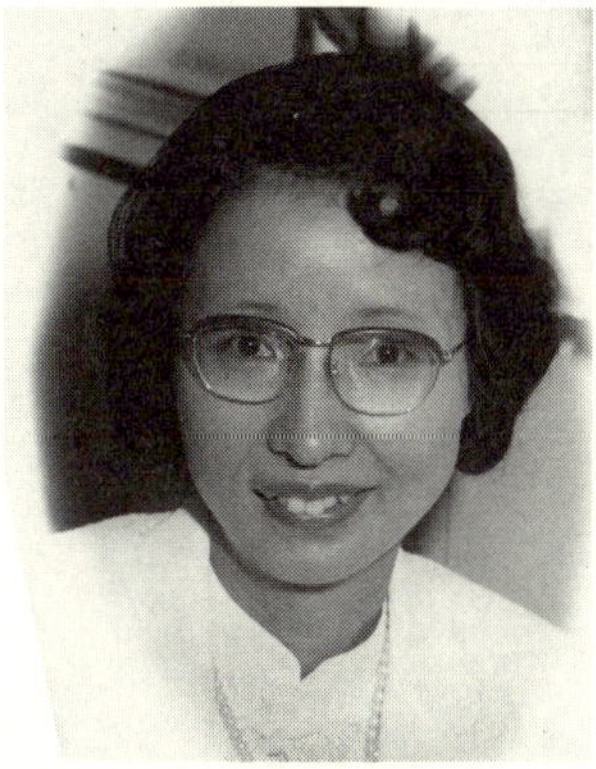

岡安夫人・ヤス子（1980年ドイツにて）
（写真提供：岡安潔仁氏）

医師や看護婦、あるいは看とる家族の想像以上に、病者本人は死を意識し、予後を意識し、とくに病気を告知されているものは、他者の予想以上に死に対決しうるものであると承知していたが、家内によってさらに確認しえた。

また、家内がまったく意識を失って、ただ頼りない呼吸を続けるかたわらにおり、ひとり夕刻を声にならない賛美歌を歌い、祈りを捧げているときに、二人の間に神がもっとも近くおり給うことを実感できたし、最大の悲しみのうちに、家内に「また会おうね」というこの世の別れを、そして再会を約しえたのである。それは、「神のみこころのうちに、すべて心も身も主にゆだねます」と書き記した家内との同行の誓いともいえる。これは医師としての〝わたし〟ではなく、家族としての、またキリスト者としての看とりの〝わたし〟である。

〈コラム〉 心に残る人びと

わが国のホスピスは、一九八一年（昭和五六）、聖隷三方原病院の一病棟に併設されたのが最初です。一九八四年には淀川キリスト教病院に併設され、その後つぎつぎに併設されるにいたりました。一九九〇年には厚生省保険局がホスピス棟を「緩和ケア病棟」として入院費用を保険診療の適応としました。また一九九三年には、わが国最初の独立型ホスピスが神奈川県中井町に創設されました。現在では全国「緩和ケア病棟」の総数は一五〇を超え、病床数も二八〇〇（二〇〇五年現在）を超えています。「緩和ケア」とは「Palliative Care」の和訳で、「痛む傷を包む」という意味です。ラテン語の「宿」からとられた「ホスピス」と、本質的には変わらないといってよいでしょう。わたしは現在も二つのホスピス（緩和ケア病棟）の顧問をいたしておりますので、心に残る数人の方について書かせていただきましょう。

死の不安

Mさんは七四歳の女性で、近県のU市の方でした。ご主人と二人住まいでしたが、Sホスピスの近くに娘さんが嫁いでおられる関係で入院された方でした。八年前に上行結腸がんの手術を受け、翌年には腹壁転移の手術を、さらに五年前には肺がんの手術を受けておられました。U市の自宅近くのがんセンターで治療を受けておられましたが、いちおう落ち着いたということで、ご自身で希望されてホスピスにこられました。胸痛と食欲不振のうえに、強く「死の不安」を訴えておられました。しかし一カ月後も病巣は変化はなく、医師から「病巣が安定しているからU市の自宅にお帰りになっていてもよいのではないか」といわれ、ホスピスにまた帰れる安心もあって、退院されました。

二カ月後、Mさんは「息切れ」と「うつ症状」を訴えて再入院され、前回同様「死の不安」を強く訴えられました。しかし病巣は安定しており、「近い死は考えなくてもよいのでは」と医師に告げられ、二カ月の入院で退院されました。Mさんはこのようにして、前後六回の入退をくり返されたのです。四回目の入院までは、しつこいくらいに「死の不安」をくり返し医療者にたずねていました。五回目の入院のころには死の不安についてはあまり口にすることもなくなり、むしろ日野原重明先生の本を読み、となりの患者さんにまですすめることもありました。最後の六回目の入院は二〇〇〇年一一月でしたが、腹部膨満が強く、全身状態もかなり弱っておられました。しかし、死の不安については口にされませんでした。翌年の一月六日はMさんの誕生日であったので、病室でご家族と医療者とともに誕生会をいたしました。短い会の終わりにMさんは、凛としたお声で次のように申されました。

「わたしはもうすぐ天国にまいりますが、あちらで皆さまをお待ちしております。長い間ありがとうございました」……。

あんなに「死の不安」を口にされていたMさんがです。わたしは不思議でなりませんでした。Mさんは、その後はただ苦しさのなかで入眠を希望され、六日後に亡くなられました。

神様の御心がわからなくて

Fさんは九〇歳になる女性でした。生来元気だったようですが、一年前に血便が出るようになり、近くの病院で診療を受け、内視鏡検査の結果「直腸がん」と診断されました。半年間はわりあいに症状もなく過ぎていたようですが、その年の二月ごろから下痢が続いて脱水となり、前病院に入院しました。さらに衰弱もひどくなり、ホスピスに転院してこられました。Fさんは熱心なクリスチャンで、N聖書学院を出られて伝道師をしたり、ミッションスクールの保母をしたり、教会教育機関に一生を捧げてこられたといってよい方でした。わたしは週一度、午後にそのホスピスにうかがってあまり役に立つとも思われない顧問を引き受けているのですが、たまたまFさんのところにうかがいました。Fさんは、「わたしはどうしてこんな歳になって、わざわざこんな病気になったのか、神様の御心がわからないのです」とおっしゃるのです。

わたしは「そうですか」としか答えようがなくて、そう申しました。その後、教会での昔のお働きなど軽い話をしてその日は別れました。次の週、Fさんの部屋にうかがいますと、「どうしてこんな歳になって、こんな病気になってしまったのか、神様の御心がわからなくて困ってしまうのです」と、先週とまったく同じことをおっしゃるのです。わたしは言っていいかどうか迷いましたが、「わたしは一五年前に胃がんで家内を亡くしましたが、まだ神様の御心がよくわからないのです。神様の御心ってそんなに早くわからないのではないかと思っているのですが」と申しますと、Ｆさんはわたしを気の毒そうなお顔でご覧になって、「そうでしたか」とおっしゃいました。

その後、天気の話などしてお別れしたのですが、それから三週間お会いする機会のないままにＦさんは帰天されました。聞くところによりますと、その後Ｆさんは教え子たちや教会の方がたのお見舞いを受け、一緒に賛美歌を歌い、悦ばれたそうです。一時は、看護師に躾《しつけ》のような口調で指示したり、「ここの看護師は皆キリスト者ではないの」といったりしたことはあったようですが、だんだん穏やかになり、亡くなる三日前には、担当ナースに、「もうすぐ神様に召されるわ。具合が悪くなってあっという間だったけれど、本当に皆からよくしてもらった。十字架を背負ったイエス様が待っていてくださるから。楽しい思い出をありがとう」と、おっしゃったというのです。

Ｆさんは教え子や教会の友の賛美歌に送られて、ホスピスを出られたと聞きました。

「音楽を続けたい」

Ａさんは、建築事務所を持ちながらも音楽のほうが本職のような方で、八八歳でしたが、ピアノを離さない方でした。「下顎がん」を手術され、唾下障害があり、発声も障害があったのです。Ａさんはご夫婦で合唱団を結成されたりしていて、交わりも多かったようでした。

ホスピスに入院されてからもピアノに向かうのが唯一の慰めであり、癒しのようでした。

ホスピスの音楽療法士と連弾をするのがとくに楽しそうでした。音楽療法士に「いい曲だなと思って弾いていると、いつの間にか賛美歌になってしまうのだよ」といったり、ご自分が昔つくった曲を「記録していなかったので」といって、音楽療法士に採譜してもらって悦んでいました。

Aさんは在院期間がやや長くなったのではありますが、在院中、奥様やお弟子さんたちの協力のもとに三回のコンサートを患者さんやご家族、さらに職員のためになさったのです。Aさん自らが癒されたとともに、同病の患者さんやご家族さらに職員の心を癒されたことを想うと、わたしの医師としての想いは反省と希望とにうず巻くのでした。Aさんは亡くなる三日前まで音楽療法士に支えられつつ、キーボードに触れておられました。最後まで「音楽を続けたい」といっていたAさんの願いをホスピスのスタッフは支援できたわけですし、とくに音楽療法士の達成感は少なくなかっただろうと思うのです。Aさんは以前からN大学医学部に死後の献体を申し込んでおられたので、ご家族の希望のもと、ホスピスのチャプレンの司式で「お別れの会」をすませ、参加者の賛美歌に送られてホスピスからN大に向かっていかれました。

やるべきことを終えて

半年前になりますが、八〇歳になる独り暮らしの女性が入院されました。この方は貸しビルを経営なさっていて、ご自身はマンションの五階に独り暮らしでした。八〇歳ですので、ご兄弟は七人ありましたが、すでに五人の方が亡くなられ、あとにお年寄りの妹さんが残っているという方でした。この方は四年前「乳がん」になられ、その後に今度は「肺がん」を併発されたわけです。国立がんセンターで「あなたは肺がんだ」といわれ、そして「命はよくて半年か一年かもしれない」と告知されていました。

この方はもともと社交ダンスとか海外旅行が趣味で、非常に明るく、そして何もかも率先して自分で解決し、自分で選択していくという個性の持ち主で、がんセンターの医師に「がんの告知」をされたことについても、自分から進んでそうしてもらったという方です。

しかし、だんだんがんが進み、またもともとお歳に応じて肺の機能が悪くなってきていることもあって、手術も化学療法も放射線療法も適しません。そこで、酸素を吸いながら「自宅療養」となりました。ところが独り暮らしであるうえ、息苦しいために酸素吸入をしているという生活ですから、〝チビ子ちゃん〟という小さな犬をペットにしていましたが、非常に心細くなってきた。この方には姪御《めいご》さんが一人おられまして、その方にときどき来てもらったりしていたのですが、だんだん息苦しさ、咳、胸の痛みや不眠がつのったときに、その方は一人で自分から選択してピースハウスホスピスに入られたのでした。

ピースハウスホスピスには酸素吸入をしながら来られたのですが、非常にすばらしい環境の中で、医師やナースが一人のがんを病んで困っているお年寄りのために〝対等な心〟で、医師と患者、看護婦と患者という、ある意味の差別的感覚を超えて接してくれることや、まわりの風光明媚《ふうこうめいび》さということもあったのでしょうか、その方はだんだんと酸素なしでホスピス内を歩けるようになっていったのです。その方が、「空気がいいせいか咳も出なくなった」とか、また「人生のいちばん最後にこんなすばらしいところにこられてわたしは幸福ものだ」とおっしゃいます。この方はクリスチャンではありません。とくに宗教をお持ちではなかったのですが、本当にピースハウスに満足して経過しておられたわけです。

もう一つ、非常に経過の良かった時期に、彼女は自分から墓を定めて墓石まで決め、遺産相続の手続きも終えられ、帰ってこられたときの彼女の表情は「わたしはやるべきことはすべて終わった」という、安堵にも似た達成感に充ちていました。

ホスピスにおいでになってからだいたい三カ月の経過でお亡くなりになりましたが、最後まで自分の思う生活ができ、愛するペットがそばにいて、姪御さんに見守られ、こうした恵まれた環境に感謝しつつ亡くなられました。

さて、ホスピス緩和ケアの中心は、患者さんとご家族の最期の時を可能なかぎり平安に保ち、その人らしい終焉になれるよう支援することです。そのためには医師や看護師だけでなく、包括的なケア、チーム・ケアが不可欠です。わが国でもやっとボランティアやチャプレンが定着してきています。音楽療法士の必要性も最近認識を深めつつあります。信仰にせよ、「癒し」にせよ、基本的には本人自身のことであり、自分と神との応答といえましょうから、ほかからの判断は慎重でなければならないでしょう。最近「癒し」という言葉が流行しつつあるようですが、安易な多用は慎むべきではないでしょうか。それは前述した四名の方々の最期のすがた、言葉からも感じられるのではないでしょうか。

〈講演〉
いのちの終わりに

死への不安

「アブラハムは長寿を全うして息を引き取り、満ち足りて死に、先祖の列に加えられた」（創25・8）

アブラハムについてのこの「創世記」の記述は、いのちを与えられた者として、もっとも願わしい〝いのちの終わり〟ではないでしょうか。では、現在の私たちのいのちの終わりはどうでしょうか……。長寿を全うし、満ち足りて死を迎える人もいないわけではないし、信仰に支えられた豊かな終わりを与えられた人も少なくはないでしょう。しかし、多くの私たちのいのちの終わりはどうでしょうか。医学の進歩にもかかわらず、否、医学が進歩したからこそ満ち足りた死とはほど遠い「死への不安」がつきまとっているとさえいえるのではないでしょうか。

そのような今日に生きる私たちの〝いのちの終わり〟をめぐるいくつかのことがらを取り上げ、共に考えてみたいと思います。とくに、現代に生きるキリスト者としてのあり方を共に探るようすがとなればと思います。そのためにも、このようなことがらについて教会内での話し合いの機会が求められましょう。

死への準備

いのちの終わりは長い病いの後や老いの果てに来ることが多いわけですが、幼児期あるいは若年者に突然くることもあり、また働きざかりの成人に来ることもあることはご承知のとおりです。〝突然の死〟は病気によるばかりでなく、事故や事件によることもあります。突然の死には多くの場合、救急医療技術介入が重大な関心事となることは当然です。最近の蘇生術の発達には目を見張るものがありますが、医学や医術には限界もあり、またそのような医療技術が利用できずに〝突然の死〟を迎えることも少なくないでしょう。

聖書は世の終わりが突然くることを警告していますが、それは私たちのいのちの終わりについての警告でもありましょう。しかし、そのことは突然の死への絶えざる不安や緊張が求められていることではなくて、生きているときも死ぬときも、私たちの唯一の慰めは主イエスであるとの福音への日ごろの霊的準備を怠らないものとなることとの奨めでありましょう。

土の器であり、有限なものである私たちは、自己の問題としても家族の問題としても「死への準備」は避けてはならないでしょう。成人の場合には「リビングウィル」（生前の意思）は本人にとってばかりでなく、むしろ家族や医療担当者にとっても重要なことといえましょう。

〝突然の死〟にとって、もっとも深刻なのは家族であります。家族にとっては救急医療への不満が爆発的攻撃的とならざるを得ないこともありましょう。また、家族自身の激しい悔恨となることもありましょう。突然の死は家族の悲嘆のなかで、他の状況での死の場合よりも悲嘆からの回復は遅いことが知られています。このような意味でも、家族への支援の広がりと深まりを、教会員としてさらに組織化を求めていく必要がありましょう。

病名告知の変化

医師は古くから容易に治る病気については病名を告げ、治療法を説明してきました。しかし「不治の病気」については、病名や病状をそのまま告げないのが「医師の倫理」とされてきました。日本の医師は、病人本人には不治の病や予後を告げないで、「家族」に告げるのを習わしとしてきました。もっとも、これらの医師のあり方は日本だけではなく、最近までの欧米の医師もほぼ同様といえます。不治の病気を本人に告げてはいけないという倫理は、二〇〇年前のドイツの有名な医師・フーフエラントの「医戒」によって最近まで尊ばれてきました。

さて、戦中・戦後にわたって、「肺結核」は国民病として恐れられ、肺結核をあえて「肺浸潤」といっていましたが、抗結核薬の登場によって著しく変化し、肺結核は治る病気となりました。それに代わって「がん」が最近三〇年間で次第に増加し、国民の高齢化に伴って二人に一人ががんに罹り、三人に一人はがんで死ぬという、国民死因の第一位を占めることになりました。しかも、がんの〝末期の苦痛〟がますますがんを忌み嫌う風潮を広げました。そのため、がんは絶対に「本人に告げてはならない」というのが医師の倫理となっていました。家族も本人に告げることを拒みました。

しかし、このような倫理あるいは風習がここ二〇年の間に著しく変化しました。一つには、がんの診断と治療の進歩によって、がんは必ずしも不治ではなく、治る例も少なくなくなったこと、それ以上に患者への十分な説明による「納得・同意」（インフォームド・コンセント）ということが、医師の倫理として最重要とされるようになったからです。もう一つには、かなりの障害を残す手術、強い副作用を示す抗癌剤を本人にがんと告げずに施行することの不当性、さらにがんを「がん」と正直に告げることによって、本人に一時のショックやうつ状態はあるにせよ、のちにかえってより良い回復が見られることなどがわかってきて、「がん告知」が漸次肯定的となってきました。

今日、アメリカでは医師はがんを一〇〇パーセント本人に告げているようですが、そのアメリカでも一九六〇年代は八〇パーセントの医師はがんを告げていませんでした。しかし一九七〇年代になると、八〇パーセントの医師ががんを告げるようになり、一九八〇年代にはほぼ一〇〇パーセントの医師が告げるようになりました。それはがんの診断や治療法の進歩の著しさにもよりますが、それ以上に前述した「インフォームド・コンセント」を基本とする、患者の人権、患者の知る権利、患者の自己選択の重視、患者の自己決定権の尊重によるといわれています。また医療訴訟も関連しているようです。

日本の医師のがん告知は、今日ではがんセンターなどではほぼ一〇〇パーセントでありますが、一般病院や大学病院では施設および専門科によっての差が著しく、平均約六〇パーセントではないかと思われます。

さて、がんの告知については、自分の問題として、家族の問題として、また医療者側の問題として、折りあるごとに話し合っておくべきでありましょう。さらにまた、医療者としてはとくに告知のあり方、告知後の配慮が重要であることを理解しておかなくてはなりません。医療機関を中心としたそのような〝配慮の向上〟を目指した種々の会があります。患者や家族を中心とした会も大きな意義があり、よい活動が行なわれてきています。これらに対して、教会関係の人たちが多数先達となっていますが、各個教会内においても、また地域との連携のもとにも話し合いの会や支援がなされることが期待されます。「病名告知」を否定的にとらえるのではなく、受ける側としてもより積極的に対応しうるような準備を日ごろの信仰生活の中で養っておきたいものです。

ホスピスとは

「お前達は、私が飢えていたときに食べさせ、のどが渇いていたときに飲ませ、旅をしていたときに宿を貸し、裸のときに着せ、病気のときに見舞い、牢にいたときに訪ねてくれたからだ。」

（マタイ福音書25・35〜36）

ホスピスの起源は中世初期、聖地エルサレムへの巡礼者や病人たちが休息する宿にあります。宿はラテン語の前掲の聖書の個所からとられ、それは〈hospes〉で、〈hospes〉は「温かいもてなし」という〈hospitium〉を語源としています。ホテルとかホスピタル（病院）も同様であります。

かつて、ホスピスは修道士や修道女によって維持されてきました。ホスピスが末期の病人の施設となったのは、一九世紀末にアイルランドの修道女メアリー・エーケンヘッドが、首都ダブリンに貧しい末期の結核患者のためのホームをつくったのを、のちに「ホスピス」（hospice）と呼ぶようになってからです。現代ホスピスはイギリスのシシリー・ソンダースが「聖クリストファー・ホスピス」を末期癌患者の医療（ケア）とその教育を目的として、一九六七年にロンドン郊外に創設したことに始まります。

ホスピスの具体的な仕事は主として三つあります。

一つは、患者の持つ痛み、息苦しさなどの症状の治療です（症状の緩和）。

二つ目は、患者の持つ心の面の苦痛、夫婦関係や家族関係、さらに経済問題などに対する支援であります（心理・精神的・霊的・社会的支援）。

三つめは、家族に対する配慮です（家族への支援）。

ホスピスは一般病院のように面会時間を限りません。ペットに会いたい患者には、ペットを病床まで連れてきてあげることもあります。患者の好きなものを家族がつくるためのキッチンがあり、祈りの場・瞑想の場や、家族の休憩室も整えられています。そしてなによりも重要なことは、終末期の患者を可能な限り支えようとしている医師、看護師、ソーシャルワーカー、聖職者（日本ではまだ充足していませんが）、ボランティアがチームを組んで支援していることです。家族の苦痛に対しても、終末の時ばかりでなく、患者の亡きあとにも慰めの便りを出し、想い出の時をもつようにしています。

さて、日本でもピースハウス・ホスピスをはじめ四カ所の独立したホスピスと一〇〇カ所以上の病院附属のホスピス（これらは「緩和ケア病棟」と呼んでいます）ができています。ホスピスは末期のがん患者が入院するので、ホスピスで亡くなる患者が多いのは確かです。しかし、よく耳にする「ホスピスは死ぬ場所」という理解は間違いです。前述したように、ホスピスは末期の患者の苦痛を可能な限り除き、総合的人間的な支援によって、残された患者の時間をできる限りその人の希望に沿った、豊かなものとすることを目標としています。また本人が望むならば、在宅のケアに移行できるように支援します。以上から従来の病院の医療とホスピスの違い、ホスピスの意義がおわかりいただけたと思います。

緩和ケアとの違い

次に、「ホスピス」と「緩和ケア」との関係について簡単に述べておきます。緩和ケアは「パリアティブケア」(Palliative Care) の日本訳で、欧米のホスピス運動の中で、カナダのモントリオールのロイヤルビクトリア病院のB・マウント博士が、同病院のホスピス病棟を「パリアティブケア病棟」と呼称したことに始まります。モントリオールはフランス人が多く、フランスの本国ではホスピスとは痴呆老人の施設などを指すようになっているので、現代ホスピスの真の意義を保つために「緩和ケア病棟」と呼ぶことにしたといいます。

日本では一九九〇年から医療保険で「緩和ケア病棟」が認められてきました。その対象患者は末期のがん患者とエイズ患者に限られています。また、今日では欧米でもホスピスという呼称よりも、「緩和ケア」がよく用いられています。さらに、ホスピス緩和ケア病棟の意義からすると、多くの難病患者・慢性病患者の末期にもホスピスのケアは適用されねばならないといえます。イギリスやアメリカではそのような意向のもとに、一〇年前からホスピス緩和ケアの目標が拡大されつつあるようです。

さて、日本のホスピスはキリスト系病院から開始(聖隷三方ケ原病院ホスピス棟：一九八一年、淀川キリスト教病院ホスピス棟：一九八四年) されました。ホスピスが真にいのちの終わりを、患者自身としても、家族としても、そこに仕える者としても、現代に与えられた最もよい場となることを、キリスト者としてはとくに理解し、その向上と普及を願っていくべきでありましょう。さらにまた、よい在宅緩和ケアの広がりが期待されます。

尊厳死とリビングウィルの必要性

医療技術の進歩と普及に伴い、従来なら治癒困難ないし救命不能と思われた病気や事故についても、回復をみるようにさえなりました。その反面、意識もなく、回復不能のまま生命を保ついわゆる「延命術」が、患者本人ばかりでなく、家族の苦悩をむしろ引き延ばし、「非人間的」との批判を生ずる状況がしばしばみられるようになりました。このような医療のあり方は〝人間の尊厳〟を損ない、また医療費の点でも家族に〝過重な負担〟を生ずるといえます。

医師はむしろ治癒の望みがまったくなくなり、死が〝不可逆的〟な段階に入った場合には延命手技の継続は中止し、むしろ平安な状態での死を肯定しなければならないとするのが、医療技術の進歩した時代のあり方なのではないでしょうか。それはすでに一九五一年の第三五回「世界医師会総会」（リスボン）においての宣言、いわゆる「患者は尊厳のうちに死ぬ権利を持っている」としているとおりであります。

しかし、延命処置を初めから拒否することが「尊厳な死」といえるのでしょうか。また初めから延命処置を拒否されて、その通りにする医師が果たしているのでしょうか。適切な延命処置とは、その期間は、不適切な延命とはどういう延命かなど、医師によっても、また個々の例によってもかなりの相違があることも事実でしょう。とはいえ、そのような場面で、患者の人間としての尊厳について考慮する医師ないし医療者と、まったく顧みない医師ないし医療者とでは大きな差があることは想像に難くありません。患者の〝最期の生〟を支援し、その「尊厳な死」に仕える医療チームは、もっとも願わしいあり方といえるでしょう。

さて、尊厳死を肯定した場合に、具体的にそれを実現してもらうためにお互いにどのような努力が必要でしょう。ただその時の医師にゆだねておけばよいのでしょうか。

尊厳死問題について大きな警告となったのは、一九七五年の北米の「カレン・クインラン事件」です。カレンは意識を消失し、人工呼吸器につながれたまま長期にわたって生存していましたが、それを見るに忍びなくなった父親が、医師に人工呼吸器の撤去を願いました。医師は「医師の使命上」という理由でそれを拒否しました。そこで父親は裁判を起こし、人工呼吸器の撤去を裁判によって許可されたのです。そこで人工呼吸器を撤去したところ、カレンは自然呼吸を回復し、その後「遷延性《せんえんせい》意識障害」（植物状態）のまま数年を生きたというのです。それ以来、生命の終わりをどのようにしたいかという、自分の「尊厳死への指示」の必要が北米で強く叫ばれるようになりました。

生前の意思を医師に指示する書面を「リビングウィル」といいます。リビングウィルは、この一九七五年の「カレン事件」の一年後の一九七六年に、カリフォルニア州では法制化をみています。現在では北米、ドイツ、オランダなど、いくつかの国で法制化をみています。日本では「日本尊厳死協会」がリビングウィルと同様の宣言書を作っており（一九八三年）、そのほかにもいくつかの同様の組織があります。しかし、いまのところ法制化にいたってはいません。一方、医師の側でも漸次リビングウィルへの理解を深めてきており、卒前・卒後の医学教育でも取り上げられ、また最近では日本医師会でも患者本人の「意向を尊重」することが指示されています。

さて、リビングウィルの法制化は別としても、自分の〝いのちの終わり〟をいかにしたいか。これは誰にとっても、もっとも重要な問題ですが、キリスト者にとってはとくに重要といえましょう。

私たちは神から授かった賜物をよりよく「管理する者」（スチュアード）でなければなりません。それは授かった〝いのち〟の始めから終わりの時までで、それは責任を伴う恵みであるというべきでしょう。ですから、この時代を生きる者として、自分のいのちの終わりについて、リビングウィルについての理解を持つばかりでなく、法制化の有無は別としても積極的にとりあげ、対応してゆくべきものでしょう。

安楽死のかたち

安楽死は古くは「自然な死」(euthanasia)、普通の死を意味し、非安楽死(dysthanasia)は事故死とか〝苦悶の死〟を意味しました。しかし現代では、苦しい状態のなかにある病人を〝人為的に生命を絶つ〟ことによって解決する行為を意味するように変わりました。とくに、先進医療技術の介入のあとに「安楽死」の問題が出現するといっても過言ではないでしょう。

医療のかかわりのなかで、病人の苦悶を除くために薬剤などを用いて積極的に死にいたらせる行為を「積極的安楽死」と呼びます。苦しみを除くための医療行為は行なうが、それ以上の延命処置は行なわないで死を待つというのは「消極的安楽死」といいます。薬剤などで苦痛を除くという目的の医療行為が死を招いてしまった場合を「間接的安楽死」と呼んでいます。前述の尊厳死は消極的安楽死と同様との理解もあります。

そこでもっとも問題になるのが「積極的安楽死」です。〝生命を絶つ〟ということを前提として苦痛を除くという行為は、日本では医療行為とみなされていません。積極的安楽死は日本では合法とされているわけではありませんが、最近では医師による積極的安楽死の違法性を退ける〝四つの要件〟が判例(一九九五年、横浜地裁)として示されています。すなわち、

1 患者に耐え難い肉体的苦痛がある。

2 患者に死が避けられない死期が迫っている。
3 苦痛の除去・緩和の方法を尽くし他に代替法がない。
4 生命の短縮を承諾する患者の明らかな意思表示がある。

さて、この要件は緩和ケアでしばしば行なわれる終末期の「鎮静」（セデーション）との類似が論議されます。しかし、緩和ケアの要項として緩和に努力し、「死を早めることも遅らせることもしない」があります。微妙ですが、重大な差となっているといえましょう。しかし今日では、オランダなどでは種々の条件がそろえば積極的安楽死は合法的とされるようになっています。

私たちキリスト者として、積極的安楽死は許容すべきでありましょうか。前述のスチュワードシップに照らしてどうなのでしょうか。私たちはそのような方向を拒否して、前述したホスピス緩和ケアの医療をこそ目指すべきではないでしょうか。ただ、ホスピスの対応は消極的安楽死であるとの見方をする人もいます。それは見解にもよりましょう。

いずれにせよ教会は、ホスピス緩和ケアのよりよい発展と普及のために積極的であることが願わしいと考えます。そして主の死にあずかり、主の慰めと希望に生きる〝いのちの終わり〟を私たちは求めていきたいものです。

（『いのちの倫理を考える』、二〇〇四年、新教出版社）

〈コラム〉臨死今昔

もう半世紀以上も前のことだが、わたしは昭和三五年（一九六〇）、郷里に近い栃木県の無医地区の国保診療所で勤務していたことがある。しかし、そのあたりも今日ではもはや想像できないほどの変わりようをしている。

一九六〇年代の農村での臨死患者についてのわたしの印象をいえば、死にあたって患者は「孤独ではなかった」ということであり、最終的に医師がなしうることの限界だけに生存がかけられてもいなかったということである。臨終の患者の家の玄関には、すでに近所の人や親族が詰めていたし、その人たちの間をぬって患者の床にたどり着くのであった。

往診での当時の医療は、今日の起死回生の技術にくらべれば、それが医療だったのかとさえ批判されるところも少なくない。しかし、人生の終焉という面を考慮すると、自宅の自分の床で、親しい者に囲まれ、看とられて自己の納得をもとに据えた姿は、あえていえば医師すらも干渉を許されない尊厳を持していたとさえ感ずる死があった。もっとも、その反面では、あまりの貧しさに、こんな生涯とその死があっていいのかとさえいえる場面もあった。

あれから都会の大学病院で過ごすことになったわたしは、この半世紀がこれほど変化に富んだものとなり、しかも名実ともに国際的・地球規模、そして学際的かかわりが日常的とさえ感ぜられるのを今さらながらに驚いている。もうあの村も無医地区ではないし、一家に二台の車を置き、自宅で臨死期を迎える者もほとんどいないであろう。わが国の全体でも昭和三〇年（一九五五年）には一五・四パーセントだけが病院で死亡していたのに、昭和五一年（一九七六年）、ついに病院死と在宅死が逆転し、昭和六〇年（一九八五年）には病院死が六七・三パーセントとなり、平成一七年（二〇〇五年）には七九・八パーセント（在宅死一二・二％）が病院で死亡するという大きな変わりようをみせた。それが平成二五年（二〇一三年）では病院死が七五・六パーセント（在宅死一二・九％）と若干の減少をみせている。これは臨死が再び「病院から在宅へ」と戻りつつあることを示しているのかもしれない。

「死と歴史──西洋中世から現代へ」（みすず書房）の中で、フィリップ・アリエス*（一九一四〜一九八四）は一般市民の死への対応の仕方を区分けしている。アリエスによれば、西欧の歴史でいえば一〇世紀ぐらいまでは、死は「飼いならされた死」で、日常生活の中に存在する死であり、社会の中に死は溶けこんでいたという。ローマカトリックがもっとも支配的であった時代でもあり、またカトリックによらずとも、原始民族宗教は死をかかえる社会以外のものではなかった。一〇〜一六世紀には、人間精神が強調されるにしたがって死は「自分自身の死」となった。墓碑の中に自分の名を書き込むようになったのはルネッサンス以降であるという。さらに一七世紀から一九世紀にいたっては、自分よりも周囲の人の問題として死を考えるようになった。すなわち「汝の死」としての態度である。そしてこの間、科学としての医学は漸次発展を遂げていくのである。

＊フィリップ・アリエス　フランスの中世・近世社会研究を主とする歴史家。とくに家族、子供、死をテーマとした。パリ大学で歴史学を学び、ラテン・ヨーロッパを舞台とした紀元前後から現代まで二〇〇〇年にわたる死の表象を研究。

〈コラム〉 医戒今昔

＊C・W・フーフェラント（一七六二〜一八三六）は、ドイツ第一の名医としてヨーロッパで名声を謳われた著名な臨床医であり、ゲーテやカントとも親交が厚かった。その深い学識と高潔な人柄は名医として世の尊敬を受けた。五〇年間の臨床医としての経験をもとにして、一八三六年、内科大全書ともいえる「医学必携」（Enchiridion Medicum）を出版したが、この本の一部は日本の幕末の緒方洪庵＊（一八一〇〜一八六三）により「扶氏経験遺訓」、＊杉田成卿により「済生三方《さいせいさんぽう》付医戒」、青木浩斎（伊王野坦《いおのたいら》。一八一三〜一八八三）により「察病亀鑑《きかん》」として翻訳刊行された。杉田成卿（一八一七〜一八五九）によって訳された「医戒」は、貧者に向ける限りない愛とあるべき医師の倫理を示したものとして幕末の蘭医たちに多大なる感銘を与え、日本での受容は圧倒的であった。

「医戒」は一八〇五年に「医学ジャーナル」に独立の論文「Die Verhältnisse des Arztes」として、若い医師たちを対象にして書かれた倫理の書である。「医戒」は世界中の医師の指導書ともなったが、わが国においても明治・大正・昭和に至るあいだ、われわれの先輩たちの医の倫理の規範ともされてきた書である。また一九九五年には、杉田絹枝・杉田勇共訳の『フーフェラント　自伝／医の倫理』（北樹出版）が出版されているのでぜひ読まれ

＊フーフェラント（扶歇蘭士）　ドイツの医学者。ランゲンザルツァの医師の子として生まれる。イエナ大学、ゲッティンゲン大学で医学を学び、卒業後郷里で開業した。彼の講演がワイマール公に認められ、一七九三年イエナ大学教授に就任。一八〇〇年プロイセン宮廷医兼慈善病院長となってベルリンに移り、一八〇五年ベルリン大学医学部長、一八一〇年には病理学および内科教授となる。深い学識と高潔な人柄は名医として世の尊敬を受けた。五〇年間の臨床医としての経験をもとにして一八三六年『医学必携』（Enchiridion Medicum）を出版。そのほか『健康学概論』『病理学論』『長生法』など、著書・論文四〇〇余とも。

たい。

『医戒』（医の倫理）には、「死の告知について」（杉田勇訳）という見出しのもとに、次のような記載がある。

「医師の中には何のためらいもなく患者に病の重篤であることを告げたり、それどころか死を告知するものがいますが、そういう医師の態度は最も非難されるべきことであります。また医師にそのように告知してもらいたいと要請する親族もいますが、なんと間違った行為でありましょう。医師にそういうことを依頼する権限は誰にも与えられていません。また医師はそのような依頼を引き受ける必要もありません。死を告げることは死を与えることを意味します。医師はもっぱら生命を保全するために患者と接しているのですから、患者に死を告知することは絶対にあってはなりません。まだ済まさなければならない仕事が残っているから本当のことを知らせて欲しいと患者が要求してきたとしても、それだからといって直ちに患者の命に見切りをつけるようなことをしてはなりません。私は二つの不幸な出来事を知っております。二人とも優れた医師なのですが、いずれも患者の切なる願いに動かされて病気が不治なることを打ち明けたところ、患者は間もなく自殺してしまったのです」……。

これはわが国ばかりでなく、欧米においても最近までがん告知の否定、医学における「死のタブー」につながる倫理として無条件に受容されてきた文章である。ただわたしはフー

＊緒方洪庵（おがたこうあん）江戸後期の蘭学者。備中足守の人。大坂に出て医学を学び、一八三〇年江戸に出て坪井信道・宇田川榛斎に蘭学を学び、一八三六年長崎に遊学して蘭方の知識を深めた。一八三八年大坂で適塾を開き、多くの人材を育成。種痘を施行。一八六二年幕府に招かれ、法眼・奥医師兼西洋医学所頭取となる。門下に大村益次郎・橋本左内・大鳥圭介・福沢諭吉らがいる。著訳書に『扶氏経験遺訓』『病学通論』など多数。

＊杉田成卿（すぎたせいけい）江戸後期の蘭学者。杉田玄白（げんぱく。一七三三～一八一七。著に蘭学事始など）の孫。坪井信道に学び、幕府の蕃書和解（わげ）御用出役を務める。訳書に『医戒』『済生三方』などの医学書のほか、兵学・理学・史書におよぶ。一八一七～一八五九

フェラントの「医戒」を貫いている基本理念は「自分のためでなく、他の人のために生きること、これが医師という職業の使命であり」、「不治の病の場合においても生命を保持し苦痛を緩和することが医師の義務であり、また大きな功徳でもあり」、「たとえ救うことが出来なくても慰めることはできます。慈愛にあふれたこのような医師の態度は立派な善行」にあるといえると思っている。今日のようながん診断と治療の進歩とわが国の情報普及の中では、がん告知の単なる否定はむしろ、医師の友愛・憐恤にかえって反することになりうるとわたしは考える。すなわち、フーフェラントの意図する「医の倫理」にも反すると思うのである。

一方、がんの治癒率も向上し、苦痛緩和策（緩和ケア）も進歩をみているので、がんを「不治の病」と決めつけるのも不当であり、「告知」はかなり容易になったことは確かである。それでも「がん」と告知される患者は計り知れない苦痛を担うことはいうまでもない事実である。「告知」という言葉は、宣告に似た冷たさを感じさせることもあり、〝上意下達〟のような非人間的な響きを持つのでわたしは好まない。しかし、現在のところ適切な言葉を欠いているのでわたしも用いてきたが、基本は検査結果の説明であり、〝truth telling〟とは事実の説明なのであり、いかに患者に受容しやすく（もちろん一時的否認やショック状態が起こりうるとしても）説明し、事実を患者（家族を含むが）とともに医療者として担っていくという事柄なのだと、わたしは認識している。

さて、「医戒」のころの医師の大多数は心の余裕をもって患者をみられたであろうし、また医療そのものが高次の知識や技術を要しなかったこともあって苦痛を減ずることにも、安心して死につかせることにも矛盾を感ずることはなかったであろう。その意味でも「医戒」はかつての倫理たり得た。しかし今日の患者はどうか。聖クリストファー・ホスピスの医師、ピーター・グリフィスはいう。

「近年になり、治療学が発達するまでは、死期の近い患者は大事にされ、特権のある存在であり、多くの意味において、地域社会にとって価値ある存在であった。なかでも身近な人々に、他人に奉仕すること、また、精神的な成長の機会を提供する、という意味で重要な存在であった。今世紀に入り、疾病を治癒する方法が発見されてから、このような心のこもった、愛に満ちた関心を、死期の近い人に持ち続けるという態度は失われてしまった。治る見込みのない患者は、その他大勢の患者の中の一人になり、自分たちが患者を回復不能な状態にしてしまったのだというように感じている医師や看護婦から、失敗の結果とみられたり、時にはそのような罪悪感のために避けられるようになってしまった。このような状態に置かれている患者は、疼痛に苦しみつつ、多忙な病棟のはずれにある個室で、人々から見捨てられ、隔離され、また重荷になっているというように患者自身も感じながら、死を迎えることが少なくない」

診断学・治療学が急速の進歩を遂げつつある今日では、医療者の目は疾病の診断と治療にだけ向けられてしまい、そこには患者の人間性ないし人格というものが介入しようとしまいと問題にならなくなってしまっているので、回復不能という事態に至ると、その責任感だけが医師に残るといった状態に陥らざるを得ないといえる。いい換えれば、一人の医師が患者と人格的にかかわれる余裕があったればこそ、その患者の末期にも矛盾なくかかわれたし、「平安な死」を与え得たということにもなろう。

今日の、とくに病院の若い主治医たちはどうであろうか……。彼らがホスピスケアとかターミナルケアに対してあえて抵抗を感じてしまうのも、このへんの事情によるものとわたしは推測している。ある意味では当然の心情と考えている。しかしそうかといって、そのような心情で主治医が末期患者にかかわるのであれば、患者にとっては誠に不幸といわねばなるまい。

〈講演〉
試練のとき・恵みのとき

聖書の読み方――三つの原則

今日はマルティン・ルター（一四八三～一五四六）の「宗教改革」を記念する日でもあります。四五〇年前に、ルター先生が宗教改革の第一歩を踏み出された「記念の日」ということです。

わたしはルターの研究者でもない一人の医師であり、ルーテル教会の会員というだけでありますが、ただ「宗教改革」という世界史的な大事業をされたルター先生のエネルギーは、あくまでも聖書にもとづく信仰にあったということだけは学んでまいりました。ルター先生は聖書、とくに詩篇を大切にされた方であったということは、わたしがいまここで申し上げることもないことですが、ルター先生は詩篇の読み方、聖書の読み方には「三つの原則」があることを強調しておられます。

第一は、「祈り」です。徳善義和教授の訳によりますと、こうなっています。「自分の部屋でひざまづいて、神に対する正しいへりくだりと、正しい真剣さをもって、どうか神が愛するみ子をとおして聖霊を送り、あなたを照らし、導き、理解を与えてくださるようにと、祈るがよい」とあります。

第二は「黙想」です。「いつも繰り返し、これに習熟し、一読、再読し、聖霊が言おうとすることに熱心な注意と考察とを向けるべきものである」とあります。

第三は「試練」です。「試練こそ試金石である。試練は、知り理解することをあなたに教えるばかりでなく、神のことばがすべての知恵にまさる知恵として、いかに正しく、いかに真実で、いかに甘く、いかに愛すべく、いかに力強く、いかに慰めにみちているかを経験することをも教える」と述べています。

試練のとき

今日は、わたしはこの第三の原則、「試練のとき」に注目してお話しいたします。

まだわたしが日本大学で診療をしていたころのことです。Mさんという六二歳の「肺がん」の患者さんに出会いました。その方は咳と息切れがあって、近くの医師を訪れ、そのうえで日大病院に紹介された患者さんでした。かなり進んだ肺がんで、手術も無理で、放射線療法と化学療法を行ないましたが、ほとんど効果がありませんでした。

あるとき、わたしが医局の医師たちと回診をしたおりに、Mさんのベッドの横の小さな机に聖句の入った絵葉書が飾ってあるのを見ました。わたしが、「Mさんはクリスチャンですか?」とうかがうと、「違いますが、娘が教会の幼稚園に勤めているので、教会からのお見舞いなのです」といっておられました。

その後、Mさんの病状は進み、息苦しさは増す一方でした。あまりの苦しさに、とうとうMさんは付き添っている奥様や看護師に、「ひと思いに死にたい」とまで訴えるようになりました。主治医もいろいろ手を尽くしていましたが、胸のX線写真を見ても、もう息をする肺が無くなってしまっているほどで、じつに困った状態でした。

ところがある日、わたしが病棟に行って、看護師にMさんのことをたずねたところ、「昨夜から急に楽になったようだ」といいます。そこでわたしは一人でMさんの病室にまいりました。Mさんはなにか見違えるように苦痛のないお顔で、「今日は楽です」といわれました。

わたしが奥様にすすめられてベッドの横の椅子に腰かけると、「少し起き上がってみたい」といいます。わたしが近づいて背中を支えて起こしてあげますと、「水が飲みたい」とおっしゃいます。奥様が吸い飲みをとって口もとに持っていくと、ゆっくり飲んでから「おいしかった」とおっしゃいました。奥様が、「先生に起こしてもらってお父ちゃんよかったね」といいますと、「うん」とうなずかれました。そしてまた横になりました。

わたしはその日の天気のことなどを少しお話して、「また参ります」といって部屋を出ました。すると奥様が後をついてこられ、わたしにこういわれました。

「昨夜、主人は急に楽になったようで、それはよかったのですが、娘にいうのには、いままでおまえが教会に行くことをつよく反対したり、悪いことばかりいってきた。それなのにおまえはわたしの病気が治るように看病してくれ、またお祈りをしてくれた。本当にすまなかった。しかし、もうわたしの病気は治らないとおもう。だからこれまでのように神様に病気が治るようにお祈りするかわりに、こんなわたしのような者でも天国に行けるように祈ってくれないだろうか、といったのです。なんだか変なのです」……。

わたしはお聞きして、「それはよかったですね」と、とっさに申してしまいました。その直後、その言葉は医師としてはいけないとは思いましたが、真実あの苦しみから解放されたMさんをよろこばないわけにはいられなかったのです。わたしは奥様に、「それならばできるだけ早くお嬢さんに、牧師さんに来ていただくよう伝えてください」といって別れました。

Mさんはその三日後に、とつぜん脳の血栓症を併発して、急に亡くなりました。ちょうどわたしが学会で留守のあいだでした。牧師にお会いできたろうかと気になっていました。

三カ月後のことですが、奥様からお手紙をいただきました。それには葬儀を教会でやっていただいたこと、また奥様ご自身も洗礼を受けて娘さんと一緒に教会に通っていると書いてありました。わたしはつくづく感動し、「試練のときは恵みのとき」でもあるのだと教えられました。Mさんは娘さんが教会に行くことに反対する過程のなかで、きっと聖書にも触れていたのではないかとも思います。

わたしはその後、Mさんを想い出すと、イエス様と同時に十字架につけられた二人の盗賊のうちの一人のことを思うのです。ルカ伝23章41節に、「われわれは自分のやったことの報いを受けているのだから当然だ。しかし、この方は何も悪いことをしていない」、そして「イエスよ、あなたの御国においでになるときには、わたしを思い出してください」といった。するとイエスは、「はっきり言っておくが、あなたは今日わたしと一緒に楽園にいる」といわれたとあります。

イエス様と一緒に十字架につけられる、その苦痛は想像を絶するものだったでしょう。しかしその盗賊が「イエスよ」と呼ばわったとき、そのことだけに精神が集中され、イエスの御言葉の発せられる直前にすでに苦痛は去っていってしまったのではないか、そして御言葉と同時に喜びに満たされてしまったのではないかと、わたしは思うのです。

詩篇32篇に、「いかに幸いなことでしょう、背きを赦され、罪を覆っていただいた者は」とあります。真の自由を得たということではないでしょうか。

孤独は残酷

わたしは現在ピースハウス・ホスピスを週一度手伝っておりますが、わたしと同じ年で、わたしと同様奥さまを失くされたあと、今度はご自分が〝がん〟になった患者さんにお会いしました。その方はつい先週亡くなられました。有名な評論家で、ご自分の最期の手記が出版されるのを楽しみにしていましたが、間に合いませんでした。

じつはその著書を一昨日拝見しました。そのなかに「孤独は残酷だ、拷問である」という見出しのところがあります。奥さまが亡くなったあとのことです。そして、「日曜日が嫌いになった、三連休なんてのにぶつかると世間から見捨てられた感じで、当方は仮死状態になってしまう」という率直な気持ちが書かれています。それを見まして、わたしは家内を亡くしてからの〝孤独〟に同感しましたが、日曜日は嫌いではなかった。むしろ日曜日に教会で御言葉を聞くことがより切実な喜びになったし、聖餐式にあずかることが以前より深く満たされるようになったことを感じてまいりました。試練のときはわたしにとって、主の恵みをさらに深く理解させる感謝すべきことであったことを改めて知りました。

恵みの約束を実感しうるとき

さて、ルター先生は「宗教改革」という大きな事業をされましたが、それはご存知のように、大きな苦痛を背負われたことでもありました。そのうえに、ルター先生の晩年は多くの病気に悩まされておりました。とくに腎臓結石は最終的に腎機能不全という状態をひき起こし、死にいたる原因になったと想像されます。腎臓結石は経験者でないとわからないほどの激しい痛みを伴います。まして四五〇年も昔の医療のもとですから、ルター先生の苦痛は並大抵のものではなかったと想像されます。

ルター先生は一五四六年二月一八日に亡くなられましたが、二月一四日にはアイスレーベンの聖アントン教会で熱烈な説教をしておられます。病気を押しての最期の説教でした。説教は「福音について言いたいことは此の外なお沢山にある。然《しか》し今はあまりに弱っているから之《これ》で終《おしまい》にしよう」という言葉で終わったといいます。そして死の二日前の二月一六日に一枚のメモを残しています。その末尾に、「私たちは〈神の言葉を求める〉乞食だ、ほんとうにそうだ」と記されているといいます。

試練のときに、乞食のようにただただ御言葉を求めた先生を私らは心を新たにして学びたいと思うのであります。「試練の時こそ試金石であり、神のことばがいかに真実であり、慰めにみちているかを教えられる」と書かれたルター先生を学びたいと思います。

こんにちでは「死」のことがよく話題になります。「安らかな死」あるいは「よい死」、あるいは「自己実現の死」「すこやかな死」、または永六輔（一九三三〜二〇一六）さんの『大往生』（一九九四年）など、話題はつきません。それらにはそれなりの意義がありますし、私らは愛の業として、人の苦痛のない死のために努力していかなくてはなりません。しかし、キリスト者として欠くことのできないものは信仰による〝慰め〟であり、信仰によって与えられる〝自由〟ではないでしょうか。そして、試練のときこそ〝恵みの約束〟を実感しうるときであることを思い、お互いに祈り、支えあっていきたいと願うものであります。

（一九九六年一〇月二七日、日本福音ルーテル市ケ谷教会にて）

〈コラム〉生きる

自動車の騒音が消えたと感じたとたん、ウグイスの声がしました。しかもあまりに近そうなので、わたしは急いで家を出て、道路向こうの林に向かいました。そのとき、また朗々とウグイスが鳴きました。わたしはそっと近づいて、若芽ふく小枝を透かして目をこらしました。そこには、まったく思いがけなくウグイスがいました。見かけより何千倍も美しい鳴き声の主が、そこにいたのです。

話は変わりますが、わたしは家の近くの森の中にある通所リハビリクリニックを少し手伝っているのですが、そこに通ってこられるSさんというお婆さんのことを不思議におもっているのです。Sさんは若いうちに夫を亡くされ、女手ひとつで、家業である農業を支え、二人の子育てを立派にやってこられた方でした。九〇歳を過ぎられてからは、健忘と足腰の痛みのためにリハビリに通ってこられているのです。

Sさんは、「こんなに痛いのは生まれて初めてだ」といつもおっしゃりながら診察室に来られるのです。変形はかなり強いものの、がっちりしたSさんの足腰を、わたしはおしたり、もんだりしながら、「ずいぶん働いたからだだね」といいますと、決まってそこからSさんは若いころの苦労話から自慢話に入るのでした。

「もう終わらないかなあ」と思いながらお聞きしていると、Sさんは「生まれて初めて」の痛みはどこに消えたのか、「ありがとうございました」とていねいな挨拶をなさってリハビリの部屋に戻って行かれるのでした。

そのSさんがある日、「今日は感謝したいことがあるので、先生にお伝えしたいと思ってまいりました」といわれて、診察室にお見えになりました。

「どういうことですか」と尋ねましたら、「わたしに歩かなければだめだといって男の方がいっしょに歩いてくれたのです。わたしはみな様に助けられて感謝したい気持ちがいっぱいなのです」とおっしゃるのです。

「それはよかったですね」といおうとしたとき、Sさんはとつぜん姿勢をただされ、

「天にましますわれらの父よ、願わくは御名をあかめさせたまえ」

と、まるで少女のように『主の祈り』を唱えはじめ、わたしがあっけにとられているうちに、ひと言も間違うことなく唱え終えられました。

「Sさん、それは主の祈りですね。どこで教わったのですか」

とたずねますと、娘のころ奉公していた家の親切な奥様から教わったのだといいます。

しかしそれ以上は、日曜学校のことも、キリスト教のこともまったく会話になりませんでした。ただSさんは、苦しいとき、うれしくてしかたがないとき、これを唱えてきたのだと申されました。

わたしはSさんの『主の祈り』をもう一度お聞きしたいものと静かに待っているのです。

〈講演〉
いのちの息

入りきたるいきによぶ

八木重吉（一八九八～一九二七）というキリスト者詩人の名をご存じでしょうか。『貧しき信徒』や『神を呼ぼう』などの詩集や『八木重吉詩集』で知られている、戦前の若くしてなくなった詩人であります。奥様・とみ子夫人、また亡くなられた二人のお子様も池袋教会で洗礼を受けられた方々なので、私どもにとっては身近な方でもあります。その八木重吉の詩に次のような詩があります。

てんにいます
おんちちうえをよびて
おんちちうえさま
おんちちうえさまととなえまつる
いずるいきによび

入りきたるいきによびたてまつる
われはみなをよぶばかりのものにてあり

わたしは以前にある呼吸器の著書の巻頭にこの詩を掲載させていただいたことがあります。それを読んだ医師の友人が、「岡安君は、マザコンというのはあるが、ファザコンではないか」といっていたようですが、信徒でない方々はこの詩の「おんちちうえさま」を自分の父親と読んでしまうとしても仕方ないことかと思います。

さて、わたしは若いころから呼吸器病を専門にしてきた医師でありますので、「呼吸」すなわち「息」については日常的にも、また学問的にも強い関心をもって今日にいたっております。先ほどの八木重吉の詩の「いずるいきによび、入りきたるいきによび」という言葉ですが、一見するとなんの矛盾もないようではあります。はたしてどうでしょうか。私たちは人を呼ぶときには、息を吐きながら、言い換えれば呼気時に声門をふるわせて、口を動かして言葉を出すわけであります。ですから「いずるいきによび」というのは正当なことなのですが、「入りきたるいきによび」というのはどうでしょうか。もし息を吸いながら人を呼ぼうとしてごらんになればおわかりになることですが、とても言葉にはなりません。だからといってこの詩は間違っているのでしょうか。わたしはこの詩がおかしいどころか、すばらしく真実だと思います。

「いずるいきによび」というときには、声を出して呼ぶということでありましょうが、「入りきたるいきによぶ」というのは、心で、全身全霊で呼んでいることだと感じるから何の矛盾も感ぜずに読んでしまうのではないでしょうか。そのような分析も必要なく、矛盾を感じないのかもしれません。だからこそ、詩人の「われはみなをよぶばかりのものにてあり」という最後の言葉が痛切に心に響いてくるのではないかと思います。

生まれいずる苦痛

私たちの「呼吸」は生まれた直後から始まりますが、母胎から赤ちゃんが出てくるときには、それ以前から赤ちゃんの心臓はもちろん動いています。しかし呼吸はしていません。母胎内ですでに呼吸運動があることが今日では超音波の検査でわかってきていますが、外の空気を吸っているわけではありません。胎外に出るまで、その数秒後、時にはそれ以上たつまで息をしていません。

第一回目の呼吸は、母胎を出て「オギャー」という声によって始まるわけです。あえて申しますならば、オギャーの「オ」は吸う息（吸気）で、「ギャー」が吐く息（呼気）であります。「オ」で吸って「ギャー」で吐き出すのであります。これが人間がこの世に生まれて、この世の空気を吸う最初の出来事ということです。八木重吉の詩に、「あかんぼは、なぜにあんあんあんあんなくんだろうか。ほんとにうるさいよ、うるさかないよ、よんでいるんだよ、かみさまをよんでいるんだよ」というような詩があります。

私たちは赤ちゃんが生まれると、「ああ産まれた」と喜びだけに想いが走るものですが、これは大人の心（感覚）かもしれません。新生児、赤ちゃんそのものは、母体の胎内であの温かい羊水の中にあって、母体の血液に養われ、抱かれていたのに、そこから急に外に出るのであります。そして母体の血液の流れを断たれ、素裸のままで、粘膜に近いような軟らかい皮膚が外気にさらされるのであります。

もし、大人のように痛みを感じているとしたら、これ以上の苦痛はないというほどの状態といえるでしょう。あの「オギャー」という第一回目の呼吸時には、この世に出されたという〝痛切な苦痛〟があるのではないかとさえ思えるのです。大人たちが喜んでいるときにであります。

人間の呼吸についてもう少し申し上げますと、始めのころの呼吸はせいぜい二〇ミリリットルくらいの量、大人の拇指くらいの量を吸ったり吐いたり、一分間に五〇回くらいで呼吸しております。だんだん成長するにしたがって、高校生くらいになれば一回五〇〇ミリリットルくらいで、一分間に一六回から一八回くらいの呼吸になります。さらにわたしくらいの年齢になりますと一分間一四回くらいに少なくなります。

人間でも哺乳類でも、母胎から出て第一の呼吸は吸う息、「吸気」から始まると考えてよいでしょう。空気から酸素を取り入れることによってしか生存できないからです。吐く息、「呼気」は次の吸気のためにありますが、呼気はまた体内の老廃物である炭酸ガスを外に吐き出すためにあります。

「吸気」のほうは、空気の中の酸素（O_2）を肺の中でそこにきている細かい血管の中を流れる血液中の赤血球に取り入れ、心臓の働きで血液を全身に流すことによって、赤血球に入っている酸素を全身に分配し、食べた食べ物から消化・吸収された栄養素を燃焼させ、そのエネルギーで筋肉を動かしたり、心臓を動かしたり、内臓を働かせ、日常の活動をし、生命を保っているというわけです。

私たちはお互い「オギャー」という第一回目の呼吸から、いまは何回目の呼吸をしているのでしょうか。

一分間五〇回の新生児のころ、そして一分間二〇回のころ、そして一分間一六回の現在としてどうでしょう。その間には走りまわったり、階段をのぼったり、動きまわって呼吸数を多くすることもありますから、平均一分間二〇回として、一時間に一二〇〇回、一日に二八八〇〇回、一カ月で八六万四〇〇〇回、一年で一〇三六万回となります。もし六〇歳の方だと六億二一六〇万回目くらいでしょう。わたしぐらいの年齢では、あと何回くらいの呼吸で最期だろうと考えたほうが回数も少なく、身近なことかもしれません。わからないことですが……。

ネフェシュ

イエスさまは、一九九八年前のあのナザレのベツレヘムの馬小屋で、馬ぶねの中で「オギャー」という第一回の呼吸をもってお生まれになったのであります。マリヤさまのお腹の中からこの世にお生まれになったのでありますが、今日の日本のお産のように暖かい部屋で、柔らかいガーゼのタオルで抱き上げられたのではなく、寒い馬小屋の中でワラの中でどんな布で抱き上げられたのでしょうか。「オギャー」という新生児のあの苦痛に、さらに大きな苦痛がイエスさまには伴っていたと想像できます。

そのようななかで、この地球の、この空気の中で（もっとも今の空気よりは汚染されていなかったかもしれませんが）われわれと同じように呼吸してお育ちになり、三十数年の生活をなされたわけであります。イエスさまもこの空気をわれわれと同じように呼吸されていたと、わたしはときどき思うのであります。

では、ここで聖書について学びたいと思います。「創世記」第2章7節に、「主なる神は土（アダマ）の塵で、人（アダム）を形作り、その鼻に命の息を吹き入れられた。人はこうして生きるものとなった」とあります。これは旧約聖書の民、イスラエルの民の信仰告白といってもよいでしょう。わたしはヘブライ語もギリシャ語もできませんので、解説書からの受け売りであることをお許しください。

「命」は、この場合はヘブライ語の「ネフェシュ」という語で、肉体の中に離れがたく宿って活動させる生命を意味します。命は神に従属しており、神が支えられた貴重なものであると信じられていったといってよいようです。そのような〝命の息〟を吹き入れられたのですが、ここで「息」について学んでみますと、ヘブライ語では「ネシャーマ」という語で、これは生命的な息、呼吸を意味する語だそうです。息にはもう一つ「ルーア」という言い方があって、これは霊的な息を意味する言い方だそうです。「エゼキエル書」の37章5節、「見よ、わたしがおまえたちの中に息を吹き入れるので、おまえたちは生き返る」という箇所では「ルーア」が使われているようです。ギリシャ語では、〝息〟は「プニューマ」（プネウマ・プノイマ）といいますが、これは生命的にも、霊的にも両方の意味で使われているといいます。しかもプニューマという語は、動いている空気、風、息、霊なども意味します。「ヨハネによる福音書」3章8節の中でイエスさまはこのことを巧みにいっておられます。

「風は思いのままに吹く。あなたはその音を聞いても、それがどこからきて、どこへ行くのかを知らない。霊から生まれたものも皆その通りである」

プニューマ

さて、「プニューマ」（プネウマ）というギリシャ語は、いまの私たち医師が使っている病名の中にいくつも生きています。たとえば「肺炎」は英語で「ニューモニア」（Pneumonia）であり、ドイツ語では「プノイモニー」（Pneumonie）といいます。また肺に傷がついて胸膜との間に空気が入った状態を「ニューモソラックス」（Pneumothorax）気胸」、ドイツ語では「プノイモトラックス」といい、呼吸の曲線を画いたものを「ニューモグラフ」といっているのです。さらにギリシャ語聖書では、神の霊、聖霊の場合には大文字あるいは定冠詞（Tin、The）をつけています。

ベツレヘムでお生まれになり、この空気を呼吸され育たれた主イエスさまでありますが、その前に主は聖霊によって処女マリヤに宿ったという聖書の言葉を欠くことはできません。さらに洗礼者ヨハネからイエスさまが洗礼をお受けになったとき、神の霊が降られ「私の愛する子、私の心に適うもの」という天からの声を受けられたという、霊的な命の息のことを忘れてはならないわけであります。そして罪なくして十字架にかけられたイエスさまは、「マタイによる福音書」27章50節によりますと「イエスは再び大声で叫び、息を引き取られた」とあり、「ルカによる福音書」では「イエスは大声で叫ばれた。『父よ、私の霊を御手にゆだねます』こう言って息を引き取られた」とあります。イエスさまは、私らこの世に生を受けたものの最期がすべてそうであるように、息を引き取られました。それが主の〝受肉〟であると理解します。しかもさらに、イエスさまの息ということについて絶対に見逃してはならないのは、主の〝復活〟のときです。「ヨハネによる福音書」20章22節、「そう言ってから、彼らに息を吹きかけて言われた『聖霊を受けなさい』」とあります。

主は私たちと同じこの空気を呼吸され、さらに、最期の息とともに十字架の死を死なれました。しかし復活において弟子たちに息を吹きかけられ、「聖霊を受けよ」といわれました。そのことによって弟子たちは使徒として生かされました。それが福音であり、それを信じるものとなるかどうかに、私たちの生命もかかっています。

わたしはいまも週一回ホスピスにまいりますので、そこでがんの末期の患者さんのこの世の最期の息を看とることが少なくありません。またわたし自身、家内を清瀬の救世軍ホスピスで亡くしております。そのおりには、ここにご列席の前田貞一牧師にたいへんお世話になったのであります。

家内が亡くなる数日前、前田先生がホスピスに来られて、彼女のそばで熱心にお祈りしてくださったのですが、彼女は痛み止めの注射と衰弱のせいもあって、傾眠状態でありました。前田先生のお祈りの間に眠ってしまいました。わたしが彼女に、「前田先生のお祈りが終わったよ。アーメンといおうね」と申しますと、意外なほど大きな声で「アーメン」とだけ申しました。それが彼女が私らに残した最期の言葉であり、声でした。

「アーメン」とは「真実に」ということでありますし、神さまへの、イエスさまへの最期の呼びかけ、〝叫び〟であったと理解してよいと思うのです。八木重吉の詩のように、「てんにいますおんちちうえをよび、おんちちうえさま、おんちちうえさまととなえまつる。いずるいきによび、入りきたるいきによびたてまつる。われはみなをよぶばかりのものにてあり」……と。

ほんとに私どもはこの世にありながら、主の十字架のゆえに、主の福音のゆえに、〝お父上様〟と呼ぶことを赦され、命の息に通じることを、洗礼を通し、聖餐を通して約束されております。私らの一人びとりの息がいつ終わるのかわからないのですが、最期の息を神様に返すときに、主による命に結ばれていることを、改めて感謝をもって覚えたいと思います。

さらに、あえて申し上げたいのは、病気によっては自分の呼吸ができなくなり人工呼吸器で呼吸を保たねばならないようなときもあります。そのようなときでも、八木重吉の「入りきたるいきによぶ」のように、全身全霊の、その人の魂の叫びに、主は慈しみをもって近づいてくださっていることを信ずる者でありたいと思うのです。

（一九九八年六月二一日、於・日本福音ルーテル熊本教会、宣教百年記念特別礼拝）

〈コラム〉八木重吉のこと

わたしがキリスト教徒詩人、八木重吉を知ったのは昭和二三年（一九四八）であったとおもう。兄から借りた草野心平編『八木重吉詩集』の重吉の、あまりにも透きとおった結晶のような短かい詩に、宮沢賢治とはまったく異なった感動を覚え、そのいくつかを暗じて口ずさんでいたことを想い出す。とくに「大木をたたく」が当時のわたしの心を強くとらえた。

重吉は昭和二年（一九二七）に二九歳の若さで、妻と二人の子供を残して肺結核のために亡くなった。その未亡人・登美子さんが、わたしの属している池袋のルーテル教会の会員であることを牧師からお聞きしたのは昭和二八年（一九五三）一月のことであった。登美子夫人も二人のお子様も、牧師の御父君、牛丸捴五郎牧師から洗礼を受けたこと、しかし二人のお子様はすでに若くして亡くなられ、登美子夫人は歌人・吉野秀雄（一九〇二〜一九六七）と再婚されているとのことであった。

わたしが八木重吉の詩を愛読していることをご存知であった牛丸牧師は、ちょうど登美子夫人を鎌倉に訪問するので「一緒に行こう」と誘ってくださった。登美子夫人は八木重吉詩集に掲げてあった若い日の麗わしさはなかったが、そして想像していたよりも小さな方であったが、優しいおば様であった。吉野秀雄氏は身体をこわされていて臥せっておられたが、私ども二人に、というより牛丸牧師に登美子夫人への感謝の言葉を素直に述べられ、また鎌倉の良さなどを話してくださった。「きのう喀血したので今日は寝たままで失礼します」ともいわれた。吉野秀雄という歌人が万葉集研究で有名な方であることを浅学なわたしはそのとき初めて知った。

二度目に鎌倉のお宅を訪ねたのは、わたしの兄（恒武）が『歴程』に「八木重吉ノート」を書いているので、「ぜひ、重吉の遺稿を登美子夫人に見せていただきたい」と牛丸牧師にお願いして三人でうかがったときである。昭和四三年（一九六八）ころだったと思う。吉野秀雄氏はすでに亡くなっておられたが、登美子夫人は、兄に遺稿のすべてをお見せくださり、兄もたいへん感動していたのを想い出す。

平成一一年（一九九九）登美子夫人が亡くなられて、四月に八木家の墓地に吉野秀雄氏のご遺言によって登美子夫人の分骨埋葬が行なわれた。牛丸省吾郎牧師が司式をされるのでご夫妻とともにわたしも参列した。八木重吉の故郷は相模線・橋本駅に近い町田市相原町にあった。

その日は花冷えに加えてひどい雨の日であった。八木家の構内には八木重吉記念館や詩碑や重吉の胸像も建っていたが、わたしにはなぜか重吉の墓石と桃子さん、陽二さん、そして新たに加えられた登美子夫人の墓石の四つの墓石だけが印象ふかく、なつかしく心に残った。

重吉の詩に、「息を殺せ」というのがある。この詩は、詩稿「み名を呼ぶ」の中にあるもので、大正一四年（一九二五）二月ころの詩である。重吉が風邪症状が続いて肺結核の発病といえる体調になったのは大正一五年一月以降のようなので、この詩を書いたころはとくに呼吸に困難を感じていたとは思われない。

しかし、詩人の鋭い感性は、

息を　ころせ
いきを　ころせ
あかんぼが　空を　みる
ああ　空を　みる

でも理解できるように、「いずるいきによび、入りきたるいきによびたてまつる」には詩人の〝息〟のすべてが認知され、凝集されているのではなかろうか。わたしは上掲の詩を、私どもの小著「呼吸とその管理」（医学書院、初版一九七八年）の冒頭に掲載させていただいた。それは呼吸とその管理というきわめて生理学的、医学的そして技術的な書物の読者に、呼吸という生命現象、呼吸障害という状況の中に尊厳な〝生命のひびき〟をも感ずるものでありたいという願いのゆえであった。

〈コラム〉 祈りは霊の呼吸である

O＊・ハレスビー（一八七九～一九六一）という、ノルウェーの神学者の『祈り』（東方信吉・岸千年訳、聖文舎、一九五四）という名著にこう書いてある。

「遠い昔から祈りは霊の呼吸であるといわれてきた」

「私どもの霊が必要とする空気は、いつでもどこでも私どもを包んでいる。神はキリストの中に豊かで完全な恵みをもって私どものまわりにどこにでもいましたもう。……呼吸するとき空気はいつでも静かに入り、肺の中でその正常な働きをするように、イエスも私どもの心に入りその祝福の業をなさる」……。

神学者、すなわちキリスト教神学者としてその視点に立つ「呼吸」のとらえ方は、わたしには何とも興味ぶかいことである。私らは特別な異常がないかぎり、無意識のうちに呼吸し、周囲の空気がいつでも自然に入り、肺の中で血液に酸素を与え、不用になった二酸化炭素を肺を通して、また外の空気に自然に出しているのである。

さらに彼は「祈りは言葉よりも深い」といい、祈りのもっとも重要な心の態度の第一は

＊ハレスビー　オーレ・クリスティアン・ハレスビー（Ole Kristian Hallesby）ノルウェーの福音主義のルター派の教会指導者であり神学者。一九〇三年オスロ大学神学部を卒業、ドイツに留学し博士号を取得。第二次大戦中、ドイツ・ナチスに抵抗し一九四三年から終戦まで投獄された。戦後オスロ独立神学校に復帰して組織神学を教えるとともにすぐれた説教者としてノルウェーのリバイバルを導いた。

「無力さ」であり、第二は「信仰」であると述べている。「無力さ」とは最大の謙虚さ、自己の放棄、仏教的な言葉を用いれば「無我」ということになろうか。

いうまでもなく、ハレスビーは神学者であるので、キリスト教的立場において霊的存在としてのわれわれの「祈り」の意義を述べているのである。霊的存在としての自己を維持するのは「祈り」であり、祈りは生命（生物学的・生理学的あるいは医学的といってよい）における「呼吸」のように、基本的で不可欠なものだといっていると理解してよかろう。

「霊」あるいは「霊的」という言葉は本来、わが国では他民族の影響を受けながら今日にうけ継がれてきたもので、ときには「魂」「霊魂」ともいったり、これらとの区別も明確でなく使用されてきているように思う。

わたしはこのような問題にはまったく素人であるばかりでなく、無教養であるので立ち入ることはできないが、最近ＷＨＯ（世界保健機構）の「健康」の定義「Health is a state of complete physical, mental and social well-being and not merely the absence of disease or infirmity」、すなわち「健康とは完全な肉体的、精神的、および社会的福祉の状態であり、たんに疾病または病弱の存在しないことではない」（昭和二六年官報掲載の訳）としていたが、今回（一九九八年）「Health is a dynamic state of complete physical, mental, spiritual and social well-being and not merely the absence of disease or infirmity」が提案され、審議中となっている。前回の定義に対して〈spiritual〉が入っているのである。

この〈spiritual〉を日本語でどう訳すのが適当なのか、多くの議論が出ている。「霊的」

でよいのではないかという意見が大方のようであるが、西田幾太郎*（一八七〇〜一九四五）・鈴木大拙*（一八七〇〜一九六六）らのわが国の哲学の伝統からいうと、「霊性的」ではないかと述べるものもある。

もっとも、ここでＷＨＯがとり上げている〈spiritual〉も、その訳語をいかにするかという立場も、〈spiritual〉を宗教的〈religious〉にとらえて論議しているのではなくて、〈spiritual〉をあくまでも「生きる意味」、「価値観的」、「実存的」、「存在感的」といったものを指していると考えてよかろう。もちろんそれは、人によっては宗教的立場にいたろうし、キリスト教的環境で育った欧米人のなかには〈spiritual〉を〈religious〉と直結して理解しているものもあろう。

それはそれとして、ＷＨＯで、あるいはわれわれ自身がいま問題にしているのは一宗教の意味する〝霊〟ないし〝霊性〟ではなくて、各自の自己に直結した人生の意味や価値や存在感ということと、とらえておきたい。

さて、わたし自身は、ＷＨＯの定義にせよ、あまり「健康」ということを定義づけることについて関心を深めえないのである。それは、疾病がないとか、病弱が存在しないとかという議論に、時間をかける必要性をあまり感じないからである。とくに今日のわが国の高齢社会では、「疾病がなく、病弱がない」という社会は存在しえないことは誰の目にも明白であり、むしろわたしにとっての関心は肉体的に疾病を持ち、精神的にも不安が強く、社会的にも福祉的にもあまりにも不完全な状態にある現状で「霊的」（spiritual）はいかにありうるか

＊西田幾多郎　にしだきたろう。石川県出身。京都大学教授。四高中退後、東大選科に入学、鎌倉の円覚寺などで参禅。一八九九年山口高校講師をへて四高教授となり、熱心に打座・参禅して〈純粋経験〉〈直接経験〉および〈絶対矛盾的自己同一〉など、のちの根本思想となるものについて思索を深めた。一九一一年『善の研究』を発表。東西思想の内面的統一を求めて「西田哲学」と呼ばれる独自の哲学体系を築きあげた。四高の同級に禅の研究の鈴木大拙がいる。

＊鈴木大拙　仏教学者・思想家。本名・貞太郎。禅の欧米への紹介者。四高で西田幾多郎と親交を結ぶ。鎌倉の円覚寺に参禅。一八九七年渡米。アメリカで東洋学関係の書籍の出版をすると同時に、英訳『大乗起信論』（一九〇〇）や英文『大乗仏教概論』など、禅についての著作を著し、禅文化ならびに仏教文化を海外に広くしらしめた。

ということである。

　がんの患者さんだけを取り上げるつもりはないが、多くの難病あるいは慢性疾患、とくにその終末期においては、肉体的にも精神的にも社会的にも、まことに苦痛にみちているといってよかろう。そのなかで〈spiritual〉には「いかがでありうるか」ということなのである。ＷＨＯのいう「完全な肉体的」ということも、「完全な精神的」ということにも、少なくとも中期高齢者以降や、あるいは既存の慢性病患者にとっては空論にすぎないのが現実である。しかし、ここに「霊的」という箇条が入ると、いかに解することになるのであろうか。〈well-being〉（肉体的・精神的に健康で幸福な状態）でなく、その経過としての〈well-dying〉という言葉がある。これは、「よりよき死」といってもよかろう。肉体的にも精神的にも社会的にも、健康的に老化ないし衰弱し、あるいは苦痛なく衰弱、霊的にも自己の意味、存在に価値を感じつつ終わるということになろうか。「健康」で〈spiritual〉を問題にするよりも、終末に視点を置いて〈spiritual〉を問いつめたほうがよほど切実さを増し、その訳語の必要性も増すのではないかと、わたしは考えている。

　かの有名な宮沢賢治（一八九六〜一九三三）は死の直前に辞世を書いた。その年は珍しく豊作だったという。

病《いたつき》の　ゆゑにもくちん　いのちなり
みのりに棄てば　うれしからまし

一九一一年米国人ビアトリス・レーンと結婚。米英の大学で「禅と日本文化」の講義を行なった。ユングやハイデッガーとも親交があった。

賢治は、当時では国民病といわれた肺結核で、しかも三八歳（昭和八年）で亡くなっている。賢治は豊かな才能をもち、また経済的にも恵まれた家庭に育ってもいる。しかし、そのことがかえって彼には大きな精神的痛みとなったことも事実であった。しかも長男に生まれ、家業を継がず、社会的無理解のなかで苦悩し、最終的に肺結核で身動きできぬ苦痛を担う。そのような彼は、若いころから「法華経」に熱心で、激しい祈りの行者でもあった。その意味では〈spiritual〉というよりも〈religious〉な終焉の姿といったほうが適当かもしれない。WHOの中の〈complete〉という語がどのようなことを指すのか、とくに〈spiritual〉については適確には理解できないが、不健康で最悪の状態でありながら、あるいはそうであればこそ〈spiritual〉にはむしろ〈complete〉以上のものを感じさせる場合もある。それは「健康」という概念をつき破っているようにさえ感ずる。

少なくとも病者は、あるいは死を前提として自らをみるとき、死を「健康の喪失」とだけ規定することは承服できないのではなかろうか。もっとも、最悪の健康状態と最悪の霊性的状態に終わることは、客観的にではあるが、しばしばみられることである。

ハレスビーのいう「霊」は、前述したようにキリスト教的霊であるが、あえて「生きる意味」としての霊性的に置き換えたとして、生きる意味、生きる価値の呼吸としての「祈り」とはいかなるものなのであろうか。そして、ハレスビーはそのためのもっとも重要な人の態度の第一が「無力さ」であるということはどのようなことなのであろうか。生きる意味を感じうる存在（者）として基本的な生命における「呼吸」のようなものとは、自己を「無」にすることと、「無我」ということなのであろうか。むしろ健康なとき、若・壮年の生きる意味は、自己の誇大にこそある時もありうるように思われる。もっとも、そのような自己の認識あるいは価値感覚は限界的なものであることも自明である。

すなわち、生涯としての健康を問う場合には、霊性的には一貫して自己を超えた存在への畏敬、特定の宗教神を指さないにせよ、「畏敬」が継続されることが不可欠なのだろうか。それを「祈り」とあえていうことも許されようか。

ギリシャ語では、空気、風、息は〈Pneuma〉（プネウマ）であることも興味ぶかい。呼吸、すなわち「息」をこのような意味で霊性的、生きる意味につながるものとしてとらえることは、生涯を通して意義の深いものといってよいといえるであろう。幼児教育から生涯教育においてもである。

ハレスビーが巻末に掲げている無名の詩人の詩をあえて記しておこう。

ちりにすぎないわれながら
み前に立ちて
われ祈る
願うは、たのしみの道にあらず
また求むるは黄金にもあらず
わが求むるは偉大なもの

神に求むるもの
そは、永遠の生命に生きるため
神の与えますものの外ぞなし

〈講演〉

宮沢賢治の魅力と信仰

永訣の朝

「宮沢賢治の魅力と信仰」という題について、何かよくわからないなと感じている方がおられると思います。それは、一つには「信仰」という言葉がキリスト教会の中ではキリスト教の信仰以外を信仰といわないかもしれない。それくらいクリスチャンは「信仰」というと自分のキリスト教だと思いやすい。そうすると宮沢賢治の魅力はともかくとして、信仰となると宮沢賢治はクリスチャンだったのかという疑問、錯覚あるいは誤解を招きやすい。しかし、わたしがいま使っている信仰というのは、キリスト教信仰であり、仏教の信仰であり、宮沢賢治の法華経信仰であり、それらを含めた意味での「信仰」をいっています。

では、宮沢賢治の「信仰」とは何ぞや――。それが今日のテーマかもしれません。かといって、賢治の信仰が間違っているとか、直したほうがよいとか、そんなことはわたしは思っていません。

はじめに、宮沢賢治の有名な詩ですが、妹（トシ、とし子）さんが亡くなったときの『永訣の朝』という詩をよませていただきます（60頁参照）。

たいせつな妹をまさにいま失わんとする兄・賢治の絶望的な〝悲しみ〟が伝わってきます。カッコは妹・とし子の言葉ですが、妹さんのこの言葉。なぜこの言葉が出てきているか……。これが賢治の「永訣の朝」という詩の中心でもあるし、妹さんの亡くなったいちばん中心的な問題でもあるのです。ここでは病気の名前とか肉体的な問題でなくて、もっと〝霊的な〟というか、心の中のものというか、そういうことをお考えになってください。

来歴

宮沢賢治は、明治二九年（一八九六）に岩手県稗貫郡（現・花巻市）に父・政次郎、母・イチの長男として生まれ、明治三一年に妹・とし子が生まれております。賢治が歌を詠み始めたりするのは中学（岩手県立盛岡中学校）に入るころからでしょうけれど、ここには「明治四四年一五歳（中学三年）短歌創作開始、哲学書愛読」とあります。やはりかなり早熟なんですね。一六歳で松島・仙台方面修学旅行、そして親鸞の歎異抄《たんにしょう》に感動したというのは、そのへんに賢治の感覚の中心があったという意味であるかもしれません。この年（一九一二）、タイタニック号が沈没し、石川啄木が亡くなっています。

その後、中学を卒業して一九一五年（大正四）、盛岡高等農林学校（現・岩手大学農学部農芸化学専攻）に首席で入学しております。級長をしたり特待生となったりと、秀才だったことはこういうことでわかりますが、健康的には二二歳のときの徴兵検査の結果、第二乙種で兵役を免除されています。

以前から賢治は仏教、とくに「法華経」に関心があったのですが、それが強くなって二四歳（大正九、一九二〇年）のときに、日蓮宗の宗教団体「国柱会」に入会します。妹（とし子）にまで法華経をすすめたり、お父さん（政次郎・一九五七年没）はどちらかというと浄土真宗に近い方で、そちらの熱心な信徒でしたのに、そのお父さんにまで法華経になるように要求するという生き方を最後までしていました。

盛岡高等農林学校を卒業後、研究生となっていましたが、この年に研究生を修了し、のちの花巻農学校（稗貫農学校）の教諭になるわけです。賢治は岩手の小さな新聞などには書いていたのですが、詩とか音楽を生前ほとんど出版してない。刊行されたのは詩集『春と修羅』（一九二四年四月）、童話集『注文の多い料理店』（同年一二月）の二冊だけです。ただこれが詩人の草野心平さんの目に触れて、草野さんを通して「銅鑼《どら》」という詩の会に入ります（一九二五年）。そこには高村光太郎などもいました。

賢治のお父さんは質屋さんをやっていて、しかも富豪だったので、賢治はお金には困らなかった。そして、盛岡の中学校は全国的にも優秀な者が出てたり、運動も盛んだったらしいですけれど、賢治が先生となった農学校はどちらかというと校風も素朴で、農家のあと継ぎとか農業の仕事に就く人が入っていて、地味だったようです。ですから賢治は若い子たちを見て、その生命に対する力がないような状態を非常に強く嘆き感じていたようです。それで農学校※の生徒のために「精神歌」を作詞（一九二二年二月）し、作曲は友だちの川村悟郎に頼んで作ってもらったわけです。

【精神歌】

日ハ君臨シ　輝キハ
白金（ハクキン）ノ雨　ソソギタリ
我等ハ黒キ　土ニフシ

マコトノ草ノ　種マケリ

日ハ君臨シ　穹窿（キュウリュウ）ニ
漲（ミナギ）リワタス　青ビカリ
ヒカリノアセヲ　感ズレバ
気圏（キケン）ノキハミ　隈モナシ

日ハ君臨シ　玻璃（ハリ）ノマド
清澄（セイチョウ）ニシテ　寂カナリ
サアレマコトヲ　索メテハ
白聖（ハクア）ノ霧モ　アビヌベシ

日ハ君臨シ　カガヤキノ
太陽系ハ　マヒルナリ
ケワシキタビノ　ナカニシテ
ワレラヒカリノ　ミチヲフム

……どうですか。素朴かもしれないが、上級の大学とか専門性を強く持った人たちを目指す青年ではなくて、そのころの東北の農村の、せいぜいあと取りをしていかなければならないような、熱意の少ない学生たちを励ます、非常に精神的な力を与えてくれそうな歌です。

それで、この歌を聞かされた校長先生がいたくこの歌に感動して、「校歌にしてくれないか」と宮沢賢治にお願いしたらしいのです。けれど、賢治は「そういうつもりで作ったものでないから」といって、何度頼まれても辞退して、結局、校歌にはならなかった。

こうして農学校の先生をやりながら、賢治は宗教として「南無妙法蓮華経」に深入りしていくわけです。南無妙法蓮華経のなかで童話的な空想というか、感覚というか、想いがわりあい深くこまめに出てきたようで、詩・歌曲といったほうに進んでいった。なかでも仏教徒の仲間から、とくに法華経の仲間から「法華経の童話を書いてくれないか」といわれるようになったのです。

「法華経」をわたしは勉強しているわけではないので、非常に簡単にいいますと、法華経は自分を死なせても人のために尽くすとか、自分を「菩薩」まで達しさせるという、他力本願ではなくて「自力」の宗教なのですが、賢治はその気持ちがどんどん強くなっていくわけです。そして、学校の生徒に話をしながら、また近所の人や兄弟を相手にしながら、法華経を土台としたような童話をつくり始めていく……。そのなかの代表的なひとつに、『よだかの星』（一九二一年作）があります。

「よだかは、実にみにくい鳥です。

顔は、ところどころ、味噌《みそ》をつけたようにまだらで、くちばしは、ひらたくて、耳までさけています。

足は、まるでよぼよぼで、一間《いっけん》ともあるけません。」……（後略）……

宮沢賢治が書いた童話というのが、短くてこれなんです。一つだけ選ばせていただきましたが、これに似たような童話がいくつかあります。また宮沢賢治が作詞・作曲をしたという歌もあります。農学校の先生をやりながら、あるいはその後、農民のため作物の肥料の問題に奔走していた間につくったものです。『ポラーノの広場』（一九三四年・昭和九年）がそれです。

『ポラーノの広場』は〝理想郷のような広場〟をつくろうという想いなんです。『ポラーノの広場』のはじめは、ポラーノの広場の中で若者たちの〝いざこざ〟を含めた曲なのですが、二番目のほうは完全に理想を追いだした若者たちの「ポラーノの広場」に対する願いを表しています。

つめくさ灯ともす　夜のひろば
むかしのラルゴを　うたひかはし
雲をもどよもし　夜風にわすれて
とりいれまぢかに　年ようれぬ
組合理事らは　藁《わら》のマント
山猫博士は　かわのころも
醸せぬさかずき　その数しらねば
はるかにめぐりぬ　射手《いて》や蠍《さそり》
まさしきねがひに　いさかふとも
銀河のかなたに　ともにわらひ

なべてのなやみを　たきゞともしつゝ
はえある世界を　ともにつくらん

「そうだ、あんなひきょうな、みっともないわざとじぶんをごまかすようなそんなポラーノの広場でなく、そこへ夜行って歌えば、またそこで風を吸えばもう元気がついて明日の仕事中、からだいっぱいが勢いがよくて面白いような、そういうポラーノの広場をぼくらみんなでこさえよう」
「そうだ諸君、新しい時代はもう来たのだ、この野原の中に。まもなく千人の天才が一緒にお互いに尊敬しあいながらめいめいの仕事をやっていくだろう。われらにいるものは銀河を包む透明な意思、大きな力と熱である」

……そんな賢治が若い者たちと農村の元気をますます出して、あるいは町の力をますます出して、国全体が日露戦争とかいろいろ国際的な出来事の多い時代、農村の災害の多い時代にあって、なぜこんな歌を使いながらそれを乗り越えていったかを想ってみるわけです。

※編集部注　当時の同僚だった堀籠文之進氏は「油がのったとでも言うのでしょうか、宮沢さんは応援歌、行進歌、農民歌、剣舞の歌など、どんどん作曲して生徒に歌わせましたので、学校は、すっかり変わってしまっておどろくほど生き生きとなってきました。生徒はよろこんで精神歌や応援歌を歌いました」と書き残している。

宮沢賢治とキリスト教

最後に、宮沢賢治の童話・詩・歌曲などの中でもっとも有名な『銀河鉄道の夜』という物語について、読んでいると時間がかかってしまいますので、代わってここに素晴らしい贈り物があります。贈り物とは立山忠浩著『教会と宣教』（二〇号、二〇一四）「宮沢賢治とキリスト教――研究ノート」です。ここに立山先生がまとめてくださった賢治ととし子との交わり、そしてとし子のいったところ、賢治のいったところを指し示して書いているのかもしれません。

「宮沢賢治とキリスト教――研究ノート」（立山忠浩）

「雨ニモマケズ」の詩と同様に宮沢賢治の代表的童話と言えば「銀河鉄道の夜」が挙げられよう。これは一九二四年末頃に第一稿が完成したとされるが、トシが亡くなって二年目のことである。「永訣の朝」や「無声慟哭」とは異なり、トシの死を内省する年月を重ねた作品である。この世の世界とは異なる情景が広がり、まるで死後の世界を想起するようなものになっているが、賢治とトシの対話の様相を呈しているように思える。興味深いことは、この童話はキリスト教の用語やそれにまつわる内容に満ちていることである。これはもはや法華経の世界とは明らかに異なる。十字架、ハレルヤ、バイブル、讃美歌、クリスマストリイなどの言葉が登場する。

賢治自身に称せられる主人公のジョバンニは銀河鉄道に乗り込み旅に出るが、そこで様々な人々と出会う。

その人びとはもはやこの世の生者とは異なるが、カムパネルラなる人物は本当は死者であり、この存在がトシを暗示していることが容易に想像される。カムパネルラと対話を重ねたジョバンニは、旅を終えて再び現実の世界へ帰って行くことになるが、その際の二人の以下の会話が実に心に響くものがある。少し長いが引用しよう。


ジョバンニはああと深く息しました。

「カムパネルラ、また僕たち二人きりになったねえ、どこまでもどこまでも一緒に行こう。僕はもうあのさそりのようにほんとうにみんなの幸いのためならば僕のからだなんか百ぺん灼いてもかまわない。」

「うん、僕だってそうだ。」カムパネルラの眼にはきれいな涙がうかんでいました。

「けれどもほんとうのさいわいは一体何だろう。」ジョバンニが云いました。

「僕わからない。」カムパネルラがぼんやり云いました。

「僕たちしっかりやろうねえ。」ジョバンニが胸いっぱい新しい力が湧くようにふうと息をしながら云いました。

「あ、あすこ石炭袋だよ。そらの孔だよ。」カムパネルラが少しそっちを避けるようにしながら天の川のひととこを指さしました。ジョバンニはそっちを見てまるでぎくっとしてしまいました。天の川の一とこに大きなまっくらな孔がどほんとあいているのです。その底がどれほど深いかその奥に何があるかいくら眼をこすってのぞいてもなんにも見えずただ眼がしんしんと痛むのでした。ジョバンニが云いました。

「僕はもうあんな大きな暗の中だってこわくない。きっとみんなのほんとうのさいわいをさがしに行く。

どこまでもどこまでも一緒に進んで行こう。」

……

「カムパネルラ、僕たち一緒に行こうねえ。」ジョバンニが斯う云いながらふりかえって見ましたらそのいままでカムパネルラの座っていた席にもうカムパネルラの形は見えずただ黒いびろうどばかりひかっていました。ジョバンニはまるで鉄砲玉のように立ちあがりました。そして誰にも聞こえないように窓の外へからだを乗り出して力いっぱいはげしく胸をうって叫びそれからもう咽喉いっぱい泣きだしました。もうそこらが一ぺんにまっくらになったように思いました。

ジョバンニは眼をひらきました。もとの丘の草の中につかれてねむっていたのでした。胸は何だかおかしく熱り頬にはつめたい涙がながれていました。

この文章から、「銀河鉄道の夜」は妹トシとの本当の意味での惜別を果たそうとした作品であることが窺えよう。二年間の年月を要したが、賢治はようやくトシとの別れの儀式を行ったのではなかろうか。賢治はトシの宗教観に寄り添いながら、二人で一緒に「ほんとうのさいわい」を捜す新たな旅を始めるのである。これが極めて重要なことだと言わなければならない。

この「ほんとうのさいわい」を捜す旅について、童話では別の表現を借りているところがある。それは「ほんとうの神さま」という言葉である。この個所ではジョバンニ、カムパネルラ、男の子、女の子、そして青年が登場する。

「もうじきサウザンクロスです。おりる支度をして下さい。」青年がみんなに云いました。

「僕も少し汽車に乗ってるんだよ。」男の子が云いました。カムパネルラのとなりの女の子はそわそわ立って支度をはじめましたけれどもやっぱりジョバンニたちとわかれたくないようなようすでした。

「ここでおりなけぁいけないのです。」青年はきちっと口を結んで男の子を見おろしながら云いました。

「厭だい。僕もう少し汽車へ乗ってから行くんだい。」

ジョバンニがこらえ兼ねて云いました。

「僕たちと一緒に乗って行こう。僕たちどこまでだって行ける切符を持ってるんだ。」

「だけどあたしたちもうここで降りなけぁいけないのよ。ここ天上へ行くとこなんだから。」女の子がさびしそうに云いました。

「天上へなんか行かなくたっていいじゃないか。ぼくたちここでも天上よりももっといいとこをこさえなけぁいけないって僕の先生が云ったよ。」

「だっておっ母さんも行ってらっしゃるしそれに神さまが仰っしゃるんだわ。」

「そんな神さまうその神さまだい。」

「あなたの神さまうその神さまよ。」

「そうじゃないよ。」

「あなたの神さまってどんな神さまですか。」青年は笑いながら云いました。

「ぼくほんとうはよく知りません。けれどもそんなでなしにほんとうのたった一人の神さまです。」

「ほんとうの神さまはもちろんたった一人です。」

「ああ、そんなんでなしにたったひとりのほんとうのほんとうの神さまです。」

「だからそうじゃありませんか。わたくしはあなた方がいまにそのほんとうの神さまの前にわたくしたちとお会いになることを祈ります。」

青年はつつましく両手を組みました。女の子もちょうどその通りにしました。みんなほんとうに別れが惜しそうでその顔いろも少し青ざめて見えました。ジョバンニはあぶなく声をあげて泣き出そうとしました。


ジョバンニと会話する青年には独特の冷たさがあるように感じる。それは独善的な冷たさかも知れない。この青年とは、他の神や宗教を排斥するキリスト教や指導者たちを賢治は暗示しているのではなかろうか。その青年が「ほんとうの神さまはもちろんたった一人です」と言ったことをジョバンニは確信を持てないものの、しかしはっきりと否定する。

それにしても不可解なことである。正統派のキリスト教徒の代表とも言える青年が「本当の神さまはたった一人です」と言う。キリスト教の信仰は唯一神であり、それが本当の神様だと告白する。ところが正統派のキリスト者ではなく、敢えて言えば混交宗教的な立場に立っていると想像されるジョバンニが、青年の信仰を否定するわけである。これまでの検討から考えれば、ジョバンニが否定した青年の「ほんとうの神さま」は独善的な神様であり、自分の神だけを絶対化し、他の信仰や宗教を排斥するような神信仰であろう。そういう神さまではなく、「たったひとりのほんとうのほんとうの神さま」こそが賢治が辿りついた神であり、これは法華経の教えとも異なるものと言わなければならない。「たったひとりのほんとうのほんとうの神さま」をトシと一緒に捜す新しい旅が始まるのである。これがトシとの決別の悲しみを乗り越える契機になったことであろう。「ほんとうのさいわい」を二人で捜す旅への出発でもあった。

宮沢賢治の宗教心を探って来たが、それは従来から言われて来た「法華経信者」と片づけることは相応しくない。この時代の知識人たちは、新しく伝わって来たキリスト教に興味を抱く者が多かったが、同時に戸惑いを覚えた者たちも少なからずいたことは既に指摘したことである。賢治もその一人であるが、何せこの時代のキリスト教であり、宣教師は限られていたし、その宣教師も神学的研鑽を積んだ牧師とは限らなかった。今日のように国内に神学校がある訳でもないし、また欧米で神学を学んだ牧師や神学者たちも日本古来の宗教に対する理解が十分であったとは到底思えない。今日のような宗教間対話などという問題意識も乏しい時代であった。「キリスト教の神がほんとうの神である」、「ほんとうの神さまはたった一人です」という伝道に全くの迷いのない時代である。いや、今日も我々キリスト者はこの言葉に疑問を抱くことはまずない。しかし宮沢賢治はそうではなく、「ほんとうのほんとうの神さま」を捜すことをよしとした。そしてこれは我々キリスト教徒への問いかけであるように思う。ただ、このような賢治の問いかけを「混交宗教」からの問いかけと理解してはいけない。そして我々は主イエスご自身が、このように教えられた言葉に眼が止まらざるを得ない。

イエスが旅に出ようとされると、ある人が走り寄って、ひざまずいて尋ねた。「善い先生、永遠の命を受け継ぐには、何をすればよいでしょうか。」イエスは言われた。「なぜ、わたしを『善い』と言うのか。神おひとりのほかに、善い者はだれもいない。」（マルコ10：17〜18）

主イエスはご自身を「ほんとうの善い先生」と信じる人々に対して、「そんなんでなしに」と否定された。そして「ほんとうのほんとうの善い方」がおられ、その方をイエスご自身が証しされていることを教えられたのである。イエスの宣教は「ほんとうのほんとうの神さま」を証しするものであったに違いない。このように考えるならば、宮沢賢治の「ほんとうのさいわい」を捜す旅とは、実はイエスの教えそのものの中にも展開され得る旅であることになろう。我々キリスト者といえども、賢治と同じ旅の道を歩むことは決して無意味なことではないと思う。

……以上が立山先生のまとめです。

賢治の最期

さて、宮沢賢治の最期ですが、前日にはすでに結核の最終段階で、何回も喀血しながら咳と熱とで、妹・とし子と同じような苦痛のなかにいたと思うのですが、一人の農民が肥料の相談で「どうしても」というので、わざわざ病床の二階から下におろしてもらって、一時間ばかり農民のいうことを聞いております。お父さんがそれをとなりの部屋で聞いていて、「早く帰るように」と本当に怒っていたようです。

次の日、医者が賢治は「かなり悪くなっている」と告げて帰ったのですが、賢治はとつぜん大きな咳をして、それと同時に「南無妙法蓮華経」と大声でいって喀血をしたようです。お父さんとは宗教的な違いがあってかなり論争していた親子なのですが、そのお父さんが賢治に「何か言い残すことはないか」と聞くと、賢治は「南無妙法蓮華教の国訳を千部つくって親しい人に贈ってくれ」と頼みます。お父さんが「おまえも立派だな」といって、いままで親子喧嘩ばかりしていた二人がここでほんとうに喜びの表情を示します。

賢治はそのあとで弟・清六（一九〇四〜二〇〇一）に「こんな歳になってやっと褒められた」といい、血だらけになっていた顔をお母さんが拭いて、賢治は自分でオキシフルをつけた綿花で口のまわりや血が付いたところをぬぐった。お父さんお母さんはいちおう話が終わったので席を立とうとしたが、なにか賢治の呼吸が〝変だな〟と思って後ろを向くと、賢治はオキシフルをつけた綿をパタッと落として命を終わった。それが賢治の一生でした。昭和八年（一九三三）九月二一日のことでした。

（二〇一五年九月五日、於・日本福音ルーテル東京池袋教会）

〈コラム〉　宮沢賢治と結核

あの宮沢賢治を詩人としても、農芸化学実践家としても、その熱烈な活動期に襲い、苦渋に満ちた病床生活にくぎづけにし、結局三七歳で死にいたらしめたのは彼の「肺結核」であった。だが反面では、それは賢治の透明で至高な終焉に至らしめてもいるといえると思う。だからといって、わたしは肺結核の悲惨さを肯定したり、美化したりするつもりはもちろんないのだ……。

わたし自身大正一三年（一九二四）生まれであり、少年時代にわたしの家の前の幼なじみの一家に起こった恐ろしい出来事は忘れられない。その家には東京に働きに出て身をもち崩し、肺結核になって帰ってきた二〇歳の長男がいた。それからその家の父・母・祖母、さらに弟・妹の七名が三年たらずの間に青白くやせ細り、ついに全滅してしまったのである。また、当時、小学校・中学校の何人かの級友も結核で死んでいる。わたし自身も中学五年の冬に発病し、旧制高校の二次試験を三年にわたって不合格とされ、日大予科にひろってもらったという過去をもっている。

賢治の絶筆の書簡ともいわれている、死亡一〇日前に後輩の柳原昌悦へ宛てた書簡には次のように書かれている。

「八月二十九日附お手紙ありがたく拝誦いたしました。あなたはいよいよご元気なやうで実に何よりです。私もお陰で大分癒っては居りますが、どうも今度は前とちがってラッセル音容易に除こらず、咳がはじまると仕事も何も手につかずまる二時間も続いたり、或いは夜中胸がびうびう鳴って眠られなかったり、仲々もう全い健康は得られさうもありません。けれども咳のないときはとにかく人並に机に座って切れ切れながら七八時間は何かしてゐられるやうになりました。」（後略）

賢治のそのときの病状は、今日でいえば典型的な慢性肺結核の、しかも末期状態で、おそらく両側性に新旧の空洞が多数見られ、反復性の病巣の進展があり、絶えず気管支炎状態をともない、おそらく痰には結核菌が出ていたであろう。大きな喀血があればその日のうちに終わることにもなったであろう。

今日の抗結核療法を用いたとすれば、たとえばリファンピシンとヒドラジッドとピラジナマイドの三者併用で、数日のうちに好転し、三カ月もすれば症状はほとんど消えて、痰の結核菌さえ見られなくなって、おそらく日常生活さえできるようになったろうと推測するのはかなずしも無理ではないであろう。

賢治が亡くなった昭和八年から一八年後の昭和二六年（一九五一）には「結核予防法」が公布され、昭和二八年にはストレプトマイシンとパスとヒドラジッドの三者併用が公費負担で使用できるようになった。したがって、この約二〇年のへだたりというものは、そのころの結核患者にとっては天と地の差を生じたといえるのである。

賢治の肺結核の発病時期を明確にすることは現在のところ困難であるが、昭和三年八月一〇日（賢治・三二歳）「文語詩篇」ノートに「八月病む」とあり、四〇日間花巻病院に入院している。年譜には「花巻病院内科医長佐藤長松博士が両側肺浸潤と診断し、主治医として治療に当たった。院長佐藤隆房も助言を行なった」とある。

「肺浸潤」とは当時、肺結核の別称であった。この別称は昭和二六年以降の「結核予防法」の申請書類提出まで続いていたといっていい。前述の賢治の昭和八年のできごとは、発病を昭和三年とすれば、その後一時安定していた病状が、昭和六年に鈴木東蔵の依頼によって、石灰工場の宣伝と販売のため、仙台と東京へ出張した無理が結核性肺炎の再発をきたして、急激に病状を悪化させたと考えていいであろう。直接の死因は自宅療養中であったにもかかわらず、九月一七日から三日にわたる鳥谷ヶ崎神社の祭礼を裏二階の病床から店先におりて、終日楽しんだことといえるだろう。この年の米作は岩手県はじめての大収穫であった。九月二〇日には呼吸困難となり、医師の往診をうけ、急性肺炎の診断をうけている。

辞世の短歌二首を半紙に墨書し、父・政次郎氏とも親鸞や日蓮についての往生観を語りあったようだ。そうであるのに、あるいはそうであったからこそ、その夜七時ころ、農家の人が肥料のことで相談にくると、衣服を改めて二階から下りてきて、正座して約一時間、家人の心配をよそに相談にのったのである。それは覚悟の業だったのであろう。

翌九月二一日、朝往診した医師は「昨日までとは様子が違う」といっていたそうである。

午前一一時、とつぜん「南無妙法蓮華経」を高々と唱題し、家人が心配して二階に上がると容体は急変しており、喀血した後の顔面は青白くひきしまっていたという。そして母親がとめるのを、父に国訳の妙法蓮華経を一〇〇〇部つくって親しい方にお贈りいただくことを筆記して願い、みなが下におりて母一人が残ったあと、「おかあさん、すまないけど水コ」と願い、「ああ、いいきもちだ」とうれしそうに飲み、オキシフルをつけた消毒綿で手を拭き、首を拭き、からだを拭き、そしてまた「ああ、いいきもちだ」とくり返しいった。

母が「ゆっくり休んでんじゃい」といい、そっと立って部屋を出ようとすると、眠りに入ったと思われる賢治の呼吸がいつもと違い、潮がひいていくようであり、「賢さん、賢さん」と思わず強く呼んで枕もとへ寄ったところ、ぽろりと手からオキシフル綿が落ちた。それが賢治の終焉だったのである。

賢治の縁者でもあり、少年の頃からの主治医でもあった佐藤隆房氏は追悼文に次のように記している。

「中學校卒業の時の賢治は、病に對しじだんだふんでくやしがりましたが『S博士に』と云う詩で、昭和六年には自分の病を悔恨し、反省し、自分の不心得を両親にわびています。それから約一年たった昭和七年の『眼にて云ふ』の詩では、〈これで死んでもまづは文句もありません〉と死をあきらむること流水をみるがごとくになっています。しかるに生命の終りになって、絶筆の歌で〈みのりに棄てばうれしからまし〉と死に大きな信念と希望をもち、その年の豊作をよろこびたたえております。賢治ははげしい修練と修養とにより、生死一如の境地となり、光明至らざるなき死に帰着したものと考えられます。今日も脈々として、賢治は生きております」

これは主治医であり、少年からの賢治を愛し、その死を追悼した文なので型どおりの文字が混っているとも感じられる。しかし、それにしても長い間の主治医、そして縁者の一人としての佐藤氏らしい賢治を見つめた、みごとな賢治の終着と昇華を表した立派な追悼文だとおもう。

しかし、賢治を詩や童話から憧憬する賢治愛好家からみると、すべての賢治の詩や童話の指向そのものが、そしてオキシフルで身を拭き、最後の息にいたったそのことが、貧しい農民を自ら担い、国民病といわれた結核をも担った賢治の指向の必然と思わざるをえないのではないかと、わたしは推測するのである。

それにしても、羅須地人協会時代の賢治の野心さえ感じられる元気なポートレートと、結核の身をおして鈴木東蔵の石灰工場の仲間とともに写っている賢治の生気のないあわれな写真とを比較すると、なんともむなしさを感ずるのである。それこそが賢治の菩薩道であり、十字架ということなのであろうか。そして、あのむなしい姿の写真をこそ愛せということなのであろうか。十字架上の「わが父わが父　なんぞわれを見捨て給うや」のイエスの絶望にも通ずるものなのであろうか。

賢治のこの辞世二首は、そのあわれな写真のあとのもっとあわれな喀血のあとであった。

方十里　稗貫のみかも　稲熟れて
み祭三日　そらはれわたる

病《いたつき》の　ゆゑにもくちん　いのちなり
みのりに棄てば　うれしからまし

戦時下から敗戦直後のわたしは、賢治について憧憬のみで、批判精神さえなくしていたものであった。この辞世の歌についても、「うれしからまし」をあえて疑う気持ちすら起きなかった。賢治の手紙には、「慢の一字」ゆえに病をえて、という独白のような文字がある。自らを「でくのぼうになりたい」といった賢治の菩薩業の終焉が、豊作の秋祭りのときであれば、少なくとも結核時代であれば素直にそう信じたと考えてもいいであろう。

その後の祖国至上主義、精神至上主義から敗戦にいたる「祖国の破滅」をまったく経験することのなかった賢治には、「うれしからまし」のひと言以外なにも期待すべきではないのかもしれない。

マロリー・フロムが「宮沢賢治の神は農業であった」といっているが、そのことはやはりこの辞世の句においても肯定されねばなるまいと、わたしも思っている。それは決して八百万《やおよろず》の神でも、シャーマニズムの神でもなく、かといってギリシャの農神というにも類しない、賢治の教養と信仰の質とにおいて評価せざるをえない、とわたしは思っている。

亡くなる一年前には「第六回日本結核病学会総会」で、佐藤正博士の「日本農村に於ケル結核ノ蔓延」という公開特別講演が行なわれている。その後、行政的には富国強兵策とともに結核撲滅策が漸次進行し、患者の隔離が強制的に施行されるようになっていったのである。

一八八二年（明治一六）、R・コッホ（ドイツの細菌学者。一八四三～一九一〇）によって「結核菌」が発見されており、感染源除去対策を中心とした「結核予防法」が大正八年（一九一九）に制定をみてはいるが、昭和七、八年という当時では、養生のための隔離という理解が主で、賢治は家庭で養生し、しかも終焉の前日、喀血感染のおそれのある身で農民に会っている。事後に考えると、まったく無知に等しい暴挙ともいえるであろう。換言すれば、賢治はほんとうに数年の差で隔離されることもなく、賢治らしい死を死ねたといえるのではないだろうか。

もう少し生きていて第二次大戦前の国家的横暴に巻き込まれたとしたら、賢治はその信念をいかに継続しえたであろうか。それはまったく、わたしなどの想像をはるかに超えたことに類するといえるであろう。

同時代でありながら、戦後賢治の花巻の生家に世話になり、畠中の小さな小屋に独居して、戦時中の自らの非を自ら負った高村光太郎を想うと、感慨深いものがある。つくづく「人間と歴史」の妙味というか、もっと畏れをもって感ぜざるをえなくなるのである。

■ **佐々木久夫**（ささき・ひさお）

「人間と歴史社」代表。1950年宮城県（亘理町）生まれ。〈遠赤外線〉シリーズをプロデュースし、「ここまできた遠赤外線」で1988年度「日経産業新聞」広告企画賞を受賞。
主な著書:『遠赤外線 光冷暖革命』『音楽療法最前線』（共著）、『音楽で脳はここまで再生する』（編）、『実用遠赤外線』（共著）、『空気マイナスイオン応用事典』（共著）、『空気マイナスイオン実用ハンドブック』（共著）、『ひとはなぜ人の死を看とるのか』（共著）、『空気の質と健康ーインドア・エア・クオリティの時代』、『遠赤外線暖房の時代』（以上、人間と歴史社）など。遠赤外線に関して「遠赤外線は味工場」（日経産業新聞）、「遠赤外線の現状と未来」（日本工業新聞）、「やわらかい科学の時代ー遠赤外線」（第三文明社）、「遠赤外線の科学」（「毎日ライフ」）など。シリーズ連載として「対談＝感動の人間学」、「鼎談＝音楽と健康」、「鼎談＝鍼と脳でやせる」、「鼎談＝男の更年期・女の更年期」（以上「毎日ライフ」、毎日新聞社）などがある。

■ 岡安大仁（おかやす・まさひと）

1924 年 栃木県生まれ。
1949 年 日本大学医学部卒業。日本大学第一内科学教室で呼吸器内科学を専攻。
1961 年 国立神戸療養所内科医長。
1963 年 日本大学医学部第一内科講師。
1972 年 日本大学医学部第一内科助教授。
1978 年より日本大学板橋病院においてターミナルケア検討会を開始。
1980 年 日本大学医学部第一内科教授。
1987 年 死の臨床研究会世話人代表となり、わが国の終末期医療の向上に尽力。
1989 年 日本大学定年退職、（財）富士温泉病院長。
1991 年 日本歯科大学教授。
その後、日本歯科大学客員教授、ピースハウス病院最高顧問、信愛病院ホスピス棟顧問を歴任。
日本内科学会功労会員、日本呼吸器学会名誉会員、日本結核病学会名誉会員、日本心身医学会名誉会員、日本死の臨床研究会顧問、日本緩和医療学会顧問ほか。
著書:『呼吸器外来診療指針』（金原出版）、『呼吸とその管理』（医学書院）、『呼吸困難とその対策』（医学書院）、『ターミナルケア医学』（医学書院）、『現代の死をみとる』（蒼穹社）、『癒しの心をもとめて』『ターミナルケアの原点』（ともに人間と歴史社）その他多数。
2017 年 1 月 12 日、肺炎により逝去。

岡安大仁《おかやすまさひと》 これからの緩和《かんわ》ケアとホスピス・マインドを語《かた》る

2017 年 12 月 25 日　初版第 1 刷発行

著者　岡安大仁
聞き手・編　佐々木久夫
制作　井口明子
装丁　植村伊音＋人間と歴史社制作室

発行者　佐々木久夫
発行所　株式会社 人間と歴史社
東京都千代田区神田小川町 2-6　〒 101-0052
電話　03-5282-7181（代）/ FAX　03-5282-7180
http://www.ningen-rekishi.co.jp

印刷所　株式会社 シナノ

ISBN 978-4-89007-209-5　C0030